U0220064

AO创伤骨科治疗关键点
从失败中学习

Learning From Failures in Orthopedic Trauma
Key Points for Success

主编
Miquel Videla Cés
J Miquel Sales Pérez
Joan Girós Torres
Roberto Rivero Sosa

主译
侯志勇

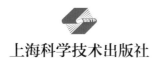

上海科学技术出版社

图书在版编目（ＣＩＰ）数据

AO创伤骨科治疗关键点：从失败中学习 ／（西）米克尔·维德拉·赛斯等主编；侯志勇主译. -- 上海：上海科学技术出版社，2023.1
书名原文：Learning From Failures in Orthopedic Trauma：Key Points for Success
ISBN 978-7-5478-5588-1

Ⅰ．①A… Ⅱ．①米… ②侯… Ⅲ．①骨损伤－治疗 Ⅳ．①R683.05

中国版本图书馆CIP数据核字(2022)第144609号

上海市版权局著作权合同登记号　图字：09-2021-0005 号

AO 创伤骨科治疗关键点：从失败中学习
主编　Miquel Videla Cés　J Miquel Sales Pérez　Joan Girós Torres　Roberto Rivero Sosa
主译　侯志勇

上海世纪出版（集团）有限公司　　出版、发行
上 海 科 学 技 术 出 版 社
（上海市闵行区号景路 159 弄 A 座 9F-10F）
邮政编码 201101　www.sstp.cn
山东韵杰文化科技有限公司印刷
开本 889×1194　1/16　印张 27
字数：580 千字
2023 年 1 月第 1 版　2023 年 1 月第 1 次印刷
ISBN 978-7-5478-5588-1/R · 2562
定价：298.00 元

内容提要

骨折的手术治疗是一个重要且复杂的过程，骨科医生在手术中肩负着巨大的责任，但手术失败依然时有发生，也可能不会深入分析失败背后的真正原因。本书尝试从一个全新的角度，开启骨科医生对于手术失败这个敏感话题的讨论，帮助骨科医生分析失败的原因。全书从 AO 原则、内植物相关问题、手术团队、术后管理、患者依从性等多个角度剖析手术失败的原因，帮助骨科医生吸取教训，避免重蹈覆辙，让骨科医生加深对骨科手术治疗关键点的理解。

本书内容新颖独特，图文并茂，适合骨科、创伤外科医生等阅读和参考。

AO 创伤骨科治疗关键点

从失败中学习

Learning From Failures in Orthopedic Trauma

Key Points for Success

译者名单

主 译

侯志勇

副主译

王鹏程　陈 伟　樊仕才

主 审

张英泽

译 者

(按姓氏笔画排序)

马利杰　王 娟　尹英超　田思宇　田德虎　刘月驹
闫金成　宋连新　宋朝晖　张 奇　张瑞鹏　陈传杰
金 霖　郭家良　郭骏飞　焦振清

译者单位

河北医科大学第三医院

纪　念

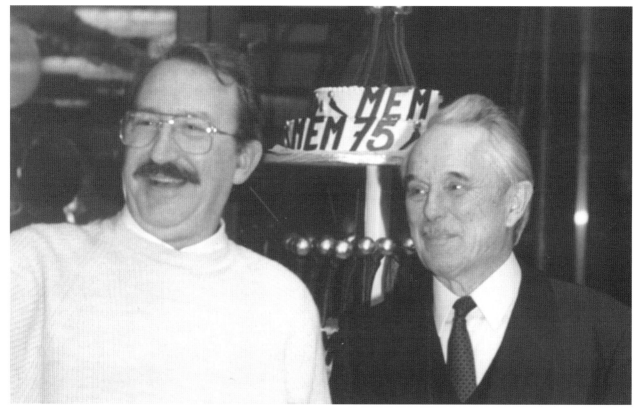

Rafael Orozco Delclós
1938—2005

Maurice E Müller
1918—2009

编者名单

--- 主编 ---

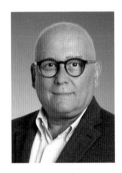

Miquel Videla Cés, MD
Clinical Professor, University of Barcelona
Head of Trauma Unit
Service of Orthopedic Surgery and
Traumatology
Consorci Sanitari Integral
Hospital de Sant Joan Despí Moisès Broggi
C. Jacint Verdaguer 90
08970 Sant Joan Despí, Barcelona
Spain

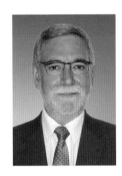

J Miquel Sales Pérez, MD, PhD
Clinical Professor, University of Barcelona
Head of the Orthopedic Surgery and
Traumatology Department
Service of Orthopedic Surgery and
Traumatology
Consorci Sanitari Integral
Hospital de Sant Joan Despí Moisès Broggi
C. Jacint Verdaguer 90
08970 Sant Joan Despí, Barcelona
Spain

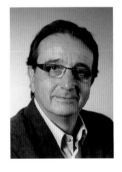

Joan Girós Torres, MD, PhD
Clinical Professor, University of Barcelona
Senior Consultant, Orthopedic Surgery and
Traumatology Department
Service of Orthopedic Surgery and
Traumatology
Consorci Sanitari Integral
Hospital de Sant Joan Despí Moisès Broggi
C. Jacint Verdaguer 90
08970 Sant Joan Despí, Barcelona
Spain

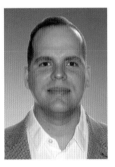

Roberto Rivero Sosa, MD
Consultant, Orthopedic Surgery and
Traumatology Department
Service of Orthopedic Surgery and
Traumatology
Consorci Sanitari Integral
Hospital de Sant Joan Despí Moisès Broggi
C. Jacint Verdaguer 90
08970 Sant Joan Despí, Barcelona
Spain

--- 编者 ---

Terry S Axelrod, MD, MSc, FRCSC
Professor, Division of Orthopaedics
Department of Surgery
Sunnybrook Health Sciences Centre
University of Toronto
Room MG 371
2075 Bayview Ave.
Toronto, ON M4N 3M5
Canada

Reto Babst, Prof Dr med
Vorsteher Department Chirurgie
Chefarzt Unfallchirurgie
Klinik Orthopädie und Unfallchirurgie

Luzerner Kantonsspital
6000 Lucerne 16
Switzerland

Suthorn Bavonratanavech, MD
Chief of Orthopedic and Trauma Network,
BDMS.
Senior Director of Bangkok Orthopedic Center
Bangkok Medical Center
2 Soi Soonvijai 7
New Petchaburi Rd.
Bangkok, 10310
Thailand

Christopher A Becker, Dr med
Ludwig Maximilians University Munich
Department for General, Trauma- &
Reconstructive
Surgery
Marchioninistrasse 15
81377 Munich
Germany

Frank J P Beeres, Dr med, PhD
Leitender Arzt, Klinik Orthopädie und
Unfallchirurgie
Luzerner Kantonsspital Luzern
Spitalstrasse

6000 Luzern 16
Switzerland

Jordi Bertrán Padrós, MD, PhD
Trauma and Orthopaedic Surgeon
Unión de Mutuas
Josep Tarradellas 110
08029 Barcelona
Spain

Jarosław Brudnicki, MD, PhD
Senior Assistant
Department of General Surgery Orthopaedic
and Politrauma
University Hospital of Jagiellonian University
Cracow
Szpital Uniwersytecki
ul. Mikołaja Kopernika 36
31-501 Kraków
Poland

Arancha Capel Agundez, MD
Trauma Unit
Doce de Octubre
University Hospital
Av. Andalucía s/n
28045 Madrid
Spain

Matej Cimerman, MD
Professor, Director of Traumatology
University Clinical Centre Ljubljana
Zaloška 7
1000 Ljubljana
Slovenia

Peter A Cole, MD
Professor
University of Minnesota
Chairman of Orthopedic SurgeryRegions
Hospital
Department of Orthopaedic Surgery
Regions Hospital
640 Jackson Street
Mail Stop 11503L
St. Paul, MN 55101
USA

Anthony J Dugarte, MD
389 E270th St
Euclid, OH 44132
USA

Christian Kammerlander, PD Dr med
Vice Director
Ludwig Maximilians University Munich

Department for General, Trauma- &
Reconstructive
Surgery
Marchioninistrasse 15
81377 Munich
Germany

Anze Kristan, MD, PhD
University Medical Centre Ljubljana
Zaloška cesta 7
1525 Ljubljana
Slovenia

Björn-Christian Link, Dr med
Leitender Arzt
Klinik für Orthopädie und Unfallchirurgie
Luzerner Kantonsspital Luzern
Spitalstrasse
6000 Lucerne 16
Switzerland

José Juan Mendoza Vera, MD
Servicio de Traumatologíade Fremap Barcelona
Carrer dels Madrazo 8-10
08006 Barcelona
Spain

Josep M Muñoz-Vives, MD
Consultant Orthopaedic Trauma Surgeon
Fundació Althaia
C/ Dr. Joan Soler, 1-3
08243 Manresa, Barcelona
Spain

Rodrigo Pesántez, MD
Professor
Avenida 9# 116-20
Bogotá
Colombia

Jaime Quintero, MD
Assistant Professor
Hospital Universitario Clinica San Rafael
Ortopedia y Traumatologia
Carrera 8 No.17-45 Sur
Bogotá
Colombia

Pol Maria Rommens, Dr med, Dr h.c.
Professor, Director Department of
Orthopaedics and
Traumatology
University Medical Center
Johannes Gutenberg-University
Langenbeckstrasse 1
55131 Mainz

Germany

Bianka Rubenbauer, Dr med
Ludwig Maximilians University Munich
Department for General, Trauma- &
Reconstructive
Surgery
Marchioninistrasse 15
81377 Munich
Germany

Eladio Saura-Sánchez, Dr med
Associate Professor Miguel Hernandez
University
Chief of Traumatology Unit
University Hospital of Elche
Camino de la Almazara 11
03203 Elche
Spain

Francisco Saura-Sánchez, Dr med
Hip and Foot Unit
Hospital General Universitario Santa Lucia
30202 Santa Lucia, Cartagena
Spain

Mariano Saura-Sánchez, Dr Eng
Associate Professor, Mechanical Engineering
Polytechnic University of Cartagena
30202 Cartagena
Spain

Juan Carlos Serfaty Soler, MD
Head of the Department of Traumatology and
Orthopedic Surgery
MC Mutual
Calle Copérnico 58
08006 Barcelona
Spain

Fabian Sommer, Dr med
Ludwig Maximilians University Munich
Department for General, Trauma- &
Reconstructive
Surgery
Marchioninistrasse 15
81377 Munich
Germany

Matevž Tomaževicˇ, MD
Orthopaedic trauma consultant
University Medical Center Ljubljana
Department of Traumatology
Zaloška cesta 2
1000 Ljubljana
Slovenia

中文版前言

AO 是德文 Arbeitsgemeinschaft für Osteosynthesefragen 的缩写，即现在的"国际内固定研究学会"。该学会于 1958 年由 13 名瑞士骨科医师组织成立，是目前全世界骨科领域最负盛名的骨科学术组织。其成立之初便确立了四项原则：Instrumentation（器械研制）、Documentation（文献积累）、Research（研究）、Teaching（教育）。这四项原则支撑并见证了 AO 学术组织的成长壮大，从瑞士达沃斯小镇向全世界推广着 AO 的骨折治疗理念：解剖复位、坚强固定、保护血运、早期功能锻炼。

作为 AO 组织的发源地——达沃斯的 AO 中心，已成为全球骨科医生心中的圣地，而由 AO 基金会出版的《骨折治疗的 AO 原则》，则被称为骨科医生的"圣经"。中国有句老话叫作"失败是成功之母"，同样，医生往往能从失败病例中获取更多如何成功的经验。本书原著由 AO Trauma 组织世界各国专家共同完成，书中从内固定简介、AO 治疗原则、内植物相关问题、手术团队、术后管理、患者依从性、失败的识别与补救时机、学习曲线、罕见病例等方面对创伤骨科手术常见的问题进行了详细剖析。本书中文版的发行可以让更多的中国骨科医生读到本书，达到从他人的失败病例中吸取教训的目的，进而避免手术常见并发症。

本书翻译期间，正值世界各国面临新型冠状病毒肆虐。本书翻译团队由从事多年创伤工作、经验丰富的创伤骨科医生组成，其中有些也是承担一线防疫工作的战友，非常感谢他们在圆满完成日常医务工作的同时，高质量、高效率地完成了本书稿的翻译、多次的校稿及整理工作。本书原著共计 436 页，翻译及多次校稿工作用时共计 13 个月。相信本书的译文质量可以让读者体会到译者团队"精益求精、水滴石穿"的工作态度，但疏漏之处在所难免，希望广大骨科医生提出宝贵意见，便于书稿进一步提升和改进。

我们坚信阴霾终将散去，同时希望本书的出版会为中国创伤骨科的发展及中国卫生事业的进步尽一份绵薄之力。

主译　侯志勇

辛丑年 秋　石家庄

AO 创伤骨科治疗关键点

从失败中学习

Learning From Failures in Orthopedic Trauma

Key Points for Success

英文版序

AO 的成功主要归功于它经典的四大支柱理念：器械研制（如内植物和骨折复位工具研发及临床应用）、研究、教育和文献积累。当然，如果没有对这些研究结果进行彻底的分析和讨论，对未来病患的治疗也没有产生积极影响，那单纯的文献积累也没有任何意义。

AO 最初由 13 名瑞士骨科医师组织成立，他们将此组织命名为 Arbeitsgemeinschaft für Osteosynthesefragen，翻译成英文为 Association for the Study of Internal Fixation（骨折内固定研究小组，ASIF）。在成立之初，AO 就以其紧密协作的特殊精神而被外界所关注。如今，这种精神也可以被简单称为"家庭精神"，非常平凡朴素。骨科医生通常是独立个体，临床中独立处理患者，往往只能依靠自己的经验。因此，去创造一个可以直面失败并且可以在同行关注之下讨论失败的环境，在 60 年前是不可想象的，这就像 AO 所推崇的革命性的治疗方法一

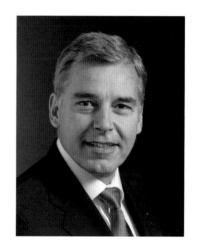

Nikolaus L Renner, Dr med
Head of the Department of
Traumatology
Cantonal Hospital Aarau
Tellstrasse 25
5001 Aarau
Switzerland

样具有颠覆性。这对于 AO 的成功，与其经典的四大支柱理念一样重要。从这个角度来看，这种传统一开始就深植于 AO，但以前从未以如此全面的方式被记录下来，本书填补了这个空白。

从失败中学习是非常有益且直接的。然而，在临床中，导致手术失败的原因可能很难发现。导致失败的因素往往是多种多样的，而对失败进行分门别类恰好是本书作者的擅长之处。对失败进行分析是一个良好的开端。然而，如果读者只对本书粗略浏览，将错过其中的精髓。本书中的所有病例都是作者精心挑选并展开进一步解析，读者只有仔细研读才能理解其精髓。尽管这些失败对于经验丰富的医生可能过于浅显，但作者相信，他们通过阅读书中精心编写的解决方案，仍会有所收获。

失败永远不可能完全避免。失败不仅仅会影响患者的生活，对于骨科医生来说，也是一种懊恼的经历。值得赞扬的是，作者在处理这一敏感话题时以一种更易理解的方式展现给大家。因此，本书不仅有助于骨科医生分析自己的失败，还能帮助他人避免其重蹈覆辙。

Nikolaus L Renner

英文版前言

这本书的出版归功于 AO 基金会的帮助。1993 年出版的 *Errores en la Osteosíntesis* 是由 Rafael Orozco Delclós 所著，是第一本关于手术失败的西班牙语著作，此书激发了人们对这一领域的兴趣。

本书的主编 Miquel Videla Cés、J Miquel Sales Pérez、Joan Girós Torres、Roberto Rivero Sosa 是 Orozco Delclós 的同事。我们和 Orozco Delclós 一样，对失败的手术以及学习如何预防手术失败感兴趣，无论是我们自己的还是其他骨科医生失败的手术。因此，我们仔细地为本书收集病例，并予以整理。

在回顾 1993 年所发表的失败病例时，我们发现，直至今日，一些因错误应用骨折固定原则而导致的失败一直存在，不同之处在于用于治疗骨折的内植物已经逐步改良。因此，我们认为有必要坚持传授骨折固定的基本原则和 AO 技术的基本原理。

骨折的手术治疗是一项非常有意义同时难度很大的过程。

人都会犯错，因为人本就是不完美的，即 Seneca 所言"人无完人"。

骨科医生应该利用现有资源，努力了解每一种治疗方法的所有可能结果；骨科医生可以失败，但他们需要正确面对失败，努力了解失败的原因，然后用正确的方法加以改正。对于任何骨科医生而言，重复这种失败都是不能接受的。通过研究失败的原因，骨科医生可以进一步了解所用技术的适用范围和局限性。如果病历档案记录得当、影像学资料完整，骨科医生通过客观的自我反省，就会很快找出解决方法[1]。

我们都可能因为错误的判断标准和技术而犯错。患者明白，医生都不是神，而只是人。他们希望骨科医生表现出同情和理解，但最重要的是诚实。

只要失败能够完全被理解和改正，就有教育意义。认识失败是十分重要的，无论是由于疏忽、技术、诊断、推理，亦或仅仅是无知。Rabindranath Tagore 说："如果你

[1] Müller ME. Prólogo. In: Orozco Delclós R. Errores en la Osteosíntesis, Barcelona: Masson; 1993:VII–VIII.

关掉了所有错误的大门，真理也将被拒之门外。"

自 *Errores en la Osteosíntesis* 于 1993 年面世以来，AO 技术基本原理逐步演变，内植物也不断改良，故本书做了修订、更新。

由于部分照片拍摄于急诊室的特定环境，分辨率不佳，我们为此深表歉意。尽管如此，我们还是决定把它们收录进来，因为"一张图片胜过千言万语"，照片能起到良好的教学作用。

Miquel Videla Cés, MD
J Miquel Sales Pérez, MD, PhD
Joan Girós Torres, MD, PhD
Roberto Rivero Sosa, MD

致　谢

Learning from Failures in Orthopedic Trauma: Key Points for Success 是对多年来反思和记录如何最好地治疗骨折及其并发症的总结。它的出版归功于真正"主角"的无私合作，即经历一次或多次失败手术的患者。

这个项目的想法被构思出来后，很快就发展成了一个图书项目，向来自巴塞罗那的 R Orozco Delclós 和他的团队在传授解决内固定错误和失败方面所做的工作致敬。从一开始，Jaime Quintero 就为本书的编写、AO 创伤教育委员会和 AO 教育学院的发展起了重要的推进作用。

如果没有众人的努力、奉献和支持，这本特别的书是不可能完成的。我们非常高兴能够与众多不同背景的 AO 专家合作。

虽然有许多人参与了本书编纂，但我们想对以下群体和个人提出特别致谢：

• 感谢 AO 创伤教育委员会成员对本书在教学方面价值的认同，并同意本书出版。

• 感谢 Urs Rüetschi，这项任务起初对我们来说似乎是不可能完成的，是他鼓励我们走出手术失败的阴影，鼓励我们进行更深入的分析，寻找每个问题的解决方案。

• 感谢世界各地的同仁提供了大量病例和影像学资料。

• 感谢为本书作序的 Nikolaus L Renner。

• 感谢本书的项目经理 Katalin Fekete 对这个项目的总体规划和管理，以及她的指导、支持和专业知识。

• 感谢出版部经理 Carl Lau 在整个过程中提供的专业建议和支持，感谢 Robin Greene 为本书提供了大量资源，并使其顺利出版。

• 感谢 Irene Contreras 出色的语言润色，感谢 Marcel Erismann 和 Roman。

• 感谢 Kellenberger 精准的绘图，感谢 Amber Parkinson 和 Jecca Reichmuth 宝贵的编辑工作建议，感谢整个出版团队所提供的帮助和专业支持。

• 感谢牛油果公司（Nougat GmbH）的 Tom Wirth 在本书平面设计和美学方面做出的工作，为读者阅读和理解书中的内容提供了帮助。

• 感谢我们医院同事的无条件支持，感谢他们在促进对本书中病例的反思性讨论和加强教学特征方面的帮助。

• 最后但同样重要的是，感谢我们的家人在整个过程中给予我们的关爱、支持、坚定不移的信念和鼓励。为了出版这本书，我们牺牲了大量家庭时间，如果没有他们的理解，这本书是不可能出版的。

Miquel Videla Cés, MD

J Miquel Sales Pérez, MD PhD

Roberto Rivero Sosa, MD

Joan Girós Torres, MD PhD

常用术语缩写词

3D	three-dimensional	三维
ABCDE	airway, breathing, circulation, disability, exposure/examination	气道，呼吸，循环，残疾，暴露 / 检查
AP	anteroposterior	前后的
ARI	AO Research Institute	AO 研究所
ATLS	advanced trauma life support	高级创伤生命支持
BMD	bone mineral density	骨密度
BMI	body mass index	身体质量指数
CT	computed tomography	计算机断层扫描
DCP	dynamic compression plate	动力加压钢板
DCU	dynamic compression unit	动力加压单元
DEXA	dual energy X-ray absorptiometry	双能 X 线吸收仪
DHS	dynamic hip screw	动力髋螺钉
ETC	early total care	早期全面处理
HLS	head of the locked screw	锁定螺钉头部
IM	intramedullary	髓内
IS	iliosacra	骶髂的
ISS	injury severity score	创伤严重程度评分
K-wire	Kirschner wire	克氏针
LAP	locking attachment plate	锁定连接板
LC-DCP	limited-contact dynamic compression plate	有限接触动力加压钢板
LCP	locking compression plate	锁定加压钢板
LFN	lateral femoral nail	股骨外侧钉
LHS	locking head screw	锁定头螺钉
LISS	less invasive stabilization system	微创固定系统
LISS DF	less invasive stabilization system-distal femur	股骨远端微创固定系统
MIPO	minimally invasive plate osteosynthesis	微创钢板接骨术
NPWD	negative-pressure wound dressing	负压伤口敷料

NPWT	negative-pressure wound therapy, also called vacuum-assisted wound closure (VAC)	负压伤口治疗，也称为封闭式负压引流
PC-Fix	point contact fixator	点接触固定器
PFN	proximal femoral nail	股骨近端髓内钉
PFNA	proximal femoral nail antirotation	股骨近端防旋髓内钉
PHILOS	proximal humerus internal locked system	肱骨近端锁定系统
PMMA	polymethylmethacrylate	聚甲基丙烯酸甲酯骨水泥
UTN	unreamed tibial nail	非扩髓胫骨髓内钉
VAC	vacuum-assisted wound closure, see negative-pressure wound therapy (NPWT)	封闭式负压引流，见负压伤口治疗
WHO	World Health Organization	世界卫生组织

目　录

AO 创伤骨科治疗关键点
从失败中学习
Learning From Failures in Orthopedic Trauma
Key Points for Success

第 1 章

内固定的介绍

Introduction to internal fixation

AO 创伤骨科治疗关键点
从失败中学习
Learning From Failures in Orthopedic Trauma
Key Points for Success

第 1 节 | 内固定在过去 20 年间的发展

The evolution of internal fixation over the last 20 years

当你知道的越多，就会发现你了解的越少。

—— Albert Einstein

医学院一位研究医学史的老教授曾经说过，现代医学正以极快的速度发展，这意味着任何外科手术技术都将在 30 年内过时。但 AO 的创始人（Maurice E Müller、Robert Schneider、Hans Willenegger、Martin Allgöwer、Walter Bandi 等）（图 1.1-1）提出的 AO 原则似乎没有发生这种情况。通过对文献和临床对照病例的详尽回顾发现，遵循其基本原则的技术之所以能够逐步发展，得益于对骨骼 - 内固定材料间生物反应的持续深入了解。

即使在当今社会，解剖复位、坚强固定、保护血运和早期功能锻炼仍然是 AO 的四个基本原则。它们随着诸多科学研究和临床观察的进展而演化。

手术入路和方法在临床与实验研究基础上不断改进，促使新的内植物和器械的发展。在遵循内固定的原理、方法和技术基础上，骨折固定的策略是灵活多变的。

当今内植物的逐步发展是 AO 研究所（AO Research Institute，ARI）和辛迪斯长期合作的结果。

微创稳定系统（less invasive stabilization system，LISS）是由点接触固定器系统（point contact fixator，PC-Fix）发展而来，而锁定加压钢板（locking compression plate，LCP）系统和解剖型内植物是基于老式的有限接触动态加压钢板（limited contact dynamic compression plate，LC-DCP）、PC-Fix

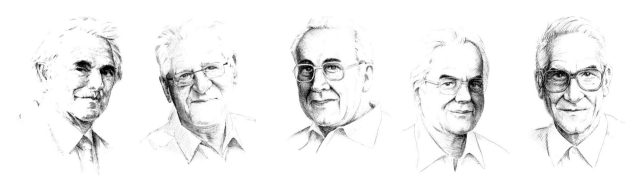

图 1.1-1　AO 创始人（由左及右）：Maurice E Müller、Martin Allgöwer、Walter Bandi、Robert Schneider、Hans Willenegger。AO 共同创始人：Ernst Baumann、Fritz Brussatis、August Guggenbühl、Willy Hunziker、Walter Ott、René Patry、Walter Schär、Walter Stähli。

和 LISS 研发成功的。Wagner 和 Frigg（Frigg，2001；Gautier 等，2003 年）开发的联合孔是将 LC-DCP 和 LISS 板的孔"融合"，可使用锁定螺钉（LHS，内固定支架）或传统皮质螺钉（动态加压）。

从生物力学的角度来看，LCP 作为内固定支架使用时可以提供角稳定，而并不需要预塑形或向骨皮质加压。由于没有严密的接触或压力作用于骨皮质上，骨膜血运所受影响相对较小。

LCP 系统可以用作：

· 传统钢板：仅用动力加压单元（DCU）中的普通钉孔。

· 内固定支架：仅用锁定钉孔，即无动态加压功能的 LHS。

· 联用以上两种原则的适应证有限，需要严密计划。正确的适应证是多段骨折合并以下情况：
  − 简单骨折：借助骨折断端间加压实现绝对稳定。
  − 复杂骨折：需要通过夹板进行固定，将钢板作为内固定支架使用以实现相对稳定。

虽然两种情况使用相同的内植物进行治疗，但所用的却是其不同的功能。

骨折固定的 AO 基本原则（图 1.1-2）主要目的是恢复形态和功能：

· 复位和固定：重建解剖关系，即恢复形态。

· 通过固定稳定骨折：依据骨折和受伤的特性。

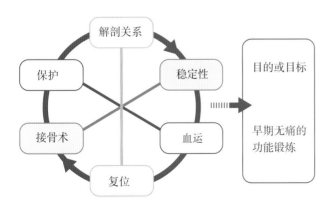

图 1.1-2 这些 AO 原则对骨折的成功愈合具有同等重要的作用。

· 保护骨和软组织血运：通过谨慎的操作和温柔的复位技巧，即遵循生物学原理，这需要高水平的技术能力和科学方法。

· 早期功能锻炼：包括受伤部位和患者整体的康复锻炼，即功能恢复。

这些原则体现了 AO 的理念。然而，现在新的内植物使骨科医生可以缩小手术切口，降低对周围组织的损害。微创的手术方法和技术强调了不同骨的生物学需求、保护骨折断端血运及邻近部位软组织都是促进骨折愈合的重要因素。由于新型解剖内植物既可作为内固定支架，也可作为传统内植物使用，所以我们有必要重新或更明确地阐述 AO 原则的演变。

复位和固定

复位、固定骨折即重建解剖关系，可直接或间接地无创复位和固定。骨折导致其刚性丢失，骨折固定仅暂时恢复其刚性，而愈合后刚性才能完全恢复。解剖复位的要点如下。

· 关节内骨折的复位要点：恢复关节平整，重建解剖结构，扩大受力面积，获得最大的摩擦系数，这些都是有利于稳定的因素。

· 干骺端、骨干的简单横行或斜行骨折的复位要点：骨折断端加压，达到绝对稳定。

· 对于长骨的多段骨折则不是必需的。相反，对于骨干和干骺端骨折，恢复轴向力线的同时应当重视长度和旋转复位（即功能复位）。

通过固定稳定骨折

骨折固定的绝对或相对稳定取决于骨折的特点、患者类型，以及受伤机制。

· 遵循绝对稳定原则的加压固定：
  − 关节内骨折必须实现绝对稳定，通过骨折块间加压得以实现。
  − 可用于软组织及骨质情况良好的骨干和干骺端部位的简单横行和斜行骨折，目的是借助骨自身的稳定实现绝对稳定。

— 从生物力学上讲，在活动过程中，载荷主要通过骨骼传导，很少通过内植物传导。绝对稳定是指骨折块间没有微动，这对保护血运有积极作用。在这种情况下，血管更容易穿过骨折部位，促进骨折愈合。

- 遵循相对稳定原则的内固定支架或髓内钉固定：

— 大多数骨干骨折必须采用弹性固定的方法进行治疗，以提供相对稳定进而实现二期骨折愈合。

— 相对稳定的固定是为了维持复位，同时仍然保持机械刺激，通过骨痂的形成进行骨折修复。

— 在相对稳定的情况下，骨折处施加生理载荷时，骨折块会相互移动。位移随载荷的增加而增加，随内固定装置的刚性增加而减少。

— 一般来说，如果一种固定方法允许骨折块在生理负荷下有可控的微动，则认为它是弹性固定。

— 锁定髓内钉治疗长骨骨干骨折是公认的标准治疗方法。髓内钉是否适用取决于骨折的分型、位置和形态。

— 另一种提供相对稳定的方法是带夹板保护功能的髓外桥接钢板内固定。

保护骨骼和软组织血运

保护骨骼和软组织的血液供应是通过谨慎的操作、温柔的直接或间接的复位技术，以及适当的手术方法来实现的。尽可能采用间接复位，以减少手术创伤；另一方面，医源性骨坏死是由于手术操作不当和对骨碎片处理粗暴造成的。

随着骨折固定微创手术方法的发展和应用普及，骨科医生具备良好的解剖型内植物和解剖学知识是至关重要的。

早期安全的功能锻炼

患者尽早、安全、无痛地主动活动是至关重要的，恢复功能的关键是：生命在于运动，运动即是生命。

发展是一个持续的过程，方法、技术和新的内植物将进一步发展，以帮助我们完成骨科医生的工作。然而，AO 技术的基本原则将一直保留。

要点提炼

- Hans Willenegger 讲道："一个好的接骨手术不是单纯借助内植物，而是遵循 AO 原则。"（Frigg，2001）。

- 解剖复位、坚强固定、保护血运和早期功能锻炼仍然是 AO 的基本原则。它们重要性等同，与排列顺序无关。

- 骨科医生应牢记骨折是一种伴随软组织损伤的骨骼断裂。

- R. K. Marti 在他的讲座中提到："改进的外科技术可能比新的内植物和假体更重要。"（Gautier et al，2003；Marti，2008）

参考文献

[1] **Bandi W, Müller ME, Allgöwer M, et al.** *Technique of Internal Fixation of Fractures*. Berlin Heidelberg: Springer-Verlag; 1965.

[2] **Buckley R, Moran C, Apivatthakakul T.** *AO Principles of Fracture Management*. 3rd ed. Stuttgart New York: Thieme; 2017.

[3] **Frigg R.** Locking Compression Plate (LCP). An osteosynthesis plate based on the Dynamic Compression Plate and the Point Contact Fixator (PC-Fix). *Injury*. 2001 Sep;32 Suppl 2:63–66.

[4] **Frigg R.** Development of the Locking Compression Plate. *Injury*. 2003 Nov;34 Suppl 2:B6–10.

[5] **Gautier E, Sommer C.** Guidelines for the clinical application of the LCP. *Injury*. 2003 Nov;34 Suppl 2:B63–76.

[6] **Leunig M, Hertel R, Siebenrock KA, et al.** The evolution of

indirect reduction techniques for the treatment of fractures. *Clin Orthop Relat Res*. 2000 Jun(375):7–14.

[7] **Marti RK.** Osteotomies for posttraumatic deformities. Lecture presented at: Meeting commemorating AO Spain's 37th anniversary and the AO's 50th; October 2008; Segovia, Spain.

[8] **Mast J, Jakob RP, Ganz R.** *Planning and reduction technique in fracture surgery*. Berlin: Springer-Verlag; 1989.

[9] **Müller M, Allgöwer M, Schneider R, et al.** *Manual of Internal Fixation*. 2nd ed. Berlin Heidelberg New York: Springer Verlag; 1979.

[10] **Müller ME, Allgöwer M, Schneider R, et al.** Manual of Internal Fixation: techniques recommended by the AO-ASIF Group. 3rd ed. Berlin Heidelberg: Springer-Verlag; 1991.

[11] **Orozco Delclós R.** *Errores en la Osteosintesis*. Barcelona: Masson; 1993. Spanish.

[12] **Perren SM.** Evolution of the internal fixation of long bone fractures. The scientific basis of biological internal fixation: choosing a new balance between stability and biology. *J Bone Joint Surg Br*. 2002 Nov;84(8):1093–1110.

[13] **Perren SM.** Backgrounds of the technology of internal fixators.

Injury. 2003 Nov;34 Suppl 2:B1–3.

[14] **Rozbruch SR, Muller U, Gautier E, et al.** The evolution of femoral shaft plating technique. *Clin Orthop Relat Res*. 1998 Sep(354):195–208.

[15] **Rüedi TP, Murphy WM.** *AO Principles of Fracture Management*. 1st ed. Stuttgart New York: Thieme; 2000.

[16] **Schatzker J.** Changes in the AO/ASIF principles and methods. *Injury*. 1995;26:B51–B56.

[17] **Sommer C.** Locking Compression Plate. *Injury*. 2003 Nov;34 Suppl 2:B4–5.

[18] **Wagner M.** General principles for the clinical use of the LCP. *Injury*. 2003 Nov;34 Suppl 2:B31–42.

[19] **Wagner M, Frigg R.** *Internal Fixators—Concepts and Cases Using LCP and LISS*. New York: Thieme; 2006.

[20] **Willenegger H.** Principios y filosofia. AO bases teóricas y principios prácticos des tratamiento quirúrgico de las fracturas [Principles and philosophy. The AO theoretical basis and practical principles of surgical fracture treatment]. Lecture presented at: AO conference; 1981; Spain.

第2章
违反 AO 原则
Breaches of AO principles

AO 创伤骨科治疗关键点
从失败中学习
Learning From Failures in Orthopedic Trauma
Key Points for Success

第 1 节　关于违反 AO 原则的思考

General considerations on violation of AO principles

为什么事情是这样而不是相反的?

——Evangelista Torricelli

骨折通常是骨和软组织损伤的组合，骨折治疗的最终目的是完全恢复受伤肢体的功能。在手术治疗骨折被广泛接受之前，在非手术治疗过程中，常观察到由于长时间制动、循环障碍、炎症和疼痛引起的骨折病，即慢性疼痛综合征。缺乏负重或生理刺激会导致关节僵硬、肌肉和皮肤萎缩，以及循环功能障碍。骨折的非手术治疗也会导致大量的骨折延迟愈合、不愈合和畸形愈合。

随着接骨技术的发展，骨折的治疗取得了重大进展。当不需要外固定，并可以早期、主动和无痛地进行肌肉和关节活动时，接骨术的目的已经达到。AO 的基本原则是通过在骨折愈合所必需的时期内对骨碎片进行稳定、持久的固定来实现的。

AO 的创始人从一开始就确立了目标，即解剖复位、坚强固定，同时保护骨块血运，从而实现早期无痛的主动活动。因此，在关节内骨折中，通过解剖复位，保护骨和软组织的血运，重塑哈弗斯管和血管，不形成骨痂，达到直接骨愈合，从而获得早期、无痛的功能恢复。

接骨术的目标是基于稳定的力学原理以及和血运相关的生物学标准，以实现骨骼的顺利愈合。力学原理和生物学标准是密切相关的，如果两者之间不平衡，骨折就不会顺利愈合。经过几十年的研究

和应用，内固定的原则仍然有效，且逐步发展，人们对损伤发生的生物学和生物力学有了更深入的理解。

目前，这些原则及其相互关系（图 2.1-1）仍然有效，而且必须遵循，但没有固定的顺序。最初对机械概念的重视已逐渐演变到应根据骨折部位和类型的不同，充分考虑生物学和机械两方面的稳定性，这一理念已被广泛应用。

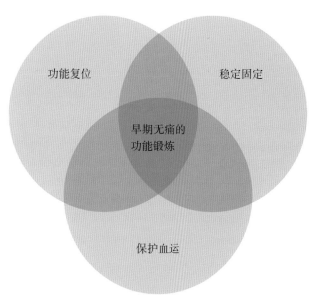

图 2.1-1　AO 原则的相互联系。

尽管感染或过早负重等因素可能会影响骨折的愈合进程和功能恢复，但这一理念已经取得了很好的临床预期和影像学结果。

骨折内固定技术的应用是骨折治疗领域的一次真正的革命，但并没有解决所有问题。在内固定治疗的发展过程中，骨折延迟愈合、假关节等并发症并未完全解决，其他并发症如感染等会产生严重的不良后果。为此，人们一直致力于改进接骨术，尽量减少并发症，改善治疗效果。

骨和内植物之间的相互作用理念引领了新的钢板设计，以避免内植物与软组织及骨的接触压迫导致软组织和骨骼失活。如果骨与内植物的接触减少，骨坏死发生的概率就会降低。新设计的钢板和螺钉可以用于骨质疏松的骨折。根据骨骼的解剖形态，预成型钢板可以应用于特定部位的骨折。更好地掌握骨折愈合知识，可使骨科医生能够更好地懂得软组织在愈合中所发挥的重要作用。不破坏骨碎片血运的间接复位技术，也可以促进软组织的恢复。

骨折引起的骨骼和受伤软组织中的血运情况决定我们的外科手术方法。微创接骨术可以保护骨骼血运，这对骨折愈合的再生过程至关重要。生物学在愈合过程中也起着至关重要的作用，遵循生物学可以促进骨折和软组织的愈合，以尽早恢复良好的功能。

近几十年来，骨科医生迎来了新的挑战，如全世界人口老龄化和迅速增长的老年人群，AO 原则得到了进一步发展。在老年、高能量创伤患者中，骨质疏松性骨折的数量大幅度增加。最近，骨科医生也发现内植物或假体周围骨折的数量有所增加，即发生在先前因受伤或退行性疾病而植入的内植物或假体周围的骨折。

在接骨术中，需要考虑很多因素才能达到预期的效果。我们应该记住，尽管内植物有一定的适应证和可用性，但内植物只是实现 AO 创始成员多年前已经阐明的原则的一种手段。有时，在单个创伤性骨损伤中，可以借助不同的内植物提供各种解决方案，只要满足既定的原则，这些都是合理的。忽视或违反公认的外科骨折治疗原则，不仅是导致效果不佳的原因，也必然导致治疗失败。除此之外，还必须考虑骨科医生的技术水平和经验，这些会随着治疗或研究病例数量的增加而提高。

本章将提供违反上述三个原则（骨折复位、稳定固定和保护血运）的真实病例，这也使得第四个原则即早期主动和无痛活动无法实现。本章所选的一系列发人深省的教训案例，有助于进一步讨论在补救过程中涉及的困难以及每一项 AO 原则。

了解接骨术失败背后的原因会引发思考遵守或违反了哪些原则；在许多情况下，错误是多方面的或综合的。原因背后的推理和对意外结果背后机制的理解可以帮助避免重复发生类似的失败。每个病例的解决方案和分析也有助于骨科医生了解如何纠正错误，并可以帮助他们应对未来的病例。

笔者列举这些病例的目的是反思和讨论骨科医生该如何以及为何这么做，这就是这些病例和翻修解决方案的教育价值。

要点提炼

- 接骨术是用内植物稳定骨折的外科手术过程。手术的目的是恢复骨的解剖结构，在骨痂形成的同时，在骨块之间实现充分和持久的稳定，从而实现早期无痛的功能锻炼。
- 接骨术是建立在机械稳定性和保护血运的相互关系基础上的。
- 违反骨折复位、稳定固定和保护血运的原则，就无法实现无痛功能锻炼。
  - 不了解或不遵守接骨原则会导致内固定失败。
  - 内植物只是治疗骨折的一种方法，而并不是最终目的所在。
  - 骨折治疗的主要目标是应用稳定的基本原则，同时尽可能降低对血运的影响。

参考文献

[1] **Buckley R, Moran C, Apivatthakakul T.** *AO Principles of Fracture Management.* 3rd ed. Stuttgart New York: Thieme; 2017.

[2] **Gautier E, Sommer C.** Guidelines for the clinical application of the LCP. *Injury.* 2003 Nov;34 Suppl 2:B63–76.

[3] **Gustilo RB, Anderson JT.** Prevention of infection in the treatment of one thousand and twenty-five open fractures of long bones: retrospective and prospective analyses. *J Bone Joint Surg Am.* 1976 Jun;58(4):453–458.

[4] **Gustilo RB, Mendoza RM, Williams DN.** Problems in the management of type III (severe) open fractures: a new classification of type III open fractures. *J Trauma.* 1984 Aug;24(8):742–746.

[5] **Gustilo RB, Merkow RL, Templeman D.** The management of open fractures. *J Bone Joint Surg Am.* 1990 Feb;72(2):299–304.

[6] **Kfuri M, Schatzker J.** Revisiting the Schatzker classification of tibial plateau fractures. *Injury.* 2018 Dec;49(12):2252–2263.

[7] **Luo CF, Sun H, Zhang B, et al.** Three-column fixation for complex tibial plateau fractures. *J Orthop Trauma.* 2010 Nov;24(11):683–692.

[8] **Marsh JL, Slongo TF, Agel J, et al.** Fracture and dislocation classification compendium — 2007: Orthopaedic Trauma Association classification, database and outcomes committee. *J Orthop Trauma.* 2007 Nov–Dec;21(10 Suppl):S1–133.

[9] **Matthews SJ, Nikolaou VS, Giannoudis PV.** Innovations in osteosynthesis and fracture care. *Injury.* 2008 Aug;39(8):827–838.

[10] **Meinberg EG, Agel J, Roberts CS, et al.** Fracture and Dislocation Classification Compendium-2018. *J Orthop Trauma.* 2018 Jan;32 Suppl 1:S1–s170.

[11] **Miclau T, Martin RE.** The evolution of modern plate osteosynthesis. *Injury.* 1997;28 Suppl 1:A3–6.

[12] **Müller M, Allgöwer M, Schneider R, et al.** *Manual of Internal Fixation.* 2nd ed. Berlin Heidelberg New York: Springer Verlag; 1970.

[13] **Müller ME, Allgöwer M, Schneider R, et al.** *Manual of Internal Fixation: techniques recommended by the AO-ASIF Group.* 3rd ed. Berlin Heidelberg: Springer-Verlag; 1991.

[14] **Müller ME, Nazarian S, Koch P, et al.** *Classification AO des fractures. 1: Les os longs [AO Fracture Classification. 1 Long bones].* Berlin: Springer-Verlag; 1987.

[15] **Müller ME, Nazarian S, Koch P, et al.** *The comprehensive classification of fractures of long bones.* Berlin Heidelberg: Springer-Verlag; 1990.

[16] **Orozco Delclós R, Sales JM, Videla M.** *Atlas of internal fixation: fractures of long bones; classification, statistical analysis, technique, radiology.* Berlin Heidelberg: Springer-Verlag; 2000.

[17] **Perren SM.** Evolution of the internal fixation of long bone fractures. The scientific basis of biological internal fixation: choosing a new balance between stability and biology. *J Bone Joint Surg Br.* 2002 Nov;84(8):1093–1110.

[18] **Rozbruch SR, Muller U, Gautier E, et al.** The evolution of femoral shaft plating technique. *Clin Orthop Relat Res.* 1998 Sep(354):195–208.

[19] **Sales JM, Videla M, Forcada P, et al.** *Atlas de Osteosintesis. Fracturas de los huesos largos. Vias de acceso quirúrgico.* 2nd ed. Barcelona: Elsevier Masson; 2009.

[20] **Schatzker J, McBroom R, Bruce D.** The tibial plateau fracture. The Toronto experience 1968–1975. *Clin Orthop Relat Res.* 1979 Jan–Feb(138):94–104.

[21] **Schatzker J, Tile M.** *The rationale of operative fracture care.* 3rd ed. Berlin New York Tokyo: Springer; 1987.

[22] **Séquin R, Texhammar R.** *AO/ASIF Instrumentation. Manual of Use and Care.* Berlin Heidelberg New York: Springer-Verlag; 1981.

[23] **Tscherne H, Oestern HJ.** [A new classification of soft-tissue damage in open and closed fractures (author's transl)]. *Unfallheilkunde.* 1982 Mar;85(3):111–115. German.

第 2 节 未复位骨折的固定技术
Osteosynthesis in unreduced fractures

你最不了解的是最应该关注的。

—— Isaac Newton

骨折的移位可以认为是创伤导致骨折后，非正常受力作用的结果。骨折复位的目的是使骨骼恢复到原来的解剖形态，恢复正常的功能。内固定抵消了骨折上的非正常受力，如同主动肌和拮抗肌（如肱二头肌和三头肌）之间的肌肉作用。骨折复位后通过骨–内植物界面上的载荷传递产生稳定性，直到骨折愈合。

近年来，骨折必须解剖复位的理念已逐渐转变为部分骨折可以功能性复位，很显然，并不是所有的骨折都需要严格的解剖复位来让患者获得满意的功能恢复。

大多数学者认为，累及关节部位的骨折应与骨干部位的骨折区分开来，因为它们的功能需求不同。因为在关节内骨折中，需要对关节面进行精确的矫正，从而获得良好的术后功能。特别是在那些易承受负荷的关节中，关节面的任何改变都会导致关节不协调，从而导致活动范围缩小和关节炎等后遗症。关节面的解剖复位是关节内骨折术后功能完全恢复的必要条件。

因此，在现在的关节内骨折治疗中，解剖复位和加压固定的理念为骨折的稳定固定提供了保障。在这种情况下，实现了关节的平整，骨折部位表面有最大的接触，所以在骨折断端加压时，骨折断端之间存在最大的摩擦力，从而达到稳定。骨折断端之间的加压是复位后骨折能够保证稳定性的主要原因，这也可以通过使用拉力螺钉或解剖钢板来实现。从生物力学的角度来看，理想的情况是主要由骨骼承受应力，内固定承受的应力应尽可能小。解剖复位创造了稳定性，而内固定通过加压骨折断端和引导应力加强了稳定性。早期恰当的康复运动有利于关节软骨再生，避免了术后关节不稳及后续出现关节炎等并发症。骨折断端间的加压既不影响组织愈合恢复的速度，也不会引起骨坏死，而且它还有利于骨折部位的稳定和血运重建。解剖复位对关节内骨折恢复正常关节功能至关重要。关节内骨折经解剖复位和断端加压后一期愈合，一般在 X 线检查中无骨痂形成的表现。如果在 X 线检查中出现骨痂，说明骨折并不稳定。

此外，闭合条件下无法复位伴有压缩的关节内骨折，被压缩的关节面无法依靠纤维软骨填充，应通过自体骨移植来填充被压缩的关节面。

如果关节内骨折没有解剖复位，就会趋于不稳定，关节所承受的应力负荷就不是生理性的、均匀分布的，而是集中在某个区域，这时内固定需承担很大一部分应力负荷，从而可能因金属的疲劳性而导致内固定失败，骨折将延迟愈合或不愈合，进而演变成假关节。如果医生不恢复关节的解剖结构，关节的功能也将受到损害，最终将出现后遗症。

对于骨干骨折，需要恢复肢体力线、骨骼长度以及旋转角度，才能恢复正常肢体的功能。必须减少干骺端和骨干轴向位移，以防止关节过载。不建议对骨干骨折解剖复位，手术应尽量避免去除骨折碎片，因为这会影响骨折的愈合。

在多段骨干骨折中，如果对力线、旋转和长度都考虑到，就没有必要为了追求 X 线片上更好的复位效果而再对碎骨块进行操作。通过骨膜和骨内膜的作用，在骨折区存在微动将有利于骨折的愈合，有利于骨痂的形成。因此，建议不要过多处理骨折碎片，注意保护骨折端周围的血运。当使用髓内钉固定粉碎性骨折时，应使用锁定钉来稳定复位以避免短缩和长度的丢失。如果用钢板治疗粉碎性骨干骨折，应尽可能减少骨折部位血运的破坏，通过"桥接"的方法来实现稳定固定。

在单纯性骨干骨折中，更适合采用闭合复位髓内钉内固定，其可以更大地承受人体应力载荷。如果骨折碎片之间存在加压接触，会产生更好的稳定性、改善骨折端之间的应力，直至最后形成骨痂。在简单骨折中，可通过微创手术使用相对稳定性最好的钢板固定，但也要注意保护血运。对于髓内钉不能实现稳定固定的骨折，可使用钢板进行髓外固定，在操作时应注意尽可能减少骨折区域软组织的损伤。如果充分保护骨折区域血运，可以进行骨折端加压，但这需要医生有一定的经验和技术。桡骨和尺骨骨折是个例外，因为它们被认为是累及关节的骨折，需要进行解剖复位，从而恢复旋前和旋后动作以及近端和远端关节区域的活动，进而恢复前臂的功能，不留后遗症。

病例介绍

28 岁，女性，被车撞伤，左膝关节挫伤伴左胫骨平台骨折。在事故发生当天，通过外固定架复位固定骨折（AO/OTA 4 1C3.1）（图 2.2-1）。

通过 CT 扫描以及三维重建评估骨折情况（图 2.2-2）。

随后，通过切开复位钢板及螺钉固定骨折，但术后 X 线片显示胫骨平台骨折未完全复位，有两个空心螺钉和一个钢板固定在了胫骨近端（图 2.2-3）。

8 个月后，患者出现胫骨近端内翻性假关节，活动能力下降，膝关节活动范围为 20°~80°（图 2.2-4）。

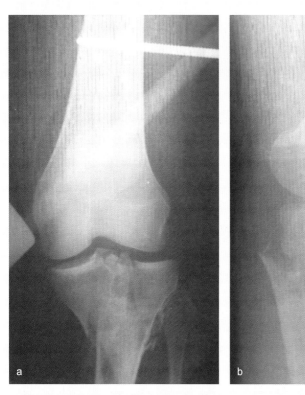

图 2.2-1 胫骨平台骨折外固定术后 X 线片。

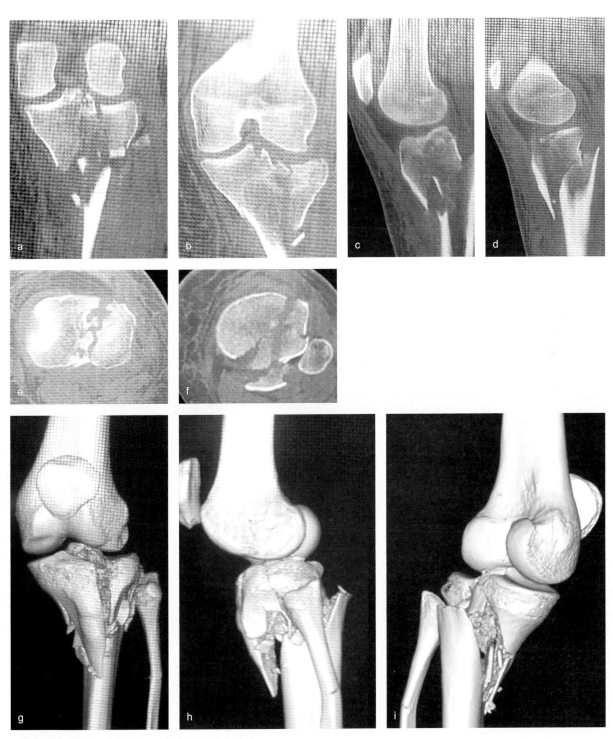

图 **2.2-2**　胫骨平台骨折术前 CT 扫描。

a-b. 正位。

c-d. 侧位。

e-f. 冠状位。

g-i. 正侧位三维重建视图。

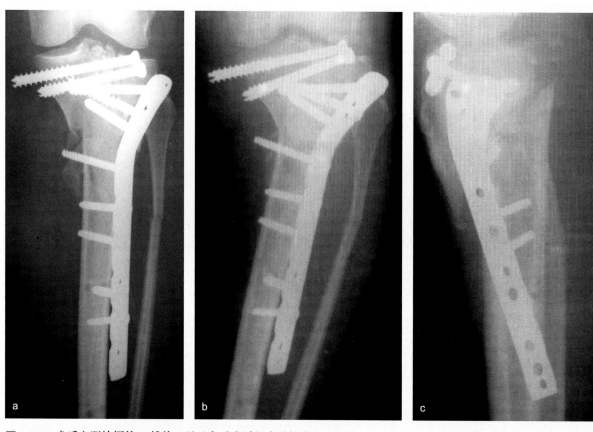

图 2.2-3　术后立即拍摄的 X 线片，显示在手术过程中骨折未完全复位、内固定位置不佳。

失败原因分析与反思

尽管医生在手术前对骨折情况进行了分析研究，但他们没有完全了解这一类型的骨折，并不知道该如何复位固定，他们仅知道要通过手术来治疗这类骨折。在骨折没有复位时植入内植物，并且不能早期识别这种错误，直到患者出现膝关节内翻，医生才意识到自己并不了解治疗胫骨平台骨折的原则。

骨科医生应反思该采取什么方式来完成这个手术：他们应充分了解骨折相关的解剖结构，并根据可获得的图像判断骨折类型，进而选择合适的手术入路和复位固定方法来治疗胫骨平台骨折。在这个病例中，医生的主要错误就是在固定骨折之前并没有将骨折进行解剖复位。如果不及时纠正这些基础性错误，不但患者的预后不佳，而且还会出现各种并发症和后遗症。

最终结果

患者最后接受了胫骨平台关节内截骨并更换了内固定（图 2.2-5），用 1/3 管状板和胫骨近端锁定加压钢板固定骨折（图 2.2-6）。从术后第一天开始，根据患者的疼痛耐受力，嘱患者使用拐杖部分负重，并立即开始功能康复（图 2.2-7）。最终患者成功地恢复了膝关节的功能，双腿能够重新站直（图 2.2-8）。

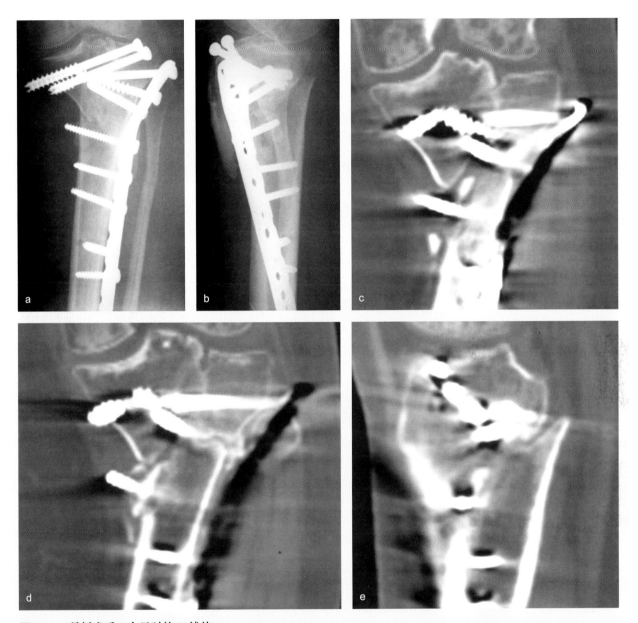

图 2.2-4　骨折术后 8 个月时的 X 线片。

a-b. 在膝关节正侧位 X 线片上表现出胫骨近端内翻畸形。

c-e. CT 显示胫骨近端干内翻畸形。侧位图（e）显示前侧骨折的移位。

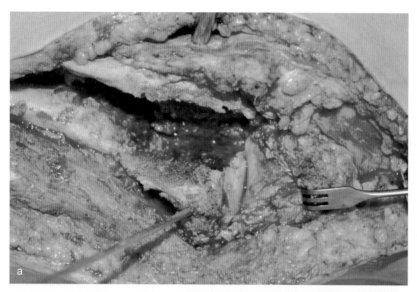

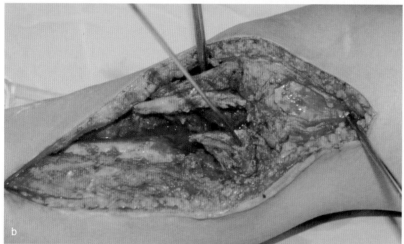

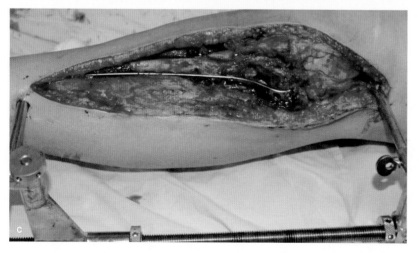

图 2.2-5　术中照片。在牵开器的帮助下，先将骨折端对齐，然后复位骨折，用异体骨填充骨缺损，然后用新的内植物固定骨折。

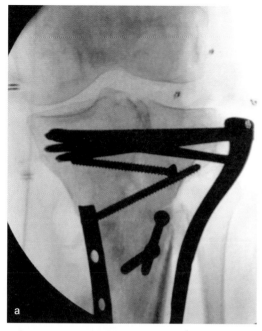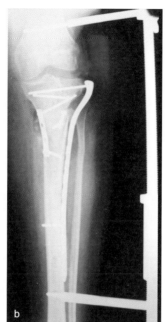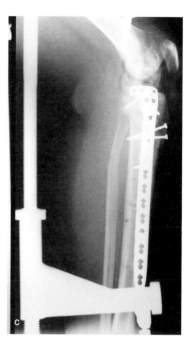

图 2.2-6 复位和固定过程中的 X 线片。

a. 术中用影像增强器获得的 X 线片。

b-c. 重建后的 X 线正侧位片。

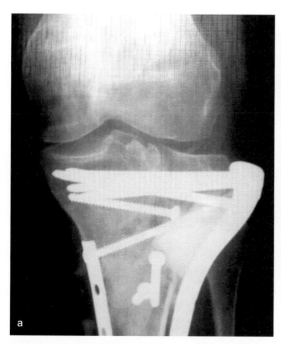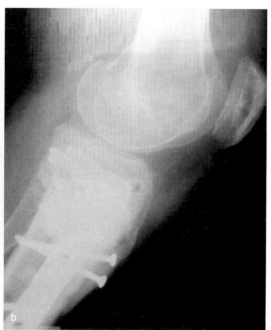

图 2.2-7 患者术后部分负重期间的 X 线正、侧位片。

a-b. 术后关节区 X 线检查。

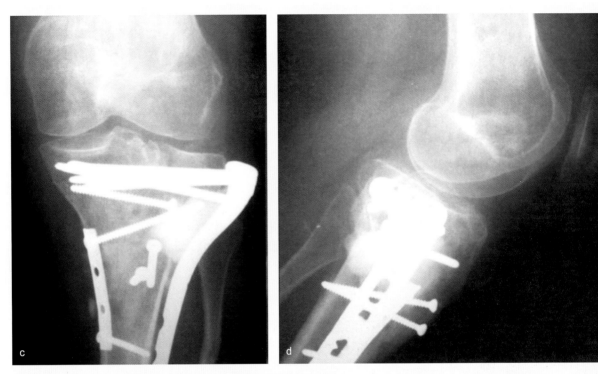

图 2.2-7（续） 患者术后部分负重期间的 X 线正、侧位片。

c-d. 复位固定术后 X 线正侧位片。

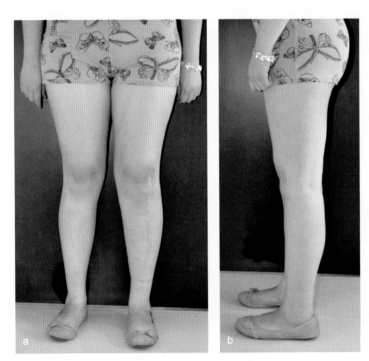

图 2.2-8 术后最终的 X 线正、侧位片。

a-b. 最终下肢的正侧位角度视图，关节完全伸展。

第 2 章　违反 AO 原则 21

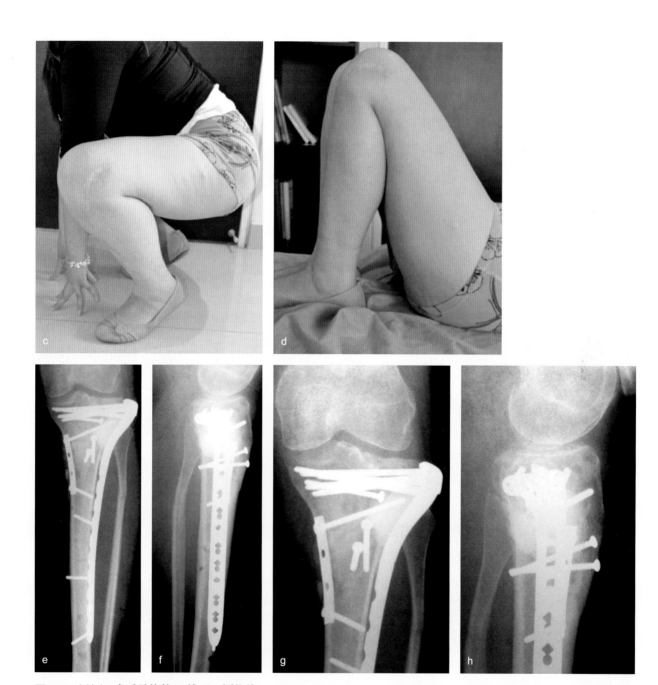

图 2.2-8（续）　术后最终的 X 线正、侧位片。

c-d. 随访时患者最终的屈曲活动度。

e-f. 复位和重建后最终 X 线检查的表现。

g-h. 关节区和胫骨近端干骺端。

病例介绍

54 岁女性，滑雪时遭遇意外，左转子间骨折（AO/OTA 31A1）（图 2.2-9），没有其他的外伤。

手术选择了髋部髓内钉系统，该系统结合了髋部加压螺钉和髓内钉的原理（图 2.2-10）。术后 X 线检查显示骨折部位缺乏解剖复位及近端骨折块旋转，但是医生仍然相信该内固定并继续选择该治疗方案。

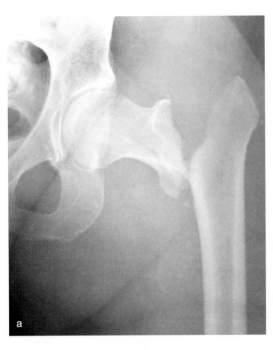
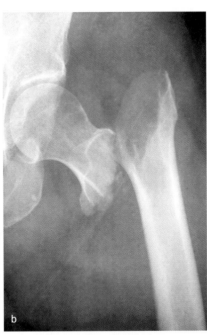

图 2.2-9 术前 X 线检查显示患者为一个简单的转子间骨折，图像表明他由高能量损伤导致。

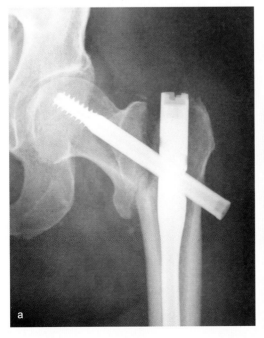
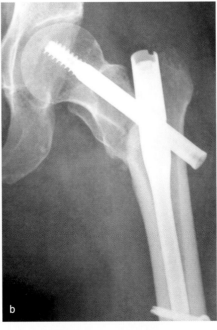

图 2.2-10 术后 2 个月 X 线片。

失败原因分析与反思

我们不能期望在骨折没有复位前插入内植物获得解剖复位。在治疗右侧股骨转子间骨折时，沿顺时针方向拧入股骨头内螺钉会引起股骨颈的前旋和屈曲位移，相反则会导致伸展和后旋位移。对于左侧股骨转子间骨折，沿顺时针方向拧入股骨头内螺钉时，可导致股骨头颈部旋转移位（图 2.2-11）。而对于右侧股骨转子间骨折，沿顺时针方向拧入引起旋转和伸展，从而使骨折端加压和复位（Mohan et al，2000）。

最终结果

骨折 1 年后，股骨头螺钉周围有松动吸收现象，股骨头颈部近端移位，但未发生切出。在骨折愈合过程中，少量的骨痂形成已经稳定了骨折。虽然因为拄拐降低了患者的生活质量（图 2.2-12），但是最终患者可以去拐正常行走。

"经过外科医生的治疗，患者最终痊愈了"。

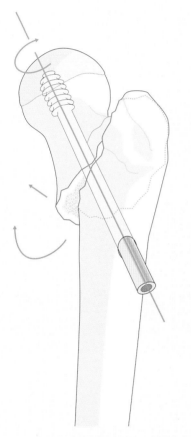

图 2.2-11　在左转子间骨折中，位于股骨头内的螺钉顺时针方向的扭力操作会引起股骨头的前旋和屈曲。

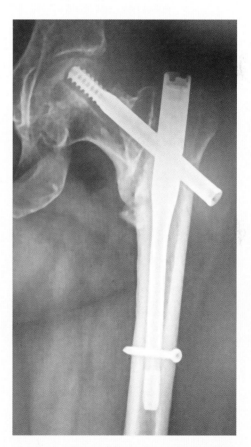

图 2.2-12　术后 1 年行 X 线检查。骨折骨痂形成不良，股骨头螺钉周围有骨吸收，但无切出。

病例介绍

75 岁女性，高处坠落伤，没有其他外伤性症状［对患者高级创伤生命支持，如气道、呼吸、循环、残疾、暴露／检查（ABCDE）评估正常］。入院时的 X 线片显示左转子间骨折（AO/OTA 31A2）（图 2.2-13）。

外科医生决定并使用带钢板的滑动髋螺钉系统［如动力髋螺钉（DHS）］（图 2.2-14）。术后 3 个月，患者部分负重使用前臂拐杖行走，疼痛逐渐缓解（图 2.2-15）。对比 X 线片显示，内固定在引导骨折压紧过程中起动态稳定作用。当骨折压紧处于有利于骨折稳定的外翻位置时，开始出现骨折处生长的影像学迹象。

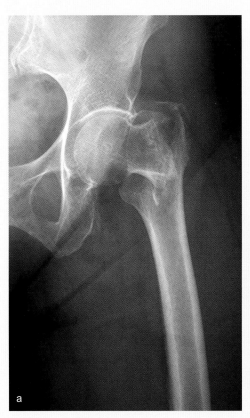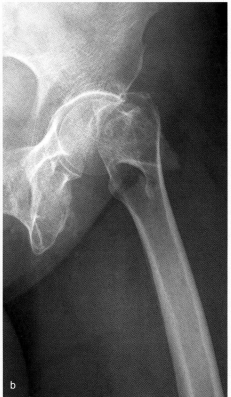

图 2.2-13　术前 X 线片显示单纯股骨转子间骨折。

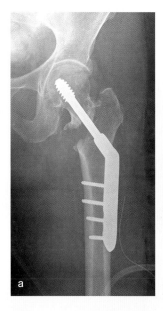
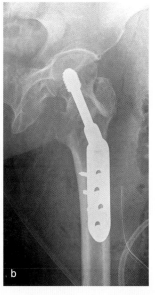

图 2.2-14　术后 X 线片显示未复位骨折。尽管没有复位，外科医生还是决定把内植物留在原位。

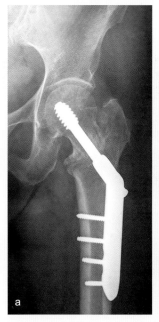
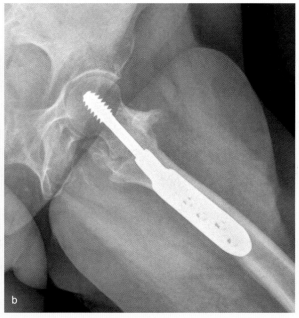

图 2.2-15　术后 3 个月 X 线片可见骨折嵌塞处有骨痂形成，内植物没有松动，近端外翻位置骨折最终愈合。

失败原因分析与反思

骨折采用了髓内钉治疗，股骨近端特殊的解剖结构导致了股骨头与股骨颈之间存在旋转移位。在左侧股骨，顺时针方向将螺钉拧入股骨头内，导致股骨头相对于股骨颈的前旋与屈曲移位；在右侧股骨，相应移位会导致伸展和旋转。

这个案例说明了对内植物所造成的影响并不是由于髓外还是髓内的原因，而是由于螺钉进入股骨颈时的顺时针旋转引起的。压塞打入的螺旋刀片就不会产生这种影响。

最终结果

骨折 3 个月后未发现内植物强度减弱，尽管股骨颈与股骨干骺端成外翻畸形，最后骨折仍然愈合。

病例 4

病例介绍

47 岁女性，患有原发性高血压及下肢静脉功能不全，摔倒致肱骨近端骨折（AO/OTA 11C3）（图 2.2-16）。

入院 4 天后，用角稳定钢板行微创钢板接骨术（minimally invasive plate osteosynthesis，MIPO）。手术费时费力，术中影像学结果仍可接受。术后的 X 线检查可见钢板螺钉移位，同时骨折复位丢失（图 2.2-17）。

患者在第一次手术后 48 小时内行二次手术，沿三角肌劈开入路，同时注意保护腋窝神经。取出原内植物后换用更大的肱骨近端锁定系统（proximal humerus internal locked system，PHILOS）钢板，用不可吸收缝线将肱骨大结节固定到钢板

上（图 2.2-18）。

患肢术后制动 3 周，术后立即开始康复训练，在康复医师的指导与监督下逐渐增加运动幅度。术后 3 个月时，肩关节主动上举 90°，被动上举 120°。在为期 6 个月的术后随访中，患者的疼痛持续存在，夜间与活动时加重。肩关节活动度为上举 90°、外展 90°、外旋 20°、内旋手可碰至臀部。骨折出现愈合迹象，同时有肱骨头坏死表现（图 2.2-19）。

二次手术后 1 年，患者无静息痛，但活动时出现疼痛，这限制了她工作时的活动范围。手术切口处可见瘢痕增生以及三角肌萎缩，腋区无感觉麻木。肩关节上举 130°、外展 160°、抗阻力下外旋 15°、内旋可致 L4 水平，内植物牢固，骨折愈合，同时无肱骨头坏死表现（图 2.2-20）。

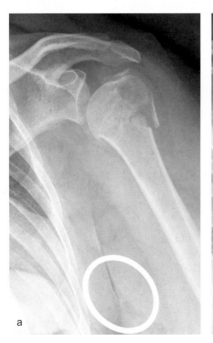
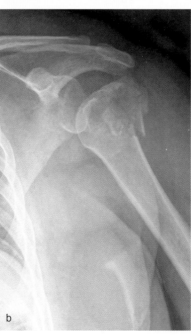
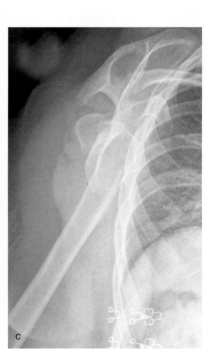

图 2.2-16 左肱骨骨折术前正位片（a–b）及改良腋位片（c）。

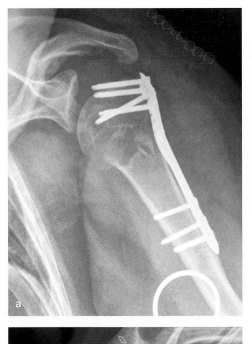
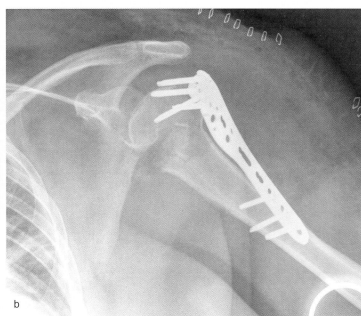
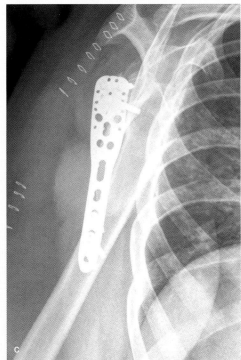

图 2.2-17　微创钢板内固定术后行 X 线检查。角稳定钢板固定骨折，可见骨折块复位不良，近端螺钉进入关节腔。

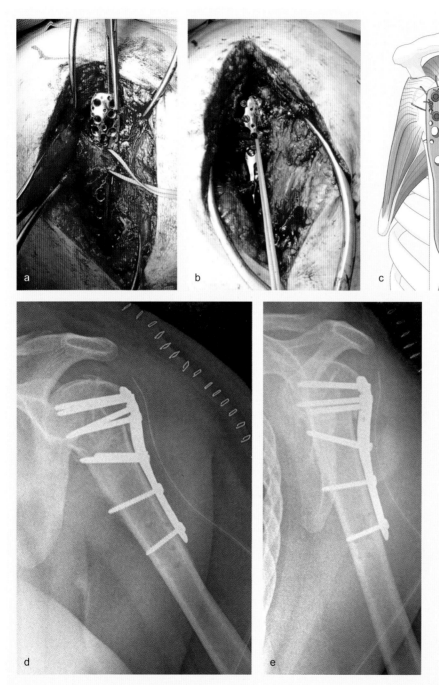

图 2.2-18 内植物的解剖位置情况。

a-b. 术中照片。沿三角肌劈开入路取出原内植物，并植入新的 PHILOS 钢板。可以直视下观察到钢板与腋神经的位置
　　关系。

c.　用缝线将肩袖肌群与钢板固定。

d-e. 二次术后行 X 线检查可见角稳定钢板固定骨折。

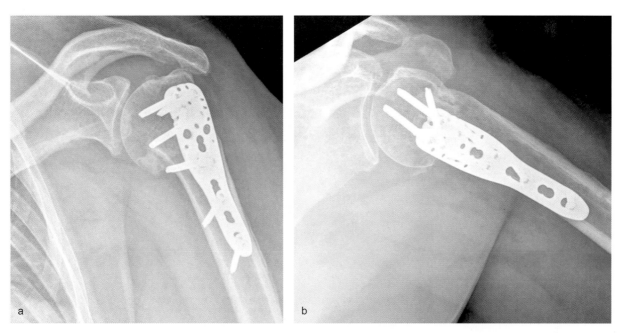

图 2.2-19 术后 6 个月正位 (a) 及轴位 (b) X 线片检查可见骨折固定牢固。

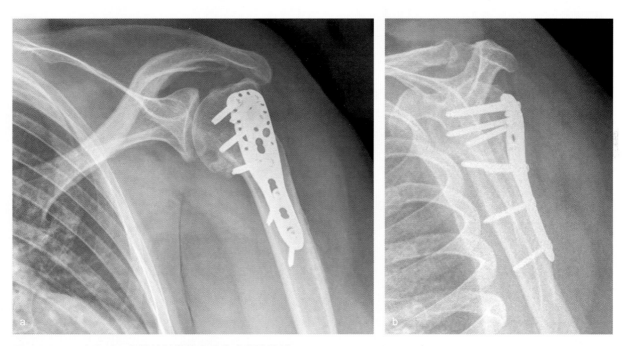

图 2.2-20 二次术后 1 年的放射学检查及临床随访结果。
a-b. 二次术后 1 年 X 线结果可见骨折愈合。

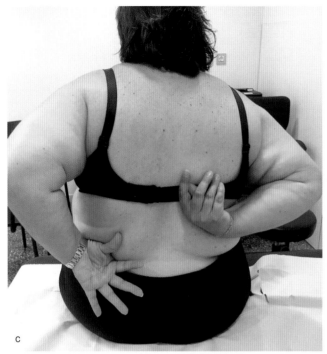
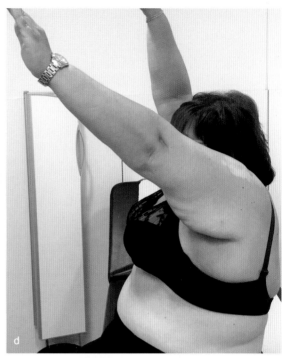
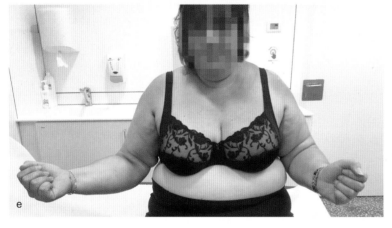

图 2.2-20（续） 二次术后 1 年的放射学检查及临床随访结果。

c-e. 二次术后 1 年的临床检查结果照片。通过肩关节上举、外旋及内旋可见最终的关节活动范围。

失败原因分析与反思

这个患者的治疗失败与术前计划不完善、术中复位不良以及固定错误有关。我们认为选择预塑形的肱骨近端角稳定钢板是正确的。失败的原因可能与手术入路错误有关，没有考虑患者的肥胖因素而采用微创入路，导致骨折的复位以及固定更加困难，选择三角肌入路可能更适合。术者必须通过术中的放射学检查来确定骨折复位良好、固定牢靠，没有良好的骨折复位而置入内植物会导致严重的不良后果，患者需要再次手术治疗，同时治疗费用增加。

最终结果

经过两次手术固定以及漫长而痛苦的康复期，肱骨近端骨折最终得以愈合，但仍残留三角肌萎缩以及肩关节功能受限。患者恢复了一定的肩关节活动范围，能够完成一般的日常生活活动，但疼痛使她无法继续之前的工作。由于这些后遗症，患者目前正在接受伤残评估。

病例介绍

69 岁男性，患有房颤、血脂异常、溃疡性直肠炎和前列腺增生的病史，从马上摔下背部着地导致骨盆骨折（AO/OTA 61C1.3）和左股骨转子间骨折（AO/OTA 31A2.3）（图 2.2-21~ 图 2.2-26）。他被送往当地一家医院救治，伤势稳定后，在被送往大学的附属医院前，医生决定对左股骨转子间骨折行内固定手术，采用髓内钉（130°，长 180 mm，直径 11 mm）固定骨折，由于骨折复位不良，最终导致畸形愈合（图 2.2-27、图 2.2-28）。

在急性炎症期，共输入了 6 个单位的悬浮红细胞稳定病情。在事故发生后 11 天行骨盆骨折复位内固定术。用 2 枚骶髂关节螺钉复位固定左侧骶髂关节，重建钢板复位固定骨盆前环，1 枚空心螺钉单独固定左耻骨上支（图 2.2-29、图 2.2-30）。术后 1 周，患者出院回家。由于患者家属的意愿，骨盆骨折复位内固定术后没有立刻行左转子间骨折畸形愈合翻修术。术后 21 天，患者并发了泌尿系统感染，这使得原本计划的翻修术又推迟了 3 周。

最后，手术取出原有的髓内钉，去除新生骨痂，重新复位骨折，采用新的髓内钉固定骨折（股骨近端抗旋髓内钉，这是股骨近端髓内钉的一种）。手术在全麻下进行，患者置于可透视手术台，未行股骨牵引，用持骨器及克氏针复位骨折（图 2.2-31~ 图 2.2-36）。骨盆骨折术后需卧床，12 周不能负重行走，但允许其坐着进行主动、被动活动。

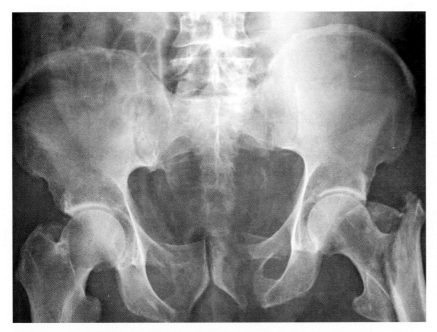

图 2.2-21　骨盆骨折及左股骨转子间骨折的 X 线片。

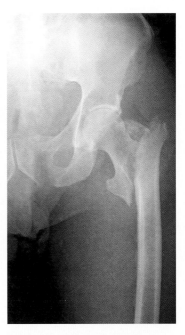

图 2.2-22　左髋关节闭孔斜位。可见左侧闭孔开放，这是由于骨盆前环的不稳定骨折合并转子间骨折所致。

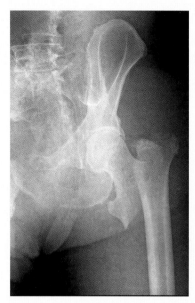

图 2.2-23　左髋关节的闭孔斜位。请注意，不稳定的骨盆环骨折加上股骨转子间骨折导致了严重的畸形，使其左侧闭孔开放。

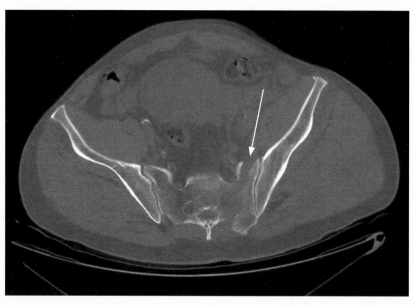

图 2.2-24　CT 扫描下骨盆的水平面。箭头指向左侧骨折处。

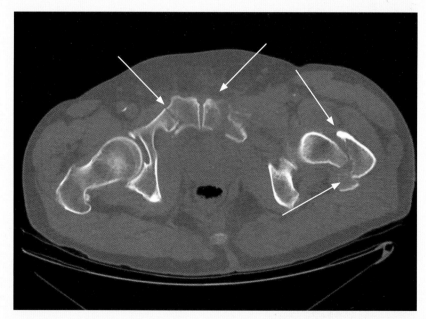

图 2.2-25　CT 扫描下骨盆的水平面。箭头指向两个骨盆分支的骨折和转子周围侧壁的粉碎性骨折。

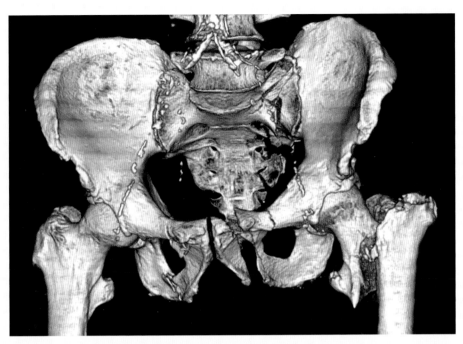

图 2.2-26　CT 扫描三维重建下骨盆。可见不稳定的骨盆环骨折合并股骨转子间骨折及股骨外侧壁粉碎骨折。

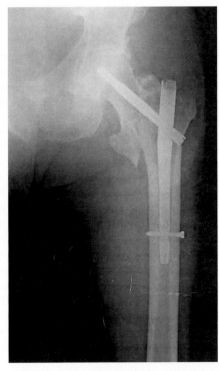

图 2.2-27　第 1 个髓内钉的术后骨盆正位 X 线片。请注意，通过短缩和外旋未能使骨折复位，并且导致了股骨颈的移位。

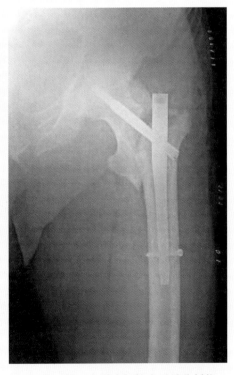

图 2.2-28　第 1 个髓内钉的术后骨盆斜位 X 线片。请注意，由于骨折间隙较大，骨折端不能很好复位，并且还伴有股骨颈略微的旋转及倾斜，这表明两个主要骨折块未固定在同一个平面上。

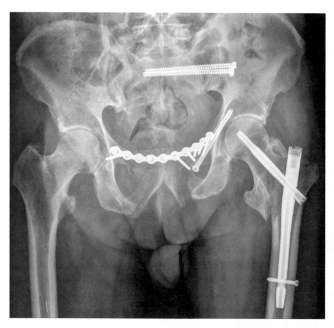

图 2.2-29　骨盆内固定术后正位片：用 2 枚骶骨螺钉及 1 个经前路重建钢板闭合开书型骨盆骨折。左侧耻骨支用 1 枚空心螺钉固定。

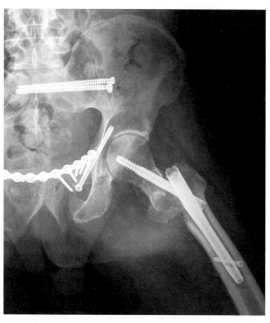

图 2.2-30　左侧髋关节的矢状图，显示了骨盆环骨折复位成功，然而股骨颈并没有与股骨转子及股骨干处于同一平面上，股骨转子骨折未见改善。

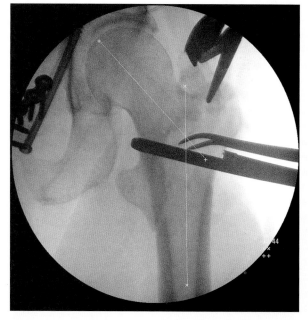

图 2.2-31　应用尖头钳和枪式复位钳在术中实行开放复位后的 C 臂机下正位 X 线片。在 C 臂机屏幕上计算髓内钉的角度。

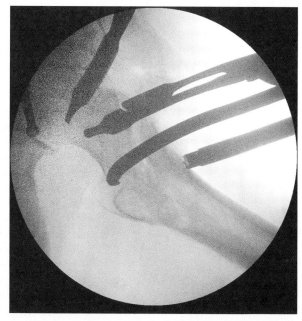

图 2.2-32　应用尖头钳和枪式复位钳在术中实行开放复位后的 C 臂机下轴位 X 线片。股骨颈的轴线与股骨干成一直线。这种稳定的情况从技术上讲有助于内植物的进入。

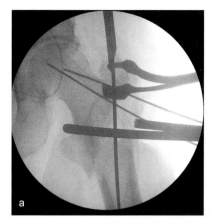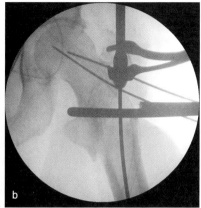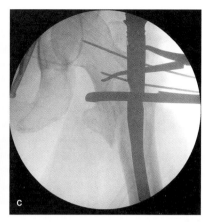

图 2.2-33　在扩孔和进钉的过程中，可能有必要用临时的克氏针固定主要的骨折块，以免造成复位失败。扩孔和锤击时应轻柔地进行，每个步骤中都要注意避免复位失败或对仪器及临时的克氏针造成破坏。

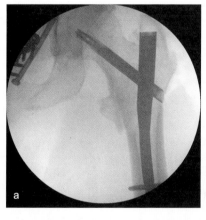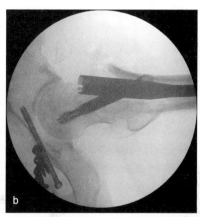

图 2.2-34　术中使用 C 臂机在髋关节正位及股骨轴位下得到的最终结果，短缩和旋转均已得到纠正。

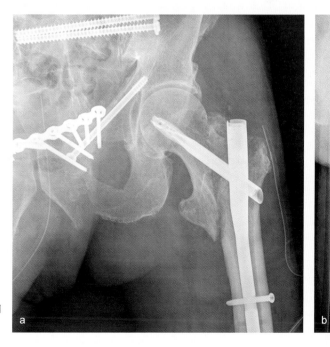

图 2.2-35　术后髋关节正位及股骨轴位 X 线片。

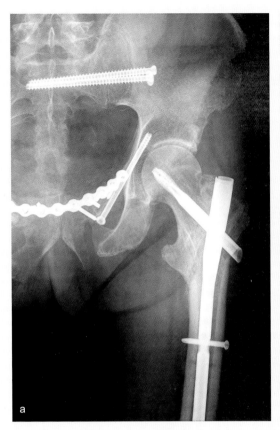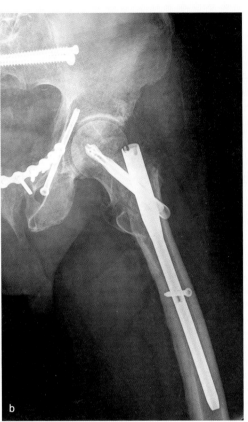

图 2.2-36　术后 3 个月正位及股骨轴位 X 线片。对比下显示了股骨断端的重建。

失败原因分析与反思

本案的第一个疑问是操作顺序。一旦患者生命体征稳定，应该首先手术治疗哪些骨折？是骨盆环，还是股骨近端骨折？

面对合并不稳定骨盆骨折、多发性腹膜后出血及高能量导致的股骨转子间骨折的多发伤患者，最佳和最安全的手术方案是什么？

已知骨盆骨折需要在另一家医院治疗，在涉及转院的情况下，对患者进行良好的诊断并稳定其病情是正确的。但是，在转院前对股骨近端骨折进行手术是否正确？

这种不稳定髋关节，使得在选择手术台或采用牵引以减少骨折移位时面临着巨大的挑战。

为了在不使用牵引床的情况下实现良好的复位效果，外科医生和外科手术团队必须具有丰富的技术经验和技能。外科团队需要知道如何在可透射线的工作台上处理这种骨折，还需要了解使用诸如尖头钳、骨钳和枪式复位钳之类的复位工具进行复位的技术诀窍。

一旦发现复位失败或出现其他问题，应尽快进行抢救手术，以最大程度地减少潜在的全身和局部并发症，并避免畸形愈合。

最终结果

两处骨折都取得了良好的进展，并且正在愈合。骨盆环手术后第 12 周开始承重、负重。手术伤口愈合良好。患者持续出现轻度和零星的疼痛，可通过低水平的止痛药来控制。

要点提炼

- 骨折的复位有利于载荷更均匀地传递到内植物和健康骨骼上，而不仅仅在骨骼上，从而在骨折愈合前保持稳定。
- 骨折应尽可能复位。
- 机械需求因不同的骨折而异，具体取决于它们是在骨干还是在关节上发生。
- 并非所有的骨折都需要严格的解剖复位才能达到功能要求，因此，解剖复位的观点逐渐演变为功能复位。
- 在压缩性骨折中，解剖复位和绝对稳定的骨折内固定至关重要。
- 骨干骨折需要在达到功能复位的同时避免对血管形成造成影响，并将四肢力线对齐、恢复骨的长度、避免轴向移位和旋转。

参考文献

[1] **Afsari A, Liporace F, Lindvall E, et al.** Clamp-assisted reduction of high subtrochanteric fractures of the femur: surgical technique. *J Bone Joint Surg Am.* 2010 Sep;92 Suppl 1 Pt 2:217–225.

[2] **Brunner A, Thormann S, Babst R.** Minimally invasive percutaneous plating of proximal humeral shaft fractures with the Proximal Humerus Internal Locking System (PHILOS). *J Shoulder Elbow Surg.* 2012 Aug;21(8):1056–1063.

[3] **Carr JB.** The anterior and medial reduction of intertrochanteric fractures: a simple method to obtain a stable reduction. *J Orthop Trauma.* 2007 Aug;21(7):485–489.

[4] **Furman BD, Olson SA, Guilak F.** The development of posttraumatic arthritis after articular fracture. *J Orthop Trauma.* 2006 Nov–Dec;20(10):719–725.

[5] **Mast J, Jakob R, Ganz R.** *Planning and Reduction Technique in Fracture Surgery.* Berlin Heidelberg: Springer-Verlag; 1989.

[6] **Mohan R, Karthikeyan R, Sonanis SV.** Dynamic hip screw: does side make a difference? Effects of clockwise torque on right and left DHS. *Injury.* 2000 Nov;31(9):697–699.

[7] **Pape HC, Tarkin IS.** Intraoperative reduction techniques for difficult femoral fractures. *J Orthop Trauma.* 2009 May–Jun;23(5 Suppl):S6–11.

[8] **Park J, Yang KH.** Correction of malalignment in proximal femoral nailing — Reduction technique of displaced proximal fragment. *Injury.* 2010 Jun;41(6):634–638.

[9] **Peters AC, Lafferty PM, Jacobson AR, et al.** The Effect of Articular Reduction After Fractures on Posttraumatic Degenerative Arthritis: A Critical Analysis Review. *JBJS Rev.* 2013 Dec 24;1(2).

[10] **Schatzker J.** Intra-articular Fractures. In: Schatzker J, Tile M, ed. *The Rationale of Operative Fracture Care.* 3rd ed. Berlin Heidelberg: Springer-Verlag; 2005:33–43.

[11] **Schenker ML, Mauck RL, Ahn J, et al.** Pathogenesis and prevention of posttraumatic osteoarthritis after intra-articular fracture. *J Am Acad Orthop Surg.* 2014 Jan;22(1):20–28.

第 **3** 节

稳定性原则、内植物选择、绝对稳定和相对稳定的结合

Principles of stability, selection of implants, and the combination of absolute and relative stability

> 人总是倾向于否认一切他无法理解的事情。
>
> ——Blaise Pascal

接骨术是一种遵循生物学和力学规则，通过使用内植物来使骨折碎片稳定的外科手术。为达到接骨术的目的，手术技术的要求是非常严格的。例如，重建骨的解剖结构，在骨痂形成过程中骨折块之间要达到充分、持久的稳定，并且立刻消除疼痛。

稳定是指骨折后承受生理负重的能力。稳定的骨折固定能够在骨折愈合过程中实现断端稳定。骨科医生必须考虑内固定的机械稳定性。

稳定的原则

绝对稳定：绝对稳定是指在承受生理性负重时，骨折没有位移。它要求骨折断端解剖复位，不能留有间隙。只有在使用拉力螺钉或具有轴向加压效应的加压钢板进行骨折断端加压时，才能实现绝对稳定。这可以刺激骨折断端血管形成，通过骨组织重建直接愈合，而不形成骨痂。直接愈合在特定的生物力学条件下才能发生。

绝对稳定需要在骨折断端稳定性和骨的生理破坏之间取得平衡。绝对稳定需要正确的适应证，实现解剖复位和骨折断端加压，同时要求高超的外科技术和最小的血供损伤。绝对稳定对血管形成有积极的作用，因为在稳定的情况下，血管更容易通过

骨折部位。绝对的机械稳定会通过膜内化骨在骨折断端、皮质间、血管及哈弗斯管中实现直接愈合。

相对稳定：在骨干骨折中，稳定的概念已经发展为相对稳定，特别是有多个骨折块的粉碎性骨折。解剖复位会对骨折块血运造成影响，随着骨干骨折治疗原则的发展，我们不再一味地追求解剖复位。长骨骨干骨折复位的目的是恢复骨的长度，纠正骨的力线，同时避免轴向旋转，即使在活动时也能维持。必须保护血运，这样才能使骨的功能得到恢复。

相对稳定的情况下，骨折块之间存在着可控的运动以刺激组织分化，同时应控制在低于临界应变的水平（5%~30%）。相对稳定下骨折发生间接愈合，刺激纤维软骨组织的形成，随后纤维软骨组织将会被 X 线可见的骨组织所替代。骨痂的形成取决于骨折块间的活动度。

稳定的适应证

绝对稳定：关节内骨折、前臂骨折以及不适用髓内固定的简单的骨干骨折。

相对稳定：粉碎性干骺端骨折和骨干骨折。

联合稳定：伴有骨干粉碎性骨折的关节内骨折，对于关节部位应解剖复位保持绝对稳定，对于

粉碎的干骺端和骨干应保持相对稳定。

目前，对于应用联合稳定治疗干骺端和（或）骨干简单骨折的看法不一。在应用得当的情况下，两者都可以获得良好的治疗效果。

内植物选择

对于内植物的选择，骨科医生必须牢记没有内植物是完全刚性的。它们都有一定程度的弹性和可塑性，这取决于它们的尺寸。充分利用内植物的特性使其发挥最佳的力学性能，并最大程度地确保骨与内植物之间的相互适应是十分重要的。在某些情况下，如果内植物未塑形或不适合局部的解剖结构要求，则必须在植入前进行预弯。对于简单的骨干骨折，直钢板在使用前应进行预弯，这样可以更好地实现对侧皮质加压。在胫骨骨干，也应将钢板进行扭转预弯以使其更好地与骨面相适应。螺钉植入必须正确和有序地进行，使其既符合解剖学特性，又同时兼顾坚强固定和弹性固定之间的合理分布。应尽量避免对内植物的重复折弯，防止出现由于对金属表面防腐涂层的破坏而导致的金属材料强度降低及腐蚀加速。髓内钉是根据某些特定的植入部位或为了适应骨的需要而制造的，并不具有很好的弹性，使用时要遵循其适应证。在钻孔开口，置入和（或）锁定时，要牢记这些特性。

就内植物的植入而言，需要对所使用的器械以及整个植入系统有充分的了解。

病例介绍

女性，38 岁，无明确既往病史，度假时骑马发生意外。最初的 X 线片显示右膝关节胫骨平台骨折（AO/OTA 41C3.1；Schatzker V 型骨折，压缩、屈曲、内翻）。按照罗氏分型，该骨折涉及外侧柱、内侧柱及后柱（图 2.3-1）（Luo，2010；Schatzker，1979）。

待局部软组织条件好转后，于度假地医院行手术治疗。术后 5 周，患者就诊于笔者所在医院，当时患肢石膏固定，扶拐不负重行走。术后 X 线检查及 CT 扫描结果见图 2.3-2。

患者在初次手术 6 周后接受了再次手术治疗，采用内侧入路（图 2.3-3a）复位胫骨平台内侧关节面骨折（图 2.3-3b）。用胫骨后侧锁定加压钢板（locking compression plate，LCP）固定后柱，用 1/3 管型钢板固定内侧柱（图 2.3-3c-h）。

通过向近端和远端延长原手术切口入路来复位胫骨外侧骨折（图 2.3-4a）。标记腓总神经后，打开胫骨前间室，显露腓骨（图 2.3-4b）。对腓骨头（图 2.3-4c）和附有髂胫束的 Gerdy 结节进行截骨（图 2.3-4d）。

另行外侧胫骨平台截骨术，以暴露胫骨平台外侧压缩的部分（图 2.3-5a），重建胫骨平台，并在后方用 1/3 管型钢板固定后缘（图 2.3-5b）。在压缩的软骨下区域用多孔植骨材料和羟磷灰石充填。

随后，复位胫骨平台外侧，使用胫骨近端 LCP 固定外侧柱（图 2.3-6）。使用 3.5 mm 螺钉固定腓骨头，修复相应软组织。术后第 1 天开始进行被动活动。术后 12 周允许 15 kg 的部分负重，之后负重逐渐增加至完全负重。

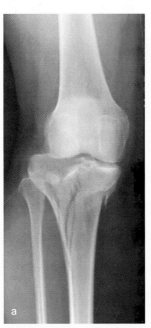
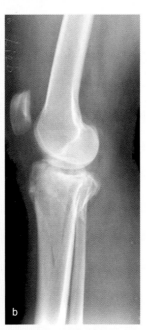

图 2.3-1　右膝关节骨折术前前后位和侧位 X 线片。

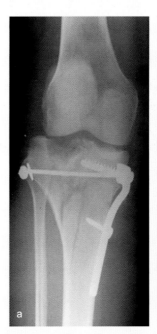
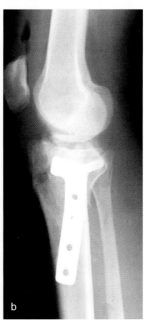

图 2.3-2　初次手术后 X 线片及 CT。
a-b. 术后前后位和侧位 X 线片。

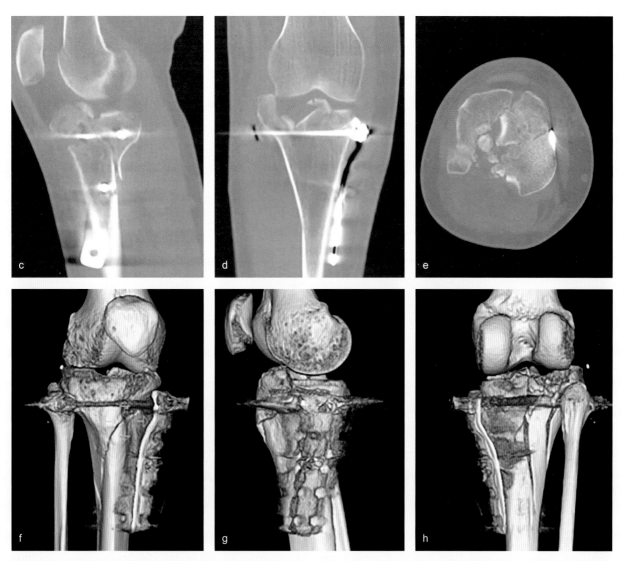

图 2.3-2（续） 初次手术后的 X 线片及 CT。

c-h. 术后 5 周的 CT 扫描。图像显示胫骨内、外侧平台复位均失败，且后柱也没有得到矫正。

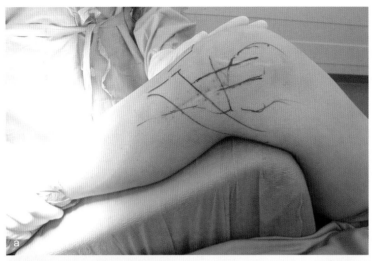

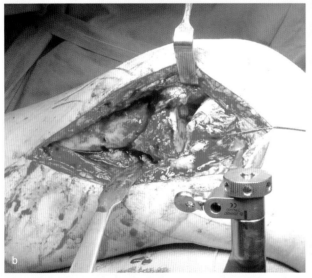

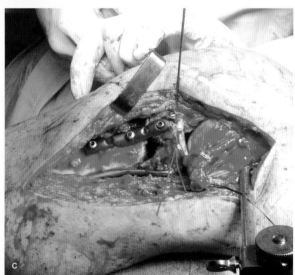

图 2.3-3　二次手术术中内侧照片。

a. 术前内侧标记。

b. 使用牵开器辅助复位胫骨平台内侧关节内骨折和后柱骨折。

c. 利用后侧锁定加压钢板、支撑钢板和起到张力带作用的钢板复位胫骨内侧平台。

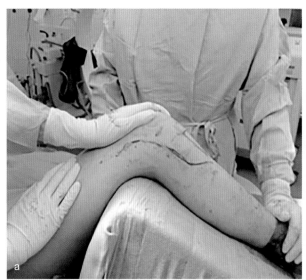
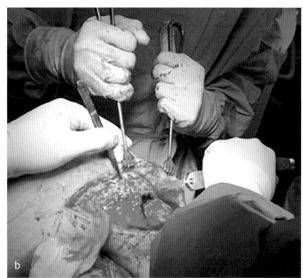
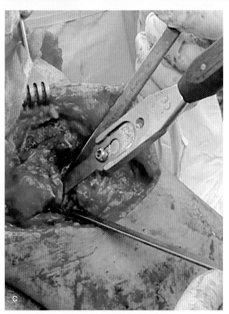
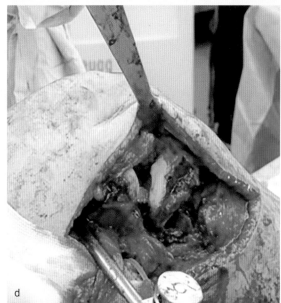

图 2.3-4 翻修术中外侧照片。

a. 外侧扩大切口的术前标记。

b. 暴露胫骨前间室，标记腓总神经。

c. 腓骨头截骨术。

d. Gerdy 结节截骨术后直视下的胫骨外侧平台。

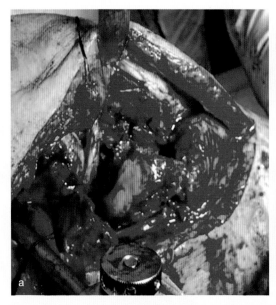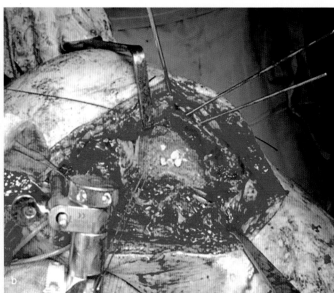

图 2.3-5　术中胫骨外侧平台截骨、复位、植骨照片。

a. 前方截骨治疗胫骨平台外侧关节内骨折和后柱骨折。

b. 复位关节内骨折和植入多孔植骨材料。

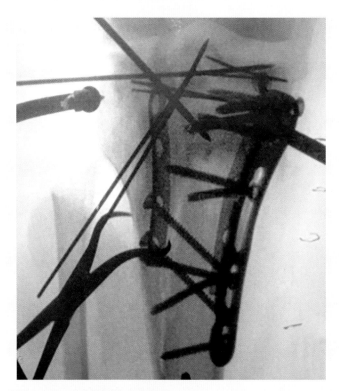

图 2.3-6　重建外侧柱术中影像。

失败原因分析与反思

可能是由于医疗条件有限，没有进行充分的术前计划以及 CT 扫描。

对胫骨内侧平台骨折进行了治疗，以外侧柱为参照，加固内侧柱后。然而，关节区域的两枚短螺钉和骨干上的一枚单皮质螺钉构建的内侧结构并不稳定。内侧关节面骨折并未复位。

没有对后柱进行治疗，因此屈曲应力并没有消除，外侧的关节面骨折也没有复位。利用骨块间的加压螺钉在内、外侧柱之间进行加压，恢复胫骨平台的宽度。没有暴露外侧柱，更没有用支撑钢板固定。前方的屈曲应力未被抵消。

这是一例未进行任何骨折复位，由于术前计划不周导致内植物选择不当，造成稳定性差，同时操作技术欠缺的内固定手术。

如果医疗条件有限，患者应该被转移至其他有条件治疗这种复杂骨折的医疗机构。然而，该患者自身也要承担部分责任，因为她不想在假期结束前返回。

最终结果

2 年半后，由于外侧钢板远端疼痛，内植物被取出。术后 5 年，患者成为了一名兼职助产师，能够独立进行日常活动，不需要辅助药物治疗。由于膝关节疼痛和积液，患者日常活动时间在 3~4 小时。术后膝关节稳定，活动范围为 0°~110°（图 2.3-7）。

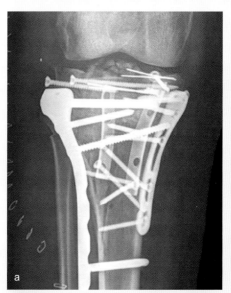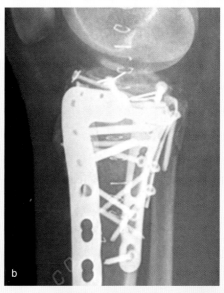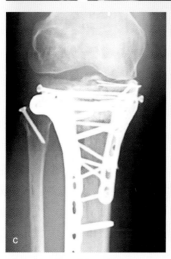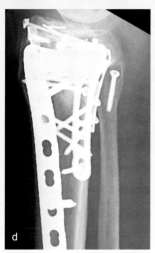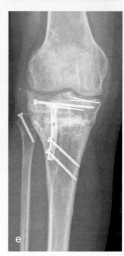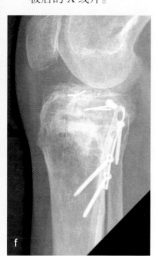

图 2.3-7 最终的 X 线片。
a-b. 术后即刻的 X 线片。
c-d. 术后 1 年的 X 线片。
e-f. 术后第 5 年手术取出钢板后的 X 线片。

病例介绍

男性，46 岁，摩托车事故导致左股骨干粉碎性骨折，中间有 2~3 块碎骨块（AO/OTA 32C3）。

采用髓内钉治疗。由于骨折延迟愈合，后续的干预措施包括取髂骨加脱矿骨基质组成的骨移植替代物植入，髓内钉动力化，以及随后的髓内钉更换加骨形态发生蛋白－2。

该患者由于左大腿疼痛和转子及膝盖区域不适前来就诊。在体格检查中发现患者身高 178 cm，体重 105 kg。髋关节和膝关节活动正常，没有疼痛，大腿肌肉非常发达，双腿长度相差 3 cm。X 线片可见骨折部位骨痂形成，提示部分愈合，可能存在假关节、皮质变薄，髓内钉直径可。CT 扫描显示骨折部分愈合。血液检测显示白细胞计数为 7.3×10^9/L，红细胞沉降率为 7 mm/h，C 反应蛋白为 1.10 mg/L。骨显像显示在左股骨中 1/3 处有持续骨重塑，提示假关节（图 2.3-8）。

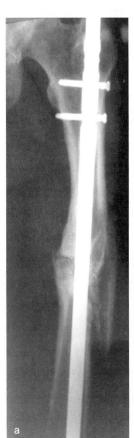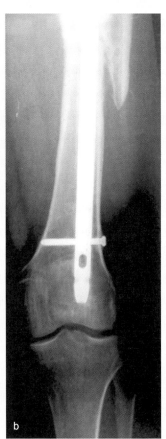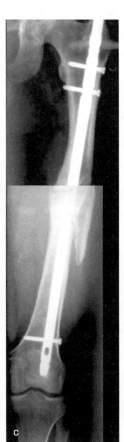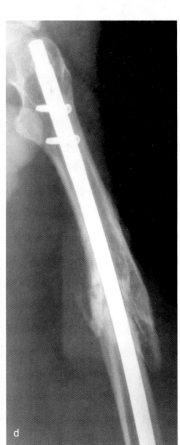

图 2.3-8　用于评估的术前 X 线片。

a-d. 股骨正侧位 X 线片。

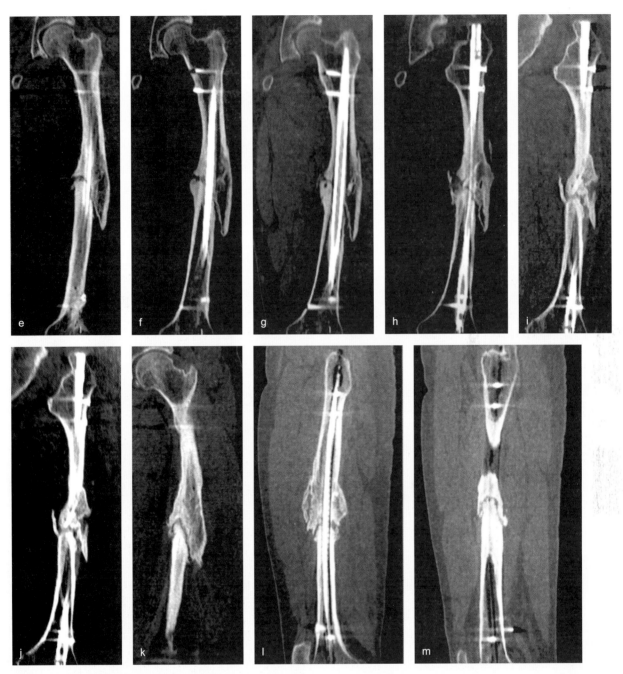

图 2.3-8（续） 用于评估的术前 X 线片。

e-k. CT 检查股骨假关节，前后位。

l-m. CT 检查股骨假关节，侧位。

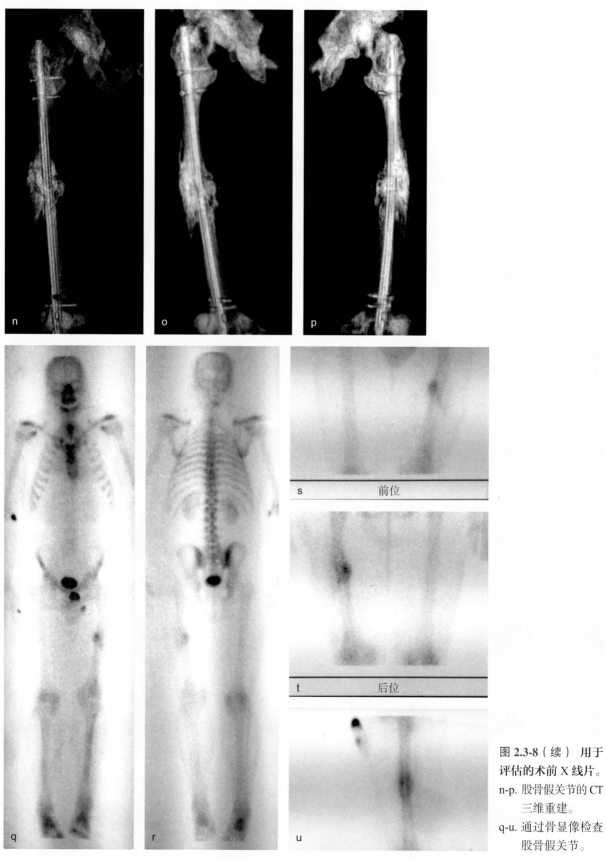

图 2.3-8（续） 用于评估的术前 X 线片。
n-p. 股骨假关节的 CT 三维重建。
q-u. 通过骨显像检查股骨假关节。

失败原因分析与反思

力学和生物因素在骨折愈合过程中均起关键作用，两者之间并不相互排斥，但它们必须满足足够的条件才能利于骨折愈合。有时，即使术前计划和操作技术都十分完美，也会出现骨折不愈合，也就意味着患者不能如期康复。

在这个病例中，多次手术治疗试图借助生物学（如骨移植和使用生长因子）和机械力学（如髓内钉的动力化和更换为直径更大的髓内钉）手段达到骨折完全愈合，但最终没有提供足够的稳定和良好的生物学环境。

在这些情况下，骨科医生必须反思骨折不愈合的原因。重复相同技术已经证明不能达到预期的结果。骨科医生必须明确可能对骨折产生负面影响的因素，提供更好的稳定，并赋予以前手术的区域更好的生物学活性。

最终结果

鉴于临床表现和实验室检查结果，排除了感染，应用了一项治疗骨不连的新技术，但是会遗留下肢不等长。通过骨皮质剥脱，保留原髓内钉，锁定加压钢板增强稳定，钢板的远近端以锁定连接板（locking-attachment plates，LAP）固定到股骨，为旋转负荷和弯曲提供了更大的稳定。骨皮质剥脱将会为骨折愈合进程提供更好的生物学条件（图 2.3-9）。

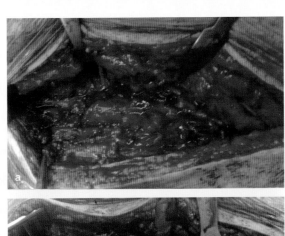
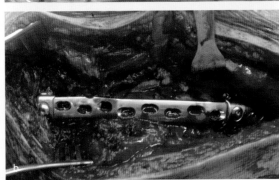
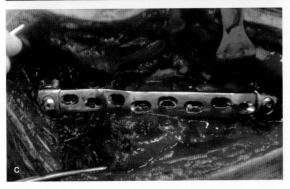
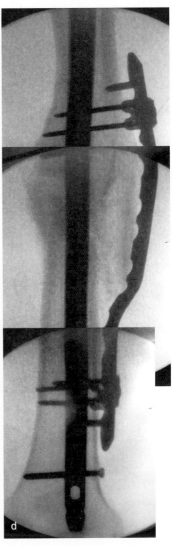

图 2.3-9　临床照片和直至骨折愈合的 X 线片。

a-c. 骨皮质剥脱、植骨、使用弯曲锁定加压钢板和锁定连接钢板固定的术中照片。

d. 术中 X 线片。

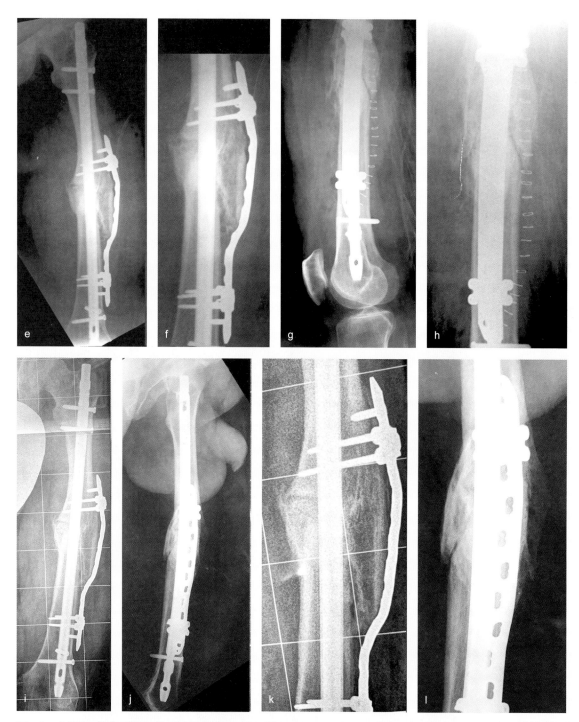

图 2.3-9（续） 临床照片和直至骨折愈合的 X 线片。
e-h. 假关节骨皮质剥脱、内固定术后即刻的正侧位 X 线片。
i-l. 假关节术后 1 个月的正侧位 X 线片。

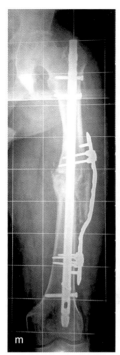
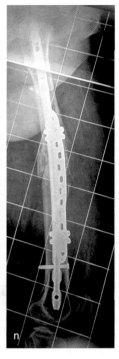
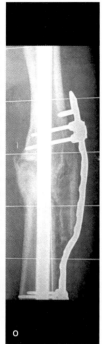
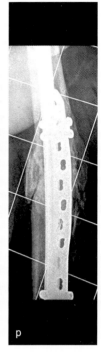
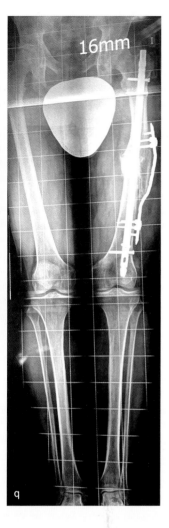

图 2.3-9（续）　临床照片和直至骨折愈合的 X 线片。

m-p. 假关节骨皮质剥脱、内固定术后 6 个月的正侧位 X 线片。

q.　最终测量双下肢长度相差小于 16 mm。

病例介绍

女性，67 岁，既往行走不需要辅助，右侧全膝关节置换后不配合治疗（图 2.3-10）。患者夜间在医院摔倒，膝关节假体近端股骨干骨折（AO/OTA 32A1）（图 2.3-11）。X 线片证实了以上诊断，对患者予以临时牵引制动。第二天用骨折间拉力螺钉和股骨远端 LCP 固定骨折（图 2.3-12）。患者 5 天后出院，但由于疼痛，于出院 5 天后至门诊就诊。X 线片见钢板断裂（图 2.3-13）。患者再次入院，3 天后使用股骨远端 LCP 进行固定，但对螺钉进行重新排布。取出之前使用的加压螺钉（图 2.3-14）。

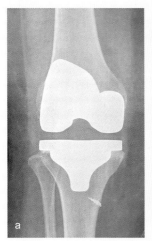
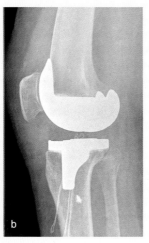

图 2.3-10　患者全膝关节置换术后 1 周还未跌倒前，右膝前后位（a）和侧位（b）X 线片。

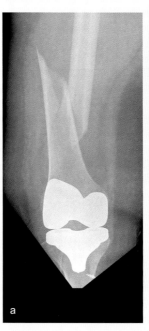
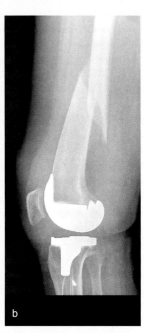

图 2.3-11　在医院跌倒后股骨干骨折的前后位和侧位 X 线片。

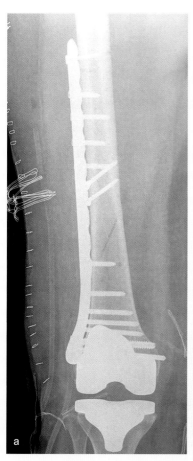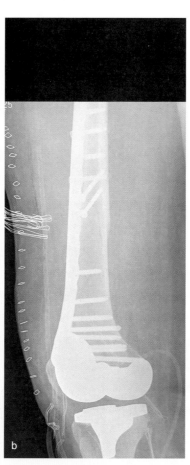

图 2.3-12 用骨块间拉力螺钉和股骨远端锁定加压钢板固定骨折术后前后位（a）和侧位（b）X 线片。

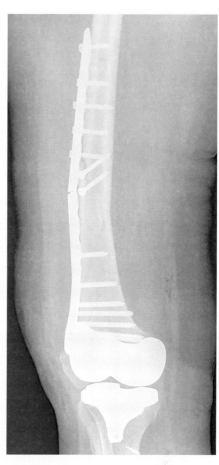

图 2.3-13 骨折内固定术后 5 周门诊 X 线片见钢板断裂。

失败原因分析与反思

在这个病例中有几处错误。首先，骨折固定的稳定性原则被混淆，把绝对稳定和相对稳定混为一谈。在骨质疏松患者当中，即使是简单骨折，也必须避免绝对稳定。在骨质疏松的骨中，用骨折间加压的方法几乎不可能获得绝对稳定。在这个病例中，用了两枚拉力螺钉和一个股骨远端锁定加压钢板。由于螺钉过度靠近骨折部位，在钢板的有限区域内产生了较高的刚度和应力集中，钢板疲劳最终导致断裂。为了避免这种并发症，必须更改整个治疗理念。

如果决定使用桥接钢板，必须使用一个更长的钢板，并使用完全不同的螺钉排布，使其远离骨折部位以保持弹性。螺钉的这种排布将有利于张力以更安全的方式分布于能够载荷的长跨度钢板上。如果决定使用钢板来固定股骨骨折，必须牢记张力和压力集中于内植物之上。如果钢板太短，可能会导致钢板近端上方骨折。如果螺钉使局部过于坚强，张力集中于一点，进而可能会出现内植物断裂。

另一个可能的错误是在骨折部位放置螺钉时过度剥离骨膜，影响该区域的血运，延迟了愈合，也因此内植物必须承受更长时间的负重，并且在愈合之前可能由于疲劳而断裂。

最终结果

患者在门诊复查 X 线片后，立即住院，3 天后手术。

手术完全改变了骨折固定的理念。取出了拉力螺钉，用更长的微创固定系统（less invasive stabilization system，LISS）钢板替换断裂的钢板，并予以不同的螺钉排布。这种新的螺钉排布提供了一种更好的生物力学条件。由于钢板足够长，可以实现更安全的张力分布，正如术后 X 线片所示（图 2.3-14）。患者 5 天后出院。12 天后门诊复诊时拆线，最终骨折顺利愈合。

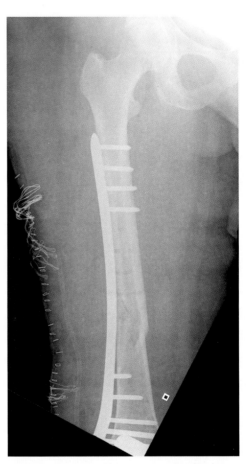

图 2.3-14 用更长的钢板和不同排布的螺钉翻修术后的 X 线片。

病例
4

病例介绍

38 岁女性，既往体健，在慢跑时被车撞致多发伤，右髋关节骨折脱位（"Pipkin II 型"）、胸椎骨折、胫骨近端关节内骨折伴有胫骨干多段骨折（AO/OTA 41B1.1 和 AO/OTA 42C2）（图 2.3-15）（Pipkin，1957）。

最初，依据损伤控制原则行髋关节脱位复位和胫骨外固定架固定。炎症缓解后，对伴有髋关节脱位的 Pipkin 骨折行骨折内固定。去除外固定架，固定胫骨近端骨折，用外侧角稳定钢板固定胫骨干骨折（图 2.3-16）。

9 个月后，胫骨近端骨折处形成假关节（图 2.3-17）。

由于持续疼痛，从外侧取出位置螺钉，内侧用直钢板增强稳定（图 2.3-18）。骨折 6 周后完全愈合。

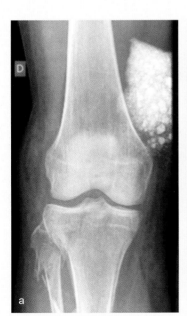
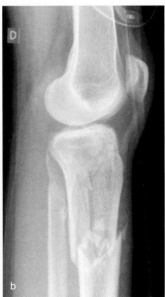
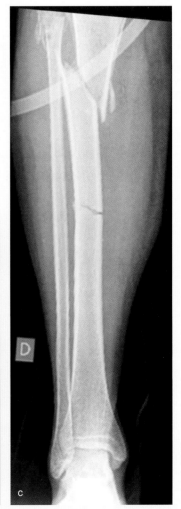

图 2.3-15　胫骨骨折的 X 线片。
a-b. X 线片显示胫骨平台骨折。
c. 胫骨前后位 X 线片显示胫骨骨干多段骨折。

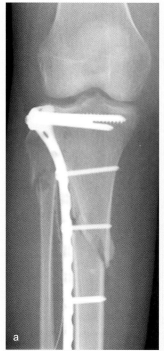
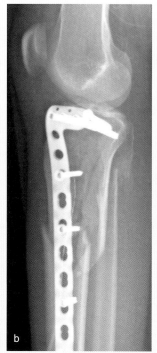
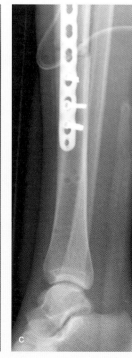

图 2.3-16 胫骨两处骨折内固定术后 X 线片。

a-b. 胫骨近端内固定术后前后位和侧位 X 线片。

c. 胫骨干骨折远端骨块 X 线片。

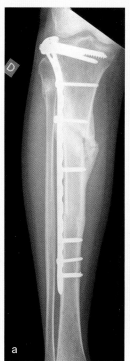
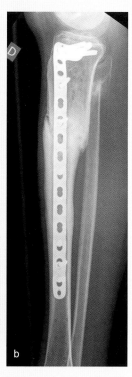
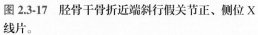
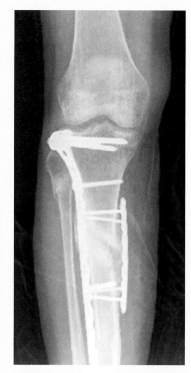

图 2.3-17 胫骨干骨折近端斜行假关节正、侧位 X 线片。

图 2.3-18 附加内侧钢板后假关节愈合。

失败原因分析与反思

根据最初的计划治疗，用拉力螺钉固定胫骨平台骨折，将骨折桥接到胫骨骨干。由于多发伤，应用外固定架固定胫骨，但由于近端骨块短缩成角、复位不良，外固定架仅起到牵引的作用。为了维持近端骨块位置，还使用了位置螺钉来减少和避免近端骨块的外翻畸形。干骺端、关节内和骨干远端骨折愈合后，在骨干–干骺端连接处出现假关节。假关节通过两种方法解决：第一，取出位置螺钉；第二，在内侧植入钢板增强稳定。骨折在第二次手术后 6 周完全愈合。

用拉力螺钉治疗胫骨平台骨折，该螺钉对胫骨平台外侧骨折提供了加压作用。角稳定钢板和近端螺钉为胫骨平台提供了支撑；关节面足够稳定，进而关节能够立即活动。由于近端骨折块复位不良，为了尽量减少对软组织的损伤，使用了位置螺钉进行复位。经内侧切口于骨折局部放置一块小的支撑钢板会获得更好的效果。借助这块钢板，可以实现额外的稳定和更好的复位。如果第一次手术采用这种方法，近端部分也有可能与远端骨干愈合。

最终结果

假关节用两种方法解决：第一，取出了位置螺钉；第二，在内侧加强稳定。通过取出胫骨近端位置螺钉，骨科医生去除了骨愈合过程中混用绝对和相对稳定原则的因素。通过钢板增强内侧支撑，达到稳定，使假关节愈合。借助骨皮质剥脱，骨生物学、新骨形成和血供得到改善，患者最终恢复正常的运动活动（图 2.3-19）。

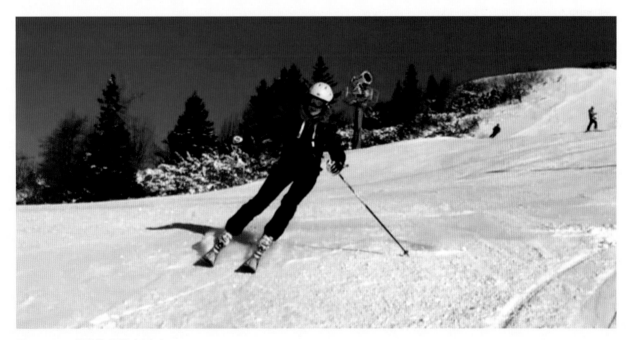

图 2.3-19　患者恢复体育活动。

要点提炼

稳定性是骨折抵抗功能负荷的能力：

- 绝对稳定是指在承受功能负荷时，骨折断端没有移动。
- 相对稳定允许骨折块之间有可控的运动，但始终低于临界张力水平，为组织分化提供刺激。
- 必须避免混淆绝对稳定和相对稳定的应用原则。
- 在选择内植物时，必须明确需要什么样的稳定，以及哪种内植物能够在足够长的时间内发挥特定的功能以实现骨折愈合。内植物的选择受骨折类型、骨折位置和骨质量的影响。

- 内植物必须达到最佳的机械性能，与骨骼也必须达到最佳的适应状态。
- 内植物的配套器械和手术技术必须提前准备充分。
- 不同稳定类型的适应证：
  - 绝对稳定：关节内骨折、前臂骨折和不适用于髓内固定的简单骨干骨折。
  - 相对稳定：粉碎性的干骺端和骨干骨折。
  - 联合稳定：合并粉碎性骨干骨折的关节内骨折，需要在关节区域进行解剖复位，实现绝对稳定，并在粉碎的干骺端和骨干区域实现相对稳定。

参考文献

[1] **Bonyun M, Nauth A, Egol KA, et al.** Hot topics in biomechanically directed fracture fixation. *J Orthop Trauma.* 2014;28 Suppl 1:S32–35.

[2] **Claes L.** Biomechanical principles and mechanobiologic aspects of flexible and locked plating. *J Orthop Trauma.* 2011 Feb;25 Suppl 1:S4–7.

[3] **Gautier E.** Bridge plating. *AO Dialogue.* 2009 (2):24–27.

[4] **Hunt SB, Buckley RE.** Locking plates: a current concepts review of technique and indications for use. *Acta Chir Orthop Traumatol Cech.* 2013;80(3):185–191.

[5] **Krettek C, Miclau T, Grun O, et al.** Intraoperative control of axes, rotation and length in femoral and tibial fractures. Technical note. *Injury.* 1998;29 Suppl 3:C29–39.

[6] **Luo CF, Sun H, Zhang B, et al.** Three-column fixation for complex tibial plateau fractures. *J Orthop Trauma.* 2010 Nov;24(11):683–692.

[7] **Pauwels F.** *Biomechanics of the locomotor apparatus: contributions on the functional anatomy of the locomotor apparatus.* Maquet P, Furlong R, trans-rev. Berlin New York: Springer-Verlag; 1980.

[8] **Perren SM.** The biomechanics and biology of internal fixation using plates and nails. *Orthopedics.* 1989 Jan;12(1):21–34.

[9] **Perren SM.** Minimally invasive internal fixation history, essence and potential of a new approach. *Injury.* 2001 May;32 Suppl 1:Sa1–3.

[10] **Perren SM.** Evolution of the internal fixation of long bone fractures. The scientific basis of biological internal fixation: choosing a new balance between stability and biology. *J Bone Joint Surg Br.* 2002 Nov;84(8):1093–1110.

[11] **Pipkin G.** Treatment of grade IV fracture-dislocation of the hip. *J Bone Joint Surg Am.* 1957 Oct;39-a(5):1027–1042 passim.

[12] **Ricci WM.** Use of Locking Plates in Orthopaedic Trauma Surgery. *JBJS Rev.* 2015 Mar 17;3(3).

[13] **Schatzker J, McBroom R, Bruce D.** The tibial plateau fracture. The Toronto experience 1968–1975. *Clin Orthop Relat Res.* 1979 Jan–Feb(138):94–104.

[14] **Stoffel K, Lorenz KU, Kuster MS.** Biomechanical considerations in plate osteosynthesis: the effect of plate-to-bone compression with and without angular screw stability. *J Orthop Trauma.* 2007 Jul;21(6):362–368.

[15] **Wagner M, Frigg R.** *Internal Fixators—Concepts and Cases Using LCP and LISS.* New York: Thieme; 2006.

第 4 节 | 生物学管理（包括软组织管理）

Biology management (including soft-tissue management)

我们不能控制风向，但我们可以调整风帆。

——匿名

最初，由于骨折和移位，骨骼的血供受影响，骨折断端血流中断，进而发生远端缺血坏死。软组织受到外伤的影响，骨膜的血运也受到影响。后续治疗中，植入的内固定也会影响骨质的生物环境，骨科医师必须权衡利弊。

骨折断端的血管形成使局部细胞功能得以保留，这决定了骨痂的形成和质量。保护周围生物学环境有利于组织形成、吸收和分化（坏死区的清除和替代）。生物学和力学互相结合才能使得骨痂坚固。根据复位方式和机械条件（稳定性）的不同，骨折达到直接或间接愈合。

在骨折固定的治疗过程中，开放手术治疗必须保护骨折部位血供，避免损伤骨和周围的软组织。

骨折块失去血运将导致骨坏死，骨折部位的骨吸收和（或）骨坏死会使局部更不稳定。因此，保护骨折块的血供在生物学上是必要的，同时也符合力学原理。

不合时宜的复位、过度的骨膜剥离和在固定过程中对周围软组织保护不足都会破坏血运，必须避免这些对骨折生物学的干扰。

骨科医生必须牢记坏死骨不会愈合。当骨折被妥善复位和固定后，就具备了通过形成骨痂（通过一期或二期愈合）而达到骨折愈合所需的条件。

考虑到对生物学环境保护的需要，笔者在本书中总结了那些（糖尿病、循环系统功能不全、开放性骨折等）特殊骨质而需要特别注意的接骨术。此外，当今人口平均寿命延长意味着越来越多骨折患者是合并严重骨质疏松症的老年人。

病例介绍

73 岁女性，合并骨质疏松症，2 年前行全膝关节置换术，恢复良好。在家里摔倒后导致膝关节假体上方股骨干骨折（AO/OTA 32B3）（图 2.4-1）。

计划复位后使用微创固定系统（LISS）钢板，单皮质锁定螺钉固定。膝关节假体未松动。手术顺利，患者 5 天后出院（图 2.4-2）。

手术 5 周后，患者在卧室绊倒，因疼痛、不能行走和大腿畸形而重新入院。X 线检查发现在桥接固定骨折的 LISS 钢板近端顶点稍上方、转子下发生骨折（图 2.4-3）。

鉴于假体周围骨折尚未愈合，故不考虑取出钢板。计划取出钢板近端螺钉，用短的股骨近端髓内钉（proximal femoral nail，PFN）固定股骨转子下骨折（图 2.4-4）。

患者术后 4 天出院。7 周门诊随访时，患者主诉负重时疼痛并且行走困难。X 线检查显示髓内钉在远端第一个锁定孔水平断裂，骨折断端失去稳定（图 2.4-5）。

取出断钉，更换新的 PFN，骨折断端植骨（图 2.4-6）。

2 个月后，患者门诊随访，PFN 再次断裂，断裂水平与第一次相同。考虑到患者仅有感觉不适，并且骨折端有大量骨痂形成，成角畸形可以接受，对这个患者没有进一步行手术治疗（图 2.4-7）。

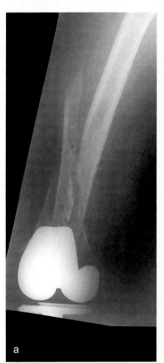
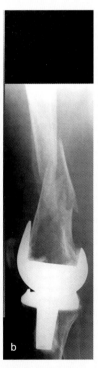
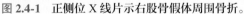

图 2.4-1 正侧位 X 线片示右股骨假体周围骨折。

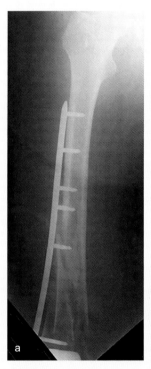
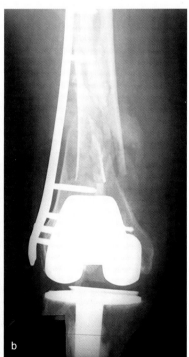

图 2.4-2 假体周围骨折 LISS 钢板固定术后 X 线片。
a. 股骨前后位片。
b. 膝关节 X 线片。

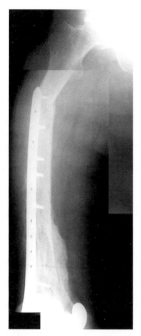
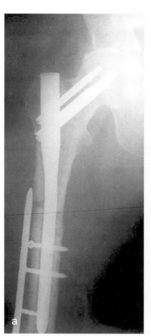
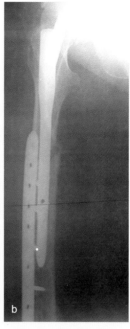

图 2.4-3 X 线片见转子下骨折，骨折线位于钢板近端顶点。

图 2.4-4 正侧位 X 线片示应用短 PFN 固定股骨转子下骨折。

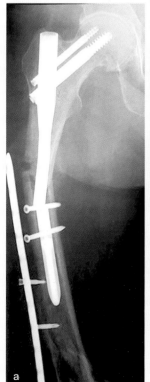
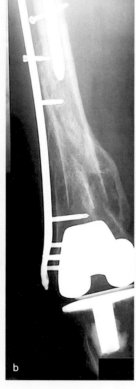
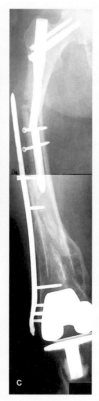
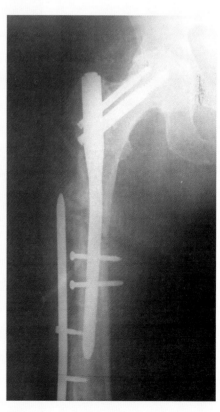

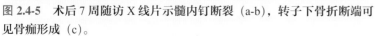

图 2.4-5 术后 7 周随访 X 线片示髓内钉断裂（a-b），转子下骨折断端可见骨痂形成（c）。

图 2.4-6 二次手术更换 PFN 并在骨折断端植骨术后的 X 线片。

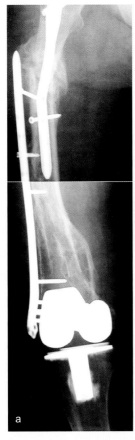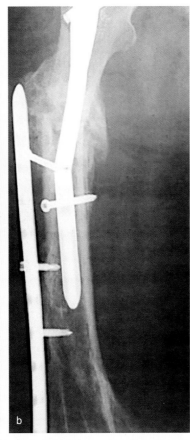

图 2.4-7

a. PFN 在第一次断裂水平（远端第一个锁定孔）再次断裂。

b. 转子下和假体周围骨折端大量骨痂形成。

失败原因分析与反思

这个病例存在许多错误。用 LISS 钢板固定股骨远端假体周围骨折的想法是正确的。如果患者膝关节假体条件允许，也可选用逆行髓内钉。在治疗股骨骨折时，我们必须牢记任何植入股骨的内固定都会增加应力。在这个病例中，钢板长度过短，这也解释了在这例骨质疏松患者中为什么转子下骨折发生在钢板的近端。所以，必须使用更长的板来保护骨和更好地分散应力。

另一个问题是股骨转子下骨折的固定。不考虑取出钢板是因为假体周围骨折在固定 7 周后尚未愈合。短 PFN 是用于固定转子间骨折而不是转子下骨折的。固定此类骨折，应该选择长的髓内钉。

内固定大小选择错误是接下来失败的原因。

第一个短钉断裂后，又出现了几个错误。彼时，假体周围骨折的愈合情况已经允许取出钢板，用长髓内钉翻修转子下骨折。再次选择短髓内钉是一个低级且重复的错误。然而，植骨在股骨转子下骨折周围形成大量骨痂。短 PFN 的第二次断裂导致股骨成角畸形，有大量骨痂形成。

最终结果

由于患者能够耐受这种不适，同时两个部位的骨折有大量的骨痂形成，成角畸形也能够被患者接受，所以没有进一步行手术治疗。由于假体周围骨折，患者接受了三次手术。根据最后的 X 线检查表现，医生决定不再手术。一些医生把对这种不完美结果的接受称为约翰·列侬（John Lennon）和保罗·麦克卡特尼（Paul McCartney）的 "Let it be ..." 法则。

病例介绍

59 岁男性，从 1 m 高处摔下，右踝着地，致下胫腓联合上方踝关节骨折伴脱位（AO/OTA 44C1）（图 2.4-8）。

入院当天行骨折复位固定。医生选择了外侧纵切口，远端略向后弯曲（后曲棍球棒切口）。将钢板放置在腓骨前面，没有直接修复下胫腓前韧带，而是经腓骨向胫骨打入位置螺钉固定下胫腓联合（图 2.4-9）。

术后 3 周，患者因伤口浅表感染坏死再次入院，伤口予负压吸引治疗（图 2.4-10）。术后 8 周，取出下胫腓螺钉，但垫片未取出（图 2.4-11）。幸运的是，踝关节面平整，没有退变迹象。

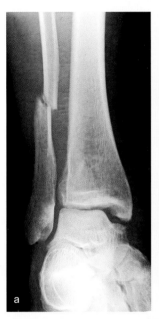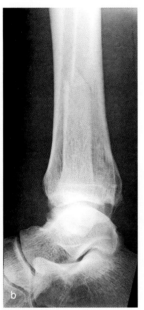

图 2.4-8　下胫腓关节上方双踝骨折术前 X 线片。

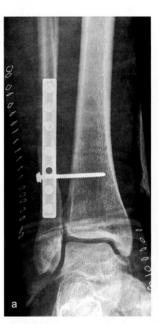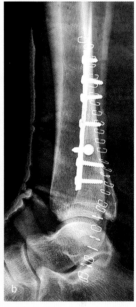

图 2.4-9　骨折内固定术后 X 线片。

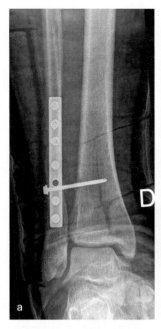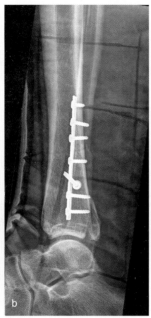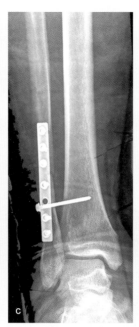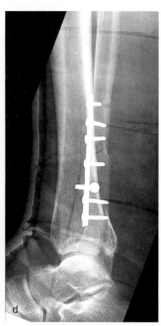

图 2.4-10 门诊复查 X 线片。
a-b. 术后 3 周的 X 线片。
c-d. 1 个月后再次复查 X 线片。

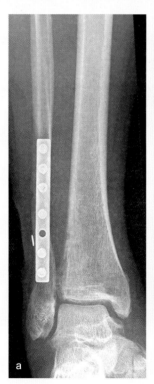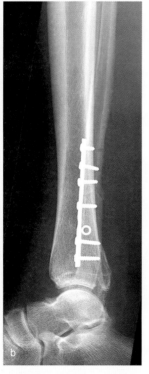

图 2.4-11 术后 8 周取出下胫腓螺钉后的 X 线片。

失败原因分析与反思

尽管在急诊科影像学诊断明确，但必须首先评估软组织情况，并根据皮肤状况、肿胀程度和骨折类型选择最佳的方法。

通过后外侧入路在腓骨前面进行固定，钢板置入后增加了软组织的张力。这可能会导致皮缘坏死和伤口并发症，应更加小心地选择适当的手术方法来复位和稳定骨折及下胫腓联合损伤。

急诊手术应该详细计划，骨折固定必须遵循无创技术。处理软组织时应保护血运，避免出现组织坏死和感染。最好等待有经验的医生协助，因为这既有利于患者，也有助于骨科医生增长知识和丰富经验。

最终结果

术后石膏固定 4 周，6 周内禁负重。患者开始康复，第一次手术 14 周后恢复工作。

病例介绍

79 岁女性，在街上摔倒致左踝扭伤，患者合并胰岛素依赖型 1 型糖尿病和高血压。在急诊科诊断为双踝骨折，并决定急诊手术行切开复位内固定（AO/OTA 44B3.2）（图 2.4-12）。

术后 X 线片见踝关节复位不良（图 2.4-13）。术后管型石膏固定并在手术伤口部位开窗以观察伤口，固定维持 5 周（图 2.4-14）。手术伤口局部缺血，随后皮肤坏死，肌腱外露并发生感染，致病菌为耐甲氧西林金黄色葡萄球菌，对全身抗生素治疗和局部治疗均不敏感（图 2.4-15）。

由于患者的病情恶化，决定行膝下截肢（图 2.4-16）。

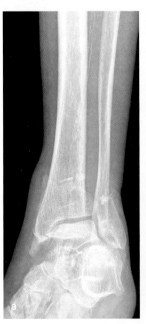
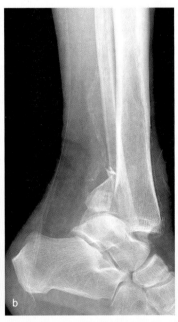

图 2.4-12 骨折术前正侧位片。后踝 Volkmann 骨块较大，影响负重关节面。正侧位均可见动脉钙化。

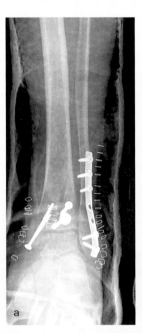
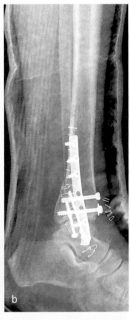

图 2.4-13 术后 X 线片可见后踝骨折复位后固定不稳定。

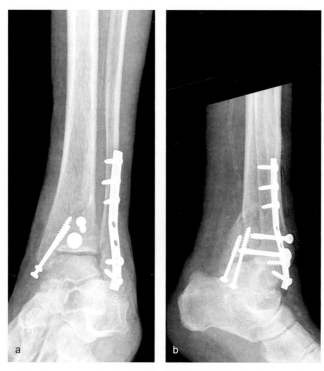

图 2.4-14 术后 6 周 X 线片见复位丢失，进而导致软组织激惹。

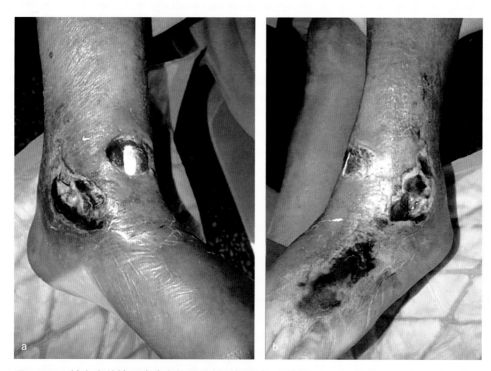

图 2.4-15 缺血合并糖尿病病变的踝关节局部溃疡，肌腱外露，伴有耐甲氧西林金黄色葡萄球菌感染。

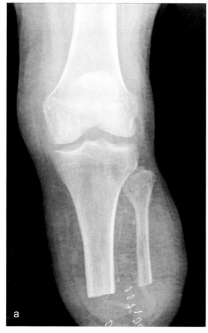
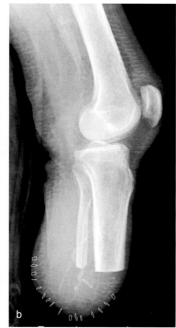
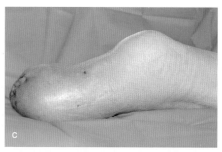
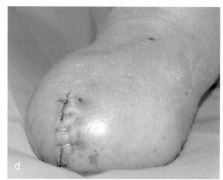
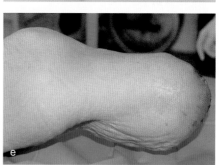

图 2.4-16 膝下截肢后 X 线片和大体外观像。

失败原因分析与反思

有必要对骨折的病理解剖学进行彻底分析。如果无法根据急诊室的 X 线片对骨折进行评估和分类，骨科医生则应要求行进一步影像学检查。对于关节内骨折，必须进行 CT 检查并重建关节面。在此病例中，该损伤被误认并分类为双踝骨折而不是 Pilon 骨折。

软组织的状态和任何伴随疾病都将决定治疗的节奏。最初的 12 小时内，肿胀由骨折血肿和肢体缩短引起。12 小时后，皮内水肿导致肿胀，进而增加了伤口出现问题的可能。

在老年糖尿病患者中，软组织的处理必须格外小心，避免广泛的剥离。

如本例所示，对于骨折损伤类型的误诊必然会导致入路选择错误，软组织被广泛剥离进而损伤。

最终结果

患者的年龄、合并症和依从性差等因素导致其不能适应假肢。因此，患者无法离开轮椅，生活不能自理。

病例介绍

72 岁女性，不慎跌倒致右股骨转子下骨折，断端可见两块碎骨块。骨折复位后，远近端（AO/OTA 32B3）之间无接触（图 2.4-17）。

骨科医生建议使用长髓内钉固定，股骨近端用头颈钉固定，远端锁钉固定。

术中向前拉开股外侧肌，暴露骨折，用钢缆复位固定中间骨块，然后插入髓内钉。由于使用了髓内钉，骨折基本复位并获得了稳定固定（图 2.4-18）。

术后病情平稳，嘱患者扶拐行走，完全负重。术后随访 X 线片显示，内侧骨块间部分愈合，在前后位上呈萎缩性骨不连。由于内植物的存在，患者没有疼痛并可以正常生活，故未针对骨不连进行治疗（图 2.4-19）。

13 个月后患者因大腿突然疼痛和功能障碍而再次就诊。X 线片显示内植物在骨不连水平疲劳性断裂（图 2.4-20）。

计划翻修，加压稳定骨不连断端和增强其生物活性以实现愈合。首先取同侧髂骨并取出远端断钉，采用原手术入路。通过骨膜剥脱术对骨进行评估，以确定是否可以取出钢缆和断裂的髓内钉，而对于远端，这些操作比较困难。

借助复位钳成功将骨不连部位复位，并植入阻挡钉。更换整套髓内钉，不打入远端锁钉以便断端加压。使用加压钩钢板和加压器，以增强整个内固定装置的轴向加压力量。植入所取髂骨，然后仔细闭合伤口（图 2.4-21）。

手术伤口顺利愈合，患者扶拐活动，后续恢复良好（图 2.4-22）。

尽管更换了髓内钉，取出钢缆，行皮质剥脱术，钩钢板增加了稳定及轴向加压，但髓内钉在患者翻修术后 9 个月再次断裂（非外伤所致）（图 2.4-23）。

鉴于钩钢板提供的稳定性，决定予以观察。患者数天后疼痛加重，X 线片见钩钢板脱钩，股骨内翻畸形（图 2.4-24）。

由于病情进展，该病例被重新审视。对目前问题进行剖析，结合生物和机械环境因素，制订明确的治疗计划。由于存在感染的可能，因此在进行任何其他治疗之前，先取活检和分泌物进行微生物学检查。然后进行特殊抗生素治疗，移除所有内植物和死骨，并用带有对微生物敏感的抗生素（庆大霉素和万古霉素）涂层的新髓内钉（即 PFNA）进行临时固定。

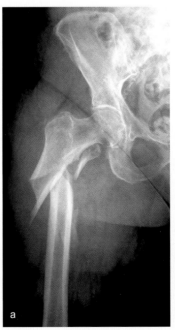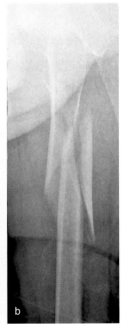

图 2.4-17 骨折前后位（a）和轴位（b）X 线片。

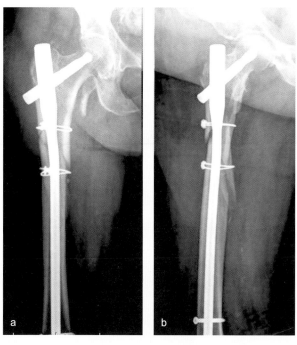

图 2.4-18　术后即时前后位（a）和轴位（b）X 线片。

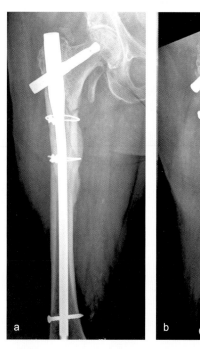

图 2.4-19　骨折后 1 年前后位（a）和轴位（b）X 线片可见萎缩性骨不连。

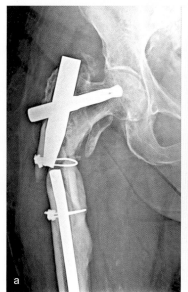

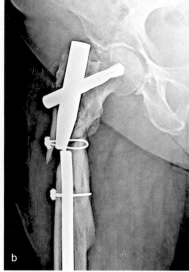

图 2.4-20　术后 13 个月前后位（a）和轴位（b）X 线片见髓内钉疲劳性断裂。

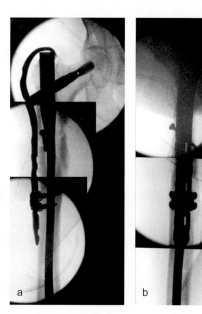

图 2.4-21　术中前后位（a）和轴位（b）片拼接图。

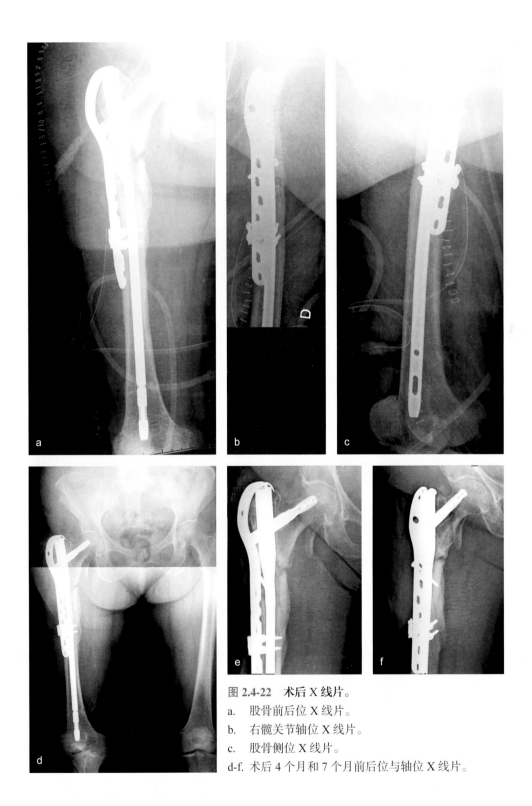

图 2.4-22 术后 X 线片。
a. 股骨前后位 X 线片。
b. 右髋关节轴位 X 线片。
c. 股骨侧位 X 线片。
d-f. 术后 4 个月和 7 个月前后位与轴位 X 线片。

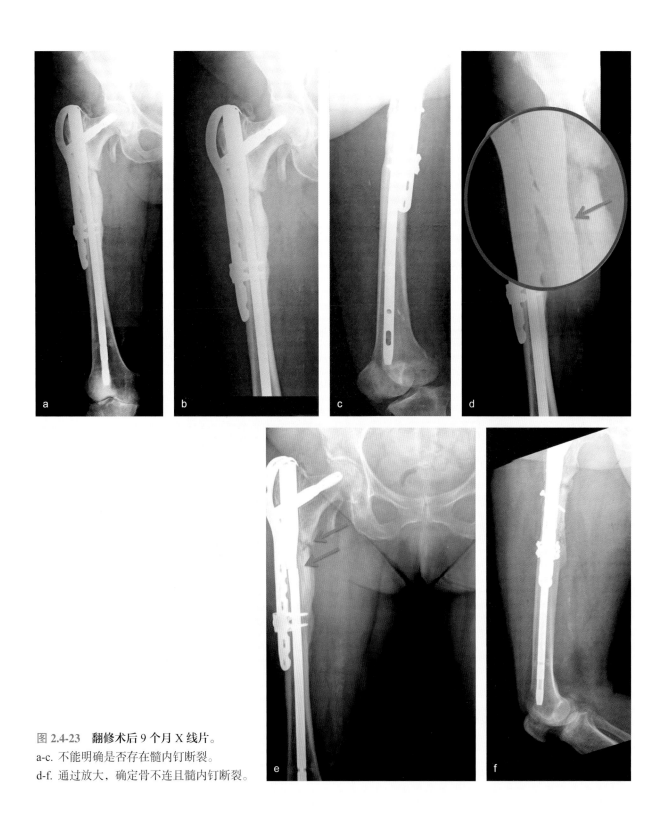

图 2.4-23　**翻修术后 9 个月 X 线片。**
a-c. 不能明确是否存在髓内钉断裂。
d-f. 通过放大，确定骨不连且髓内钉断裂。

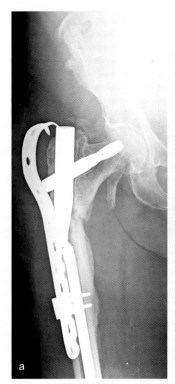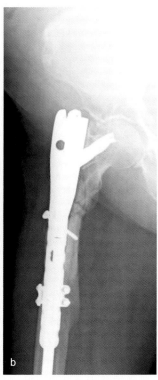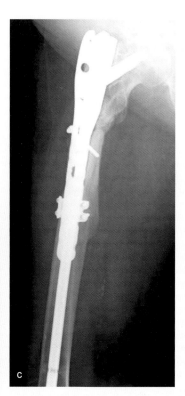

图 2.4-24　X 线片示髓内钉断裂后钩钢板脱钩，骨折内翻畸形。

失败原因分析与反思

该病例符合复位后用髓内或髓外内植物进行固定的适应证。鉴于患者的年龄以及生物力学因素，选择髓内钉作为内植物，同时行头颈部固定，从而可以更好地转移负荷。

考虑骨折断端粉碎，故切开复位。尽管使用了适当的外科手术方法来保护周围软组织，但是对碎骨块进行复位和环扎，可能会影响骨血运重建的生物学环境，进而影响骨折的愈合。

在此病例中，坚强的锁定内固定系统可能会影响骨折愈合，由于缺乏载荷刺激而导致骨不连。两条环扎钢缆距离太近，也可能损害骨折部位的血运。

如果骨折没有完全愈合，则骨将无法承重。内植物吸收了所有应力而引起疲劳性断裂，这一事实已被关于材料疲劳的研究证实，尤其是术后 12~18 个月。在这段时间之后，如果未采取任何措施来治疗骨不连，固定则可能在生理负重之前失败。

最终结果

临床结果良好；该患者在随后的门诊检查中疼痛改善，炎症标记物水平降低。患者逐渐行走，不伴有疼痛。X 线片示骨折愈合征象（图 2.4-25）。

此病例的临床病程说明治疗过程中可能出现感染，进而延缓愈合。当病程进展缓慢并难以解释时，总是有必要考虑是否有可能存在感染。

如果没有感染，我们应该重新考虑生物因素和机械因素。可以考虑通过扩髓、冲洗、使用抽吸系统从对侧股骨中取骨进行移植及骨皮质剥脱术，然后使用能够提供轴向加压的 95° 钢板或动力髁螺钉进行固定。药物治疗方面，特立帕肽也有助于骨形成。

如果骨折最终没有愈合，可以行股骨干固定的髋关节置换或股骨近端肿瘤假体置换。

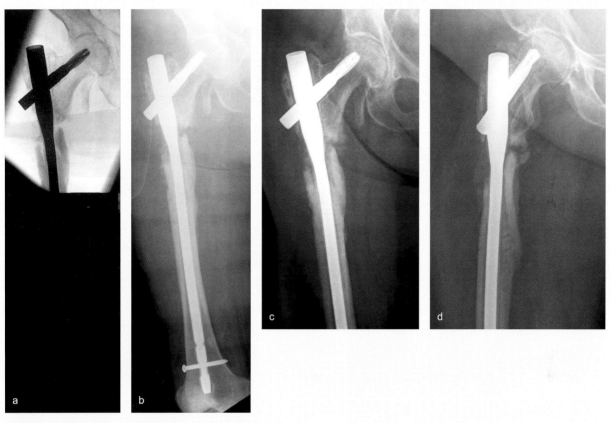

图 2.4-25　翻修术后 3 个月复查 X 线片可见早期愈合征象。

病例介绍

46 岁女性，既往身体健康，摩托车事故导致右股骨开放骨折（AO/OTA 101；Gustilo 1 型）和右锁骨骨折（可行保守治疗）。股骨干横行骨折伴有一块楔形骨块（AO/OTA B2）。

股骨骨折行闭合复位髓内钉固定。术后 X 线片示：近端和远端骨折通过外侧皮质接触（图 2.4-26）。超声扫描显示楔形骨块接近骨折部位，但是在前方分离，嵌压软组织（肌肉和皮肤）。患者诉大腿深部（骨折块激惹软组织处）疼痛，行走时疼痛加重。

再次手术松解软组织，用两条钢缆环扎固定中间骨块（图 2.4-27）。

随后，在 3 个月时由于骨折没有愈合迹象，对近端螺钉施行动力化，以实现轴向加压（图 2.4-28）。

6 个月后仍未发现骨痂形成迹象，行走时骨折部位持续疼痛。取出髓内钉后扩髓，更换粗的髓内钉。取出钢缆，行骨皮质剥削，取自体髂骨植骨（图 2.4-29）。

更换髓内钉 4 周后，X 线片显示植骨部位有骨痂形成。临床检查未见肢体旋转或短缩。尽管行走时持续存在疼痛和功能障碍，患者仍继续使用拐杖（图 2.4-30）。

患者 18 个月后出现植骨吸收和营养不良型骨不连（图 2.4-31）。

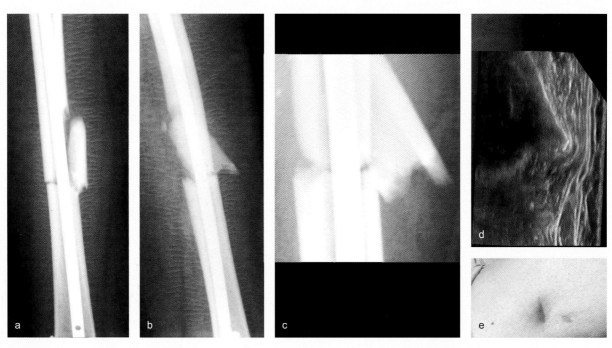

图 2.4-26

a-b. 股骨干骨折术后 1 个月的前后位和侧位 X 线片。

c-d. 可以看到未复位的第 3 骨块，超声见软组织嵌压。

e. 临床照片显示皮肤表面明显凹陷。

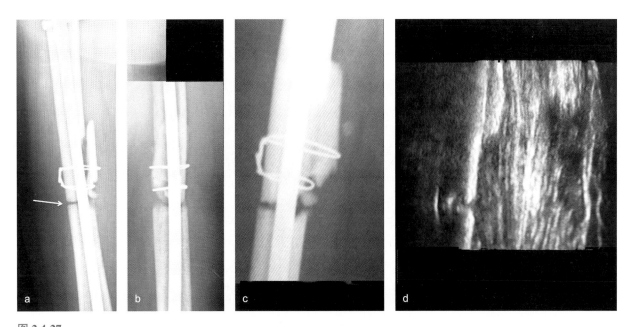

图 2.4-27

a-c. 再次手术松解软组织后 X 线片，复位第 3 骨块并用 2 条钢缆固定。

d.　超声图像显示骨折部位软组织松解后的情况。

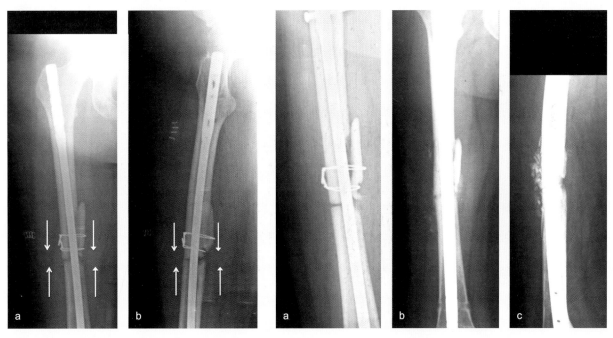

图 2.4-28　为实现骨折断端轴向加压，髓内钉动力化后 X 线片。

图 2.4-29　更换髓内钉，断端植骨术后 X 线片。

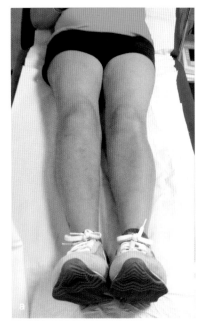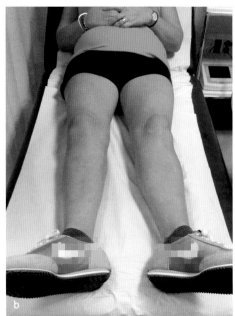

图 2.4-30　肢体力线良好。

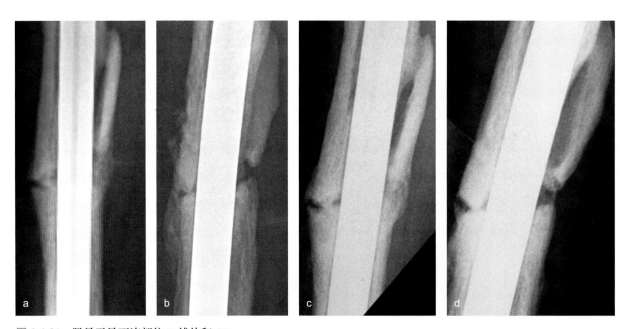

图 2.4-31　股骨干骨不连部位 X 线片和 CT。
a-d. 骨不连部位 X 线演变过程。

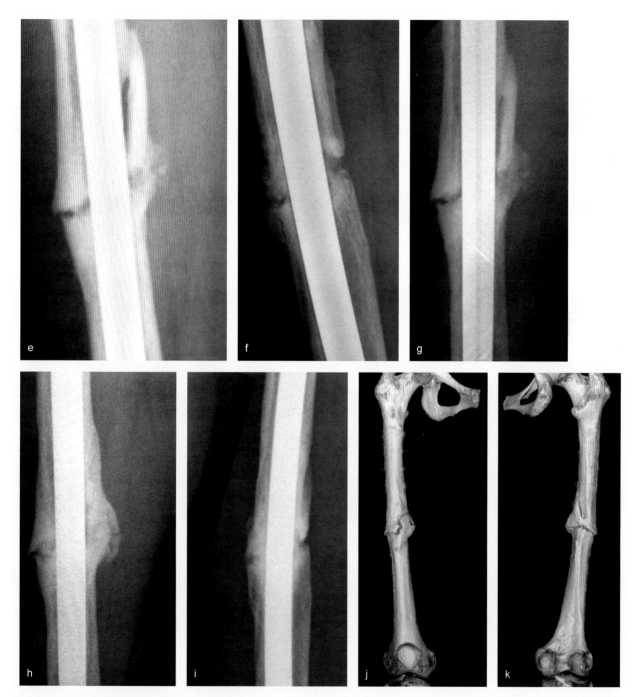

图 2.4-31（续） 股骨干骨不连部位 X 线片和 CT。

e-i. 骨不连部位 X 线演变过程。

j-k. 骨不连部位前侧和后侧 CT 三维重建。

失败原因分析与反思

对于伴有第 3 骨块的股骨干横行骨折，建议使用髓内钉进行固定。这个患者由于骨折位于股骨远端峡部，髓腔即将变宽，所以扩髓后行远端锁定固定。有时需要考虑切开复位游离骨块，特别是在肌肉组织嵌入，可能影响骨折愈合和正常肌肉收缩的情况下。急诊手术和第二次翻修都忽略了中间骨块的复位。可能是由于将钢缆放置得太近而破坏了游离骨块的血运，从而影响了骨膜的血管再生。合理的治疗方案是扩髓后更换为把持力更强的粗髓内钉，配合骨皮质剥脱和植骨；但是，该患者病程进展并不令人满意，原因可能是多方面的，有时即使采取正确的治疗方案也可能发生这种情况。在这个病例当中，扩髓的髓内钉并没有为骨折断端提供足够的稳定。

最终结果

鉴于骨不连，决定再次手术干预，以获得更好的生物学和生物力学条件。应用 Judet 骨皮质剥脱术，掀开肌肉组织直接到达皮质进行剥脱，通过保留骨骼表面附着的肌肉软组织，保护现有血运（图 2.4-32）。

预弯一块直的锁定加压钢板并予以轴向加压；通过两个锁定连接钢板将其与股骨相连，然后仔细关闭伤口（图 2.4-33）。

髓外钢板抵消了旋转应力，增强了稳定，适当的骨皮质剥脱有利于骨不连的生物愈合（图 2.4-34）。

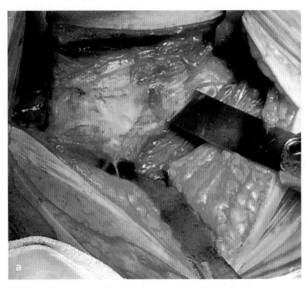
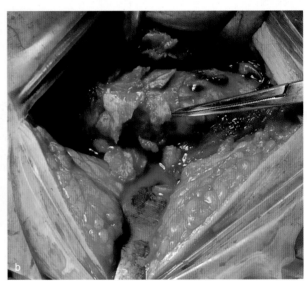
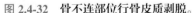

图 2.4-32　骨不连部位行骨皮质剥脱。

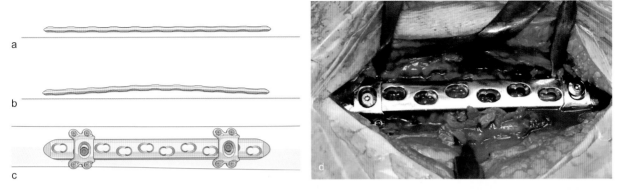

图 2.4-33　在将直板应用于骨折之前，应先将其（a）预弯（b）。用两个锁定连接钢板（c）将直的锁定加压板固定在股骨上。骨皮质剥脱和植骨术中情况（d）。

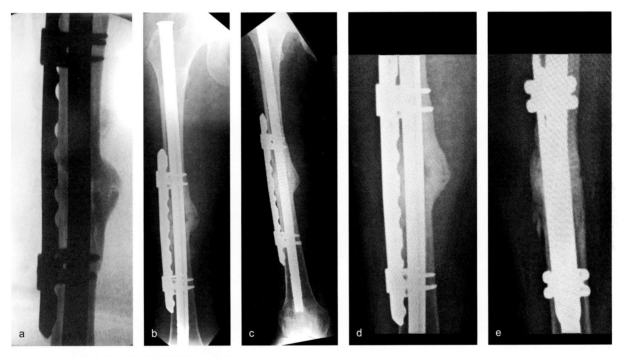

图 2.4-34　翻修术中、术后和最终的 X 线片。
a-b. 术中和术后即刻 X 线片可见应用的连接钢板。
c-e. 最终正侧位 X 线片见骨不连部位愈合。

要点提炼

- 生物学和力学并重可以促进骨折愈合。
- 骨折区域细胞的功能决定了骨愈合的发生和质量，其可以通过保护血运得以保留。
- 骨折通过直接愈合还是间接愈合取决于复位的方法和稳定情况。
- 在生物学上必须注意保护血运。
- 随着对骨折导致的骨骼和软组织中血管变化的了解深入，外科技术和外科手术入路逐步在发生变革。
- 内植物的接触会影响骨质愈合的生物学条件。

参考文献

[1] **Babst R, Bavonratanavech S, Pesantez R.** *Minimally invasive plate osteosynthesis.* 2nd ed. Stuttgart: Thieme; 2012.

[2] **Baumgaertel F, Buhl M, Rahn BA.** Fracture healing in biological plate osteosynthesis. *Injury.* 1998;29 Suppl 3:C3–6.

[3] **Casstevens C, Le T, Archdeacon MT, et al.** Management of extraarticular fractures of the distal tibia: intramedullary nailing versus plate fixation. *J Am Acad Orthop Surg.* 2012 Nov;20(11):675–683.

[4] **Gerber C, Mast JW, Ganz R.** Biological internal fixation of fractures. *Arch Orthop Trauma Surg.* 1990;109(6):295–303.

[5] **Judet PR, Patel A.** Muscle pedicle bone grafting of long bones by osteoperiosteal decortication. *Clin Orthop Relat Res.* 1972 Sep;87:74–80.

[6] **Perren SM.** The concept of biological plating using the limited contact-dynamic compression plate (LC-DCP). Scientific background, design and application. *Injury.* 1991;22 Suppl 1:1–41.

[7] **Perren SM.** Minimally invasive internal fixation history, essence and potential of a new approach. *Injury.* 2001 May;32 Suppl 1:Sa1–3.

[8] **Perren SM, Klaue K, Pohler O, et al.** The limited contact dynamic compression plate (LC-DCP). *Arch Orthop Trauma Surg.* 1990;109(6):304–310.

[9] **Sirkin M, Sanders R, DiPasquale T, et al.** A staged protocol for soft tissue management in the treatment of complex pilon fractures. *J Orthop Trauma.* 1999 Feb;13(2):78–84.

[10] **Tscherne H, Oestern HJ.** [A new classification of soft-tissue damage in open and closed fractures (author's transl)]. *Unfallheilkunde.* 1982 Mar;85(3):111–115. German.

[11] **Volgas DA, Harder Y.** *Manual of Soft-Tissue Management in Orthopaedic Trauma.* Stuttgart: Thieme; 2011.

第3章

内植物相关问题

Implant-related issues

AO 创伤骨科治疗关键点
从失败中学习
Learning From Failures in Orthopedic Trauma
Key Points for Success

第 1 节 | 内植物的选择问题

Implant selection issues

怀疑是智慧的开始。

——Aristotle

骨折固定的四项 AO 基本原则是：

- 解剖复位
- 稳定固定
- 保护血运
- 早期功能锻炼

在治疗骨折时，严格遵守这些原则往往使骨科医生忽略了生物学，而倾向于通过绝对稳定实现完美的解剖复位。

AO 的理念在不断更新，目前认为，除关节内骨折以外，由于完美的解剖复位违反了生物学的原理，对骨折愈合不利。解剖复位只适用于简单的两部分骨折，在其他所有骨折中，目标应该是在不影响生物学的情况下，复位和固定两个主要的骨折块。当骨折周围的软组织以及骨折块的血液供应不受破坏时，骨折愈合会更快。对于骨干部位骨折，通过微创治疗以实现功能复位，而不是解剖复位。

骨折的内固定为骨折块提供了机械稳定性，允许早期负重和肢体活动，从而促进骨折快速愈合。

内固定的使用改变了骨折的生物力学。尽管骨折治疗的最终目标是骨愈合和肢体功能的恢复，但仍有一些限制和不确定因素会影响骨科医生的决策。

在制订术前计划时，患者的年龄、功能要求、骨折位置、骨的形态和生物学状态对技术与内植物的选择起着重要的作用。治疗的选择不仅取决于患者和骨折本身，还取决于医院环境、骨科医生的经验和技术水平、骨科医生可选用的方法。

在过去几十年里，随着人们寿命的延长，活跃的全球人口结构已经向老龄化的方向转变，特别是在西方国家，这导致了创伤骨科医生需要处理的骨质疏松骨折数量大大增加，这种脆性骨折将成为未来的流行病之一。

世界卫生组织根据双能 X 线吸收仪（dunal-energy X-ray absorptiometry，DEXA）测量骨密度来定义骨质疏松症。

在定义骨质疏松症时，需要考虑三个关键因素：

- 骨量（剩余多少）
- 骨量的丢失（丢失多少）
- 显微结构的改变（骨骼结构如何）

骨结构和机械阻力不能仅仅用骨密度值来衡量。众所周知，人在 25 岁以后，随着年龄增长会有大量骨量丢失。也有充分的证据表明，在 40 岁之后，女性的骨量丢失要比男性更多，而且速度更快。

年龄相关骨皮质丢失的模式包括长骨皮质变薄，或伴随髓腔直径增加的皮质变薄。骨质疏松症进而影响骨的强度和刚度，两者均随年龄增大和去矿物质化而降低。

因此，在骨质疏松骨中，我们可以看到骨皮质和骨松质的改变。这在骨皮质和骨松质中是真实存在的（Thompson 1980）。

骨皮质： 由于腔隙的存在（即哈弗斯管区域），皮质变薄，质量较差。这些微小的腔隙越多，骨头的渗透性就越强。正常的哈弗斯系统致密而紧凑，并很好地组成层状结构。正常骨板的方向性取决于哈弗斯系统方向和所承受的载荷方向。

骨松质： 骨结构的改变是由于骨小梁厚度变薄、骨小梁网络中断、骨小梁数目减少，以及骨小梁连接程度降低。骨松质与骨皮质的整体比值增加。皮质越薄，就越脆弱，更容易出现低能量或脆性骨折。皮质厚度的降低大大影响螺钉把持力，也导致髓腔直径的增加，髓内钉的把持力和初始稳定性也会受到影响。因此，根据骨质疏松的严重程度，需要选择不同的髓内钉。

随着越来越多的内植物可供选择，有时会出现选择困难。相对于新产品的商业推广，遵循生物学和生物力学标准应为根本，治疗的新进展也不应该影响内植物的选择。然而，我们必须强调，骨科医生的经验和技术可能影响决策，特别是当科学证据不能明确最合适的骨折固定技术和内植物时。

大部分内植物松动或者锁定不牢固的病例，可能是由固定技术的缺陷所导致的：尤其是在复位技术中，当最原始的稳定不是由骨折本身所承担，而是由内植物承担，可导致内植物疲劳以及锁定系统丢失或者髓内钉断裂，甚至钢板或者螺钉的断裂。

在某些病例当中，内植物最终失效。虽然很难预测其失效，但当螺旋刀片的锁定系统或锁定螺钉的螺纹显示出微小异常时，我们就必须对其产生怀疑。

病例介绍

87 岁女性，无严重伴随疾病，在家中从站立高度跌倒致股骨转子间骨折（AO/OTA 31A2）（图 3.1-1）。计划使用股骨近端防旋髓内钉（proximal femoral nail antirotation，PFNA）进行治疗。

术后对照 X 线片均显示螺旋刀片在中心位置，但螺旋刀片似乎没有完全锁紧（图 3.1-2）。然而，股骨颈的旋转力与螺旋刀片发生冲突，螺旋刀片可能已经在骨中发生移动，导致骨丢失和松动，最终导致切割。

术后 6 周随访，螺旋刀片解锁并松动，刀片部分可自由旋转，这并没有阻止股骨颈本身的旋转，而股骨近端的不稳定导致了外侧皮质的骨折。

内植物发生切割后，患者于第一次手术后 3 个月再次手术（图 3.1-3）。鉴于股骨颈、股骨头、股骨距和小转子的骨缺损（即骨丢失），骨科医生予以全髋关节置换（图 3.1-4）。考虑到患者的年龄和功能，医生选择了骨水泥型假体。第二次手术后即刻允许患者负重行走。

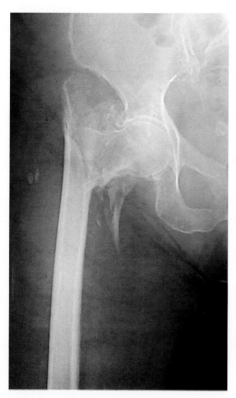

图 3.1-1　右股骨转子间骨折 X 线片。

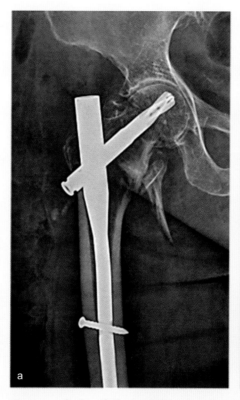
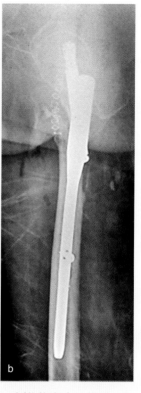

图 3.1-2　术后 X 线片显示螺旋刀片在前后位、侧位均在中心位置，但很明显没有完全锁紧，螺旋刀片的尾端可以看到一个双轮廓影，通常，当螺旋刀片被锁紧时，不会存在这种双轮廓影。

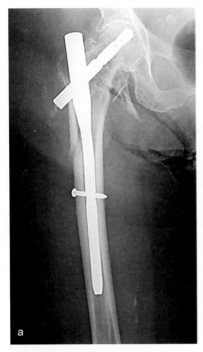

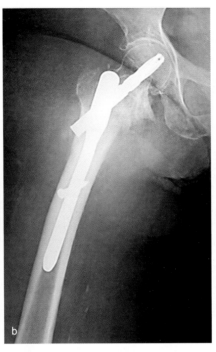

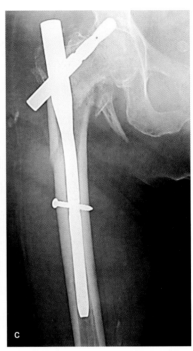

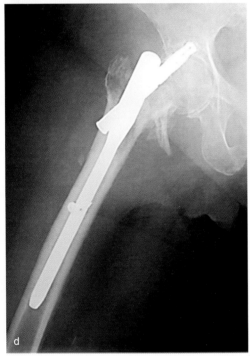

图 3.1-3　X 线片示未锁紧的螺旋刀片导致切割。

a-b. 随访 6 周时前后位（a）和轴位（b）X 线片示未锁紧的螺旋刀片，刀片可自由旋转。

c-d. 第一次术后 3 个月前后位（c）和轴位（d）X 线片示愈合侧的皮质骨折，被螺旋刀片切割。

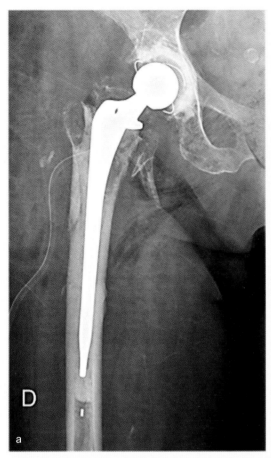
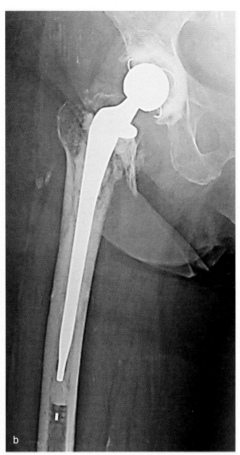

图 3.1-4　翻修术后 X 线片检查，即取出股骨近端防旋髓内钉后行全髋关节置换，鉴于患者的年龄和身体状况，选择骨水泥型假体。

失败原因分析与反思

尽管术前有良好的影像学资料和依据股骨转子间骨折生物力学设计的髓内钉，但手术团队可能没有检查 PFNA 刀片和加压尾帽之间的连接。医生应该检查 C 臂机的图像以及螺旋刀片的锁定系统，因为锁紧的刀片很容易通过透视得到验证。

如果在最初的几周内通过 X 线片发现 PFNA 的刀片未锁紧或 PFNA 刀片移位，就应该考虑再次手术翻修，与出现切割相比较，预后相对更好。一旦出现不良事件，情况也不会随着时间的推移而改善。

最终结果

患者功能部分恢复，骨折 1 年后虽然恢复了拄拐行走的能力，但生活质量大大降低。众所周知，股骨近端骨折的患者会在骨折和手术后失去部分生活能力。两次及以上的手术会让患者情况更糟。

要点提炼

· 解剖复位只适用于关节内骨折和简单的 2 部分骨折。

· 当计划在皮质变薄的骨质疏松骨进行髓外固定时，为增强其把持力，应选用直径更大的锁定螺钉。

· 骨质疏松骨干髓腔增宽，为了增加髓内钉在其中的把持力和稳定性，应该使用直径更大的髓内钉。

· 相对于新产品的商业推广，生物学和生物力学标准应为根本，治疗的新进展也不应该影响内植物的选择。

· 骨折复位的目的应在于通过骨折本身达到稳定，避免骨质缺损和力线偏移导致过度负荷，进而造成内植物疲劳。

参考文献

Thompson DD. Age changes in bone mineralization, cortical thickness, and haversian canal area. *Calcif Tissue Int.* 1980;31(1):5–11.

第 2 节　与生物力学原理相关的内植物类型
Type of implant related to biomechanical principles

当局者迷，旁观者清。

——Niccolò Machiavelli

骨科医生在工作时经常会用到"稳定性"这一术语，但其含义与工程学中的"稳定性"有所不同。骨科医生常用"稳定性"描述骨折部位在外力作用下的移位程度。

骨折固定的绝对稳定意味着在生理负荷下骨折部位没有微动，然而内植物的刚度没有增加，这意味着内植物 - 骨界面应力增加，可能产生局部薄弱点，并引起内植物断裂。

在相对稳定的情况下，承受生理负荷时，骨折端相对位移。位移随负荷的增加而增大，随内植物的刚度增加而减小。弹性固定即骨折在生理负荷下可以部分位移。因此，除加压固定以外，所有固定方法都可以被视为提供相对稳定的弹性固定。内植物的弹性取决于骨科医生如何使用内植物和负荷传导。

骨折的术前计划不仅要考虑骨折的形态及位置，而且还要考虑患者的年龄、认知状况、合并症以及术后依从状况。这些都对手术决策、内植物和技术的选择起着重要的作用。

长骨有张力 / 牵引侧和压力侧。张力带的生物力学原理是将张力转化为压力。

在工程学中，张力带的生物力学原理包括在物体张力面紧密贴附以加固和避免断裂。在创伤骨科中，这一原则由 Friedrich Pauwels（Pauwels，1935；Hak 等，2007）提出，并应用于骨外科治疗。

所有承受偏心负荷的骨都承受着弯曲力（Pauwels，1935）。外侧张力和内侧压力的典型分布导致骨折张力侧分离，骨折外翻。如果这些应力被内植物吸收，内侧压力由骨质支撑，进而骨折断端产生应力。最终，在应力过程中实现骨折断端的轴向加压。

虽然钢丝环扎带是张力带的典型例子，但当任何内植物被应用于骨的张力侧时，都体现的是张力带原理（Ruedi 等，2007；Browner 等，2008 年）。

在以软组织为主的愈合早期比以骨痂组织为主的愈合后期承受更大的变形或更高的组织应变。Perren 的应变理论（图 3.2-1~图 3.2-4）解释了机械因素对骨折愈合的影响（Baumgaertel，2017）。

根据 Perren 应变理论，应变是外力作用下某种物质发生的形变（骨折间隙中的肉芽组织）。正常的应变是指在外力作用下，与原始长度（l）相比发生变化的长度（Δl），即 $\Delta l/l$。因此它没有单位，通常用百分比表示。组织在功能正常状态下可耐受的变性程度有很大的变化范围。完整骨骼的正常应变程度（骨折发生前）为 2%，而肉芽组织的应变能力为 100%。只有当局部的应变（变形）小

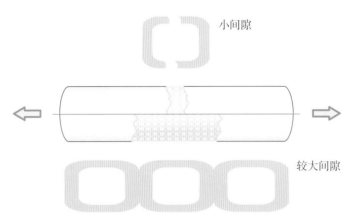

图 3.2-1　Perren 应变理论。骨折断端的活动会在骨折部位的肉芽组织中产生形变并应变。

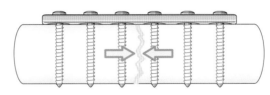

图 3.2-2　Perren 应变理论。完美复位简单骨折（小间隙）后通过断端加压（绝对稳定、低应变）达到绝对稳定，进而直接愈合（无外骨痂）。

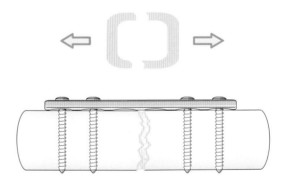

图 3.2-3　Perren 应变理论。简单骨折（小间隙）通过桥接钢板（相对稳定）固定，骨折断端存在活动（高应变）。骨折愈合延迟或不愈合。最终内固定失败。

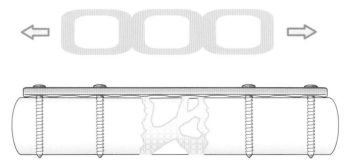

图 3.2-4　Perren 应变理论。粉碎骨折（较大间隙）通过桥接钢板（相对稳定）固定，尽管断端存在活动，但应变低，随之骨痂形成，骨折最终愈合（间接骨愈合）。

于编织骨所能耐受的程度，远近端的骨痂才有可能发生骨性连接。因此，当骨折端活动过大时，硬骨痂无法桥接骨折断端（Perren 等，1980）。人体可以通过增加软骨痂的体积来解决这一问题。增加软骨痂体积后，局部组织的应变范围可达到骨性桥接允许的条件。当骨折间隙过窄而大部分骨折块之间的相对活动发生于间隙内时，可产生高应变环境。因此，在骨折愈合过程的后期，过度的负荷使骨折块发生过多的活动，不利于骨折愈合（Claes 等，1999）。

骨组织再生和组织分化在细胞水平上则表现得更为复杂。其生物力学条件，如应变和静水压，在骨痂内呈不均匀分布。骨痂细胞的机械调节是一个反馈回路，在这个回路里，信号由应力的作用发出，并受到骨痂组织的调节。对骨痂组织的力学负荷可产生局部的生物物理刺激，后者可被细胞感知。生物物理刺激可调节细胞的表达、增殖、凋亡和代谢活性。随着细胞外基质和相关组织特性的变化，力学负荷产生的生物物理刺激受到调节。即使是相同的应力，也可产生不同的生物物理信号。在正常的骨折愈合过程中，这一反馈回路一直保持稳定，直到骨痂骨化和原始骨皮质形成为止。对于生物物理信号本身以及信号之间如何相互作用以产生生物学反应，至今仍在研究中。现在已经提出了一些力学调节规律假说，这些假说与骨折愈合的某些表现一致，但是仍需要进一步证实。而这些刺激是如何转化为细胞内和细胞外的信使系统，目前仍在研究中。因此，物理学和分子学的方法均有望成为治疗骨折延迟愈合和不愈合的方法（Perren 等，1980）。

当骨折进行夹板固定时，骨折块之间的相对运动取决于以下要素：

- 外部应力的大小。
- 夹板的刚度。
- 桥接于骨折两端组织的刚度。

这解释了为什么粉碎性骨折比简单骨折更能耐受不稳定。然而，如果简单骨折的骨折间隙相对较大时，应力也可以保持在很低的水平。

病例
1

病例介绍

77 岁男性，患有强直性脊柱炎、骨质疏松症。因醉酒摔倒，CT（图 3.2-5a-b）和 MRI（图 3.2-5c）显示 C6-C7 小关节绞锁（AO/OTA 51.F4.C），无神经系统症状。立即行前路 C7 椎体次全切除、内固定术（C6~T1 锁定钢板，

16 mm 螺钉），术中应用自体髂骨植骨。术后 X 线片示骨折解剖复位，内植物位置良好（图 3.2-6）。术后予以颈托固定。术后 1 周，患者活动后出现完全性四肢瘫。颈椎 CT 扫描结果提示颈椎内固定失败（远端螺钉脱出），骨折再次脱位，脊髓受压变形（图 3.2-7）。

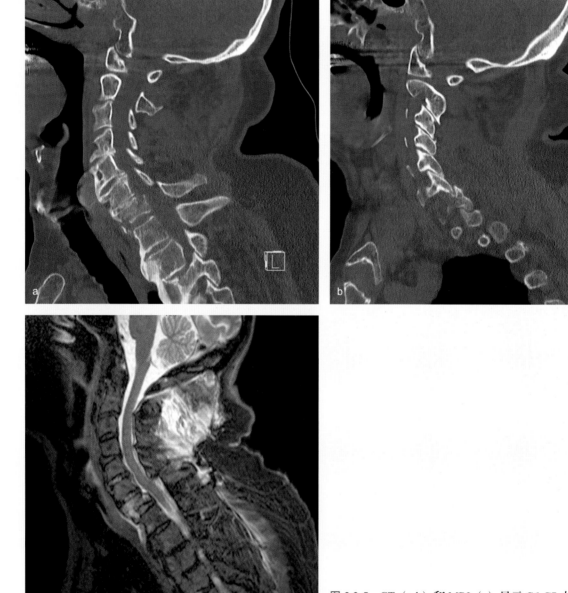

图 3.2-5　CT（a-b）和 MRI（c）显示 C6-C7 小关节绞锁，无神经症状。

立即行颈椎前入路翻修手术，取出螺钉、钢板和骨移植物。由于 C6 椎体下终板受损，因此术中行 C6 椎体次全切；采用钛网＋自体骨行椎间植骨融合；锁定钢板固定 C5~T1（图 3.2-8），选用 16 mm 和 18 mm 锁定螺钉。术中三维 X 线片检查结果提示骨折复位和内植物位置良好。

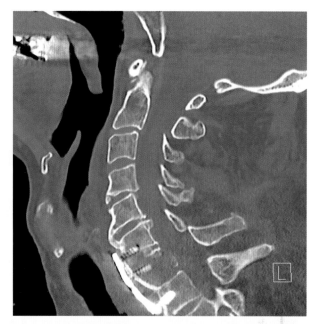

图 3.2-6　术后影像示 C7 椎体次全切除，前路锁定钢板固定（C6~T1），自体髂骨植骨。

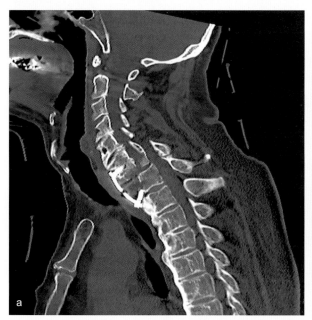

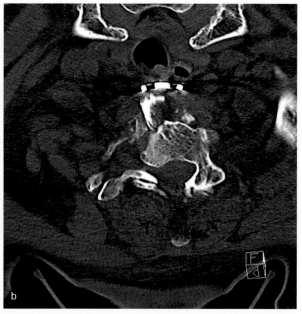

图 3.2-7　术后 1 周 CT 示前路锁定钢板内固定失败导致骨折部位再次向前脱位（a）、脊髓受压变形（b）。

失败原因分析与反思

对于健康人，第一次手术方案中内固定强度是足够的，但是该患者患有强直性脊柱炎和骨质疏松症，治疗时同时选择了错误的螺钉型号。

由于强直性脊柱炎导致脊柱丧失运动功能，因此在骨折部位形成更大的剪切力，特别是在颈胸椎交界处应力更加集中。此外，由于骨质疏松症导致椎体强度下降，螺钉型号错误，导致内植物不能提供足够的稳定性。在该患者第一次手术中，术者高估了椎体骨的质量，低估了骨折部位剪切力的大小。

如果骨骼质量未知、较差和（或）存在骨折部位应力集中的可能，则应选择有角度稳定性的锁定钢板，同时选择尽量长的螺钉。此外，应尽早考虑实施后路内固定手术。另一种选择是在第一次手术中延长固定节段。由于强直性脊柱炎会导致椎间盘骨化，因此在手术中无需特殊处理椎间盘。

最终结果

翻修术后与第一次手术后治疗方案相似。最后一次手术后，神经症状显著改善。

在前路内固定的基础之上，术后第 5 天再次行后入路脊柱内固定术（C3~T4）（图 3.2-9）。本次手术后第 9 天，患者从重症监护室转入普通病房。物理治疗后神经症状显著改善，仅遗留 C7 和 C8 神经功能障碍。患者转至康复中心继续治疗。

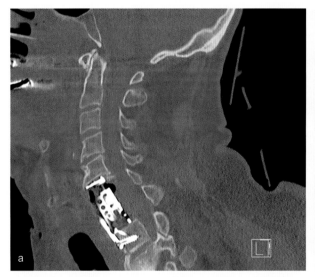
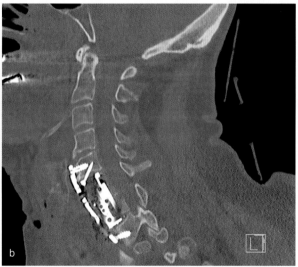

图 3.2-8　前路固定后 CT。

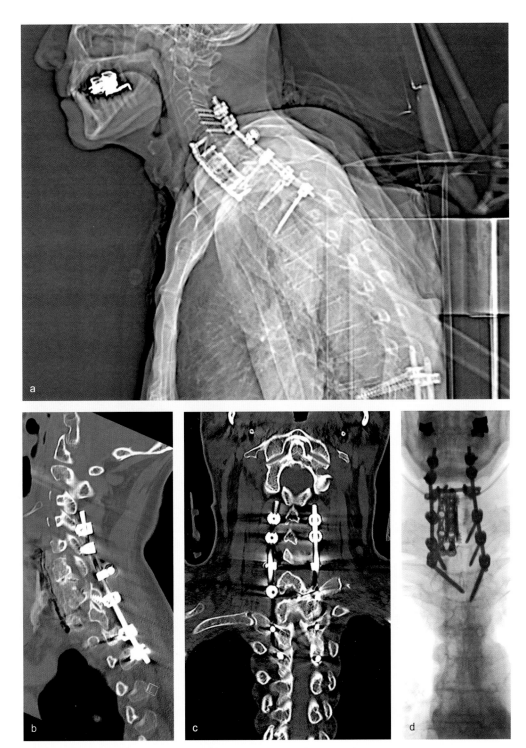

图 3.2-9　后路固定和融合后的图像。

a-c. C4/5~T3 的后路固定术后 5 天的 CT。

d.　术中 C 臂机透视见 C4~T3 完全融合。

病例介绍

84 岁女性，在家中绊倒摔伤，参照高级创伤生命支持，患者的气道、呼吸、循环、残疾、暴露（检查）均正常，诊断为右股骨干远端简单螺旋型骨折（AO/OTA 32A1）（图 3.2-10）。骨科医生计划对这位患者使用角稳定钢板（股骨远端微创稳定系统，LISS），最终决定使用第一代 LISS 钢板（只有圆孔，没有联合孔）固定，但术者之前没有实际操作经验。

在第一次手术中，术者过多地考虑市场因素而不是稳定原则，绝对稳定与相对稳定被混淆（图 3.2-11 和图 3.2-12）。第一次翻修手术经计划后实施。使用原来的内植物，但遵循绝对稳定和坚强固定（图 3.2-13）。由于用了过多的螺钉和钢缆将钢板与骨固定，骨质疏松骨和 LISS 接骨板近侧末端的坚硬部分之间形成一个弱应力区，导致第二次失败，因此，应力集中区假体周围骨折是可预见的。最后，取出内植物后，第二次翻修手术应用髓内钉固定。

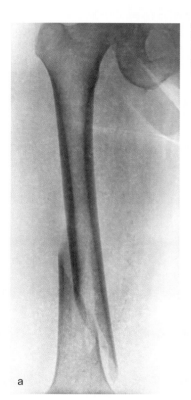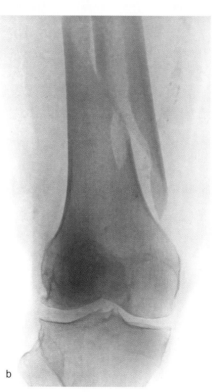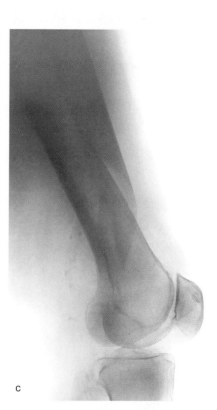

a   b   c

图 3.2-10　X 线片示：右股骨干螺旋形骨折。

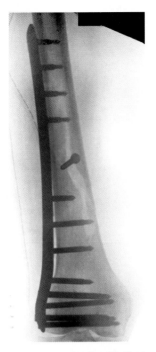

图 3.2-11　术后 X 线片显示股骨骨折复位不良。远端锁定螺钉部分位于远端锁定孔之外，这可能是由于导向器安装不当所致。

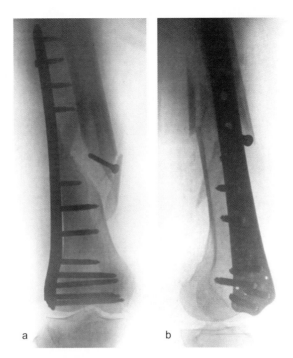

a　　　　　　　b

图 3.2-12　解剖复位不良，错误的骨折断端加压以及钢板长度不足导致第一次术后骨折对位对线丢失，断端不稳定。

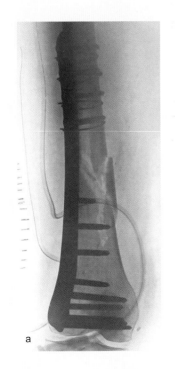

a

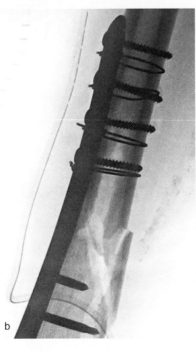

b

图 3.2-13　第一次翻修术后 X 线片。

a. 用皮质螺钉和钢缆将钢板与骨固定。使用同一内植物，但在 LISS 钢板中我们发现术者遵循了绝对稳定和过度的刚度。

b. 在钢板近端，由于从坚强的内固定突然过渡到骨质疏松股骨的弹性区域，过多的内固定在钢板近端形成了一个高应力区域。

失败原因分析与反思

参照绝对稳定的标准，第一次手术的 X 线片显示复位不良，骨折断端加压螺钉没有发挥功能。板的长度过短，因此很难实现相对稳定，形成一个高度不稳定的组合，造成了很小的负荷就导致复位丢失。

近年来，单皮质螺钉被证明有效，但事实上，现在已经很少使用，许多国家已经取消自钻螺钉。

如果第一次失败是由于内固定不稳定，那么第二次骨折这一连串失败的原因就是过分强调过度刚度的绝对稳定，使用了过多的螺钉和钢缆将钢板与骨固定，在坚强的 LISS 近端顶点和具有一定弹性的骨质疏松骨之间形成一个薄弱的应力区。进而导致第二次的失败：应力区出现可预见的假体周围骨折（图 3.2-14）。

第三次翻修手术所用的髓内钉治疗应该是首选方案，因为髓内钉是治疗股骨干骨折的金标准，可以避免医源性的发病率和死亡率（图 3.2-15）。

最终结果

患者遗留肢体残疾，很长一段时间不能行走。休息止动和使用轮椅导致肌肉萎缩，对股骨骨折部位的生物学影响以及之前的三次手术对这位虚弱的老年妇女的整体功能产生了负面影响，她最终只能借助助行器行走。

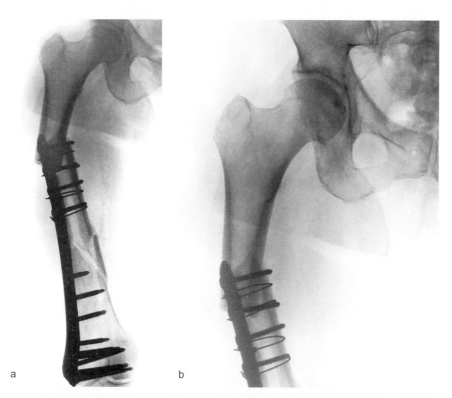

a   b

图 3.2-14 第二次失败：骨折如预期发生，钢板顶端的应力区发生了内植物周围骨折。

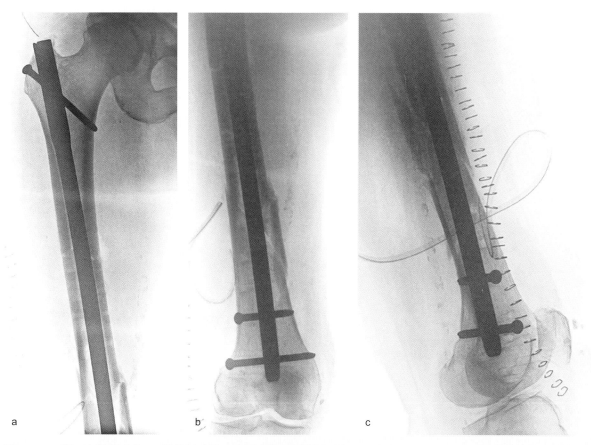

图 3.2-15 第二次翻修手术: X 线片显示第三次手术应用髓内钉固定。

病例介绍

36 岁男性，有焦虑抑郁、自杀倾向、过度吸烟、酗酒、麻醉药依赖等病史，在一场道路交通事故中被车撞伤导致左胫腓骨骨折（AO/OTA 42A2）（图 3.2-16）。

最初计划使用髓内钉固定，但由于术者对入钉点选择不当，无法满意植入髓内钉。在没有提前计划的情况下，手术团队决定采用第二套方案，应用钢板进行内固定，最终钢板固定失效（图 3.2-17 和图 3.2-18）。

患者术后没有遵循医嘱避免负重，也没对手术伤口进行必要的护理，导致内固定失败和伤口感染（图 3.2-19），故 6 周后再次手术（图 3.2-20），取出内植物，清创软组织。术后静脉应用抗生素治疗，之后过渡为口服抗生素，6 个月后，炎症生化参数恢复正常，行髓内钉治疗（图 3.2-21）。

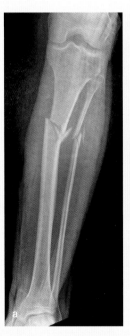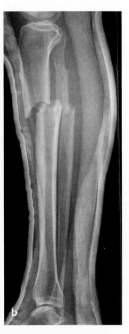

图 3.2-16　左胫骨和腓骨骨折术前前后位和侧位 X 线片。

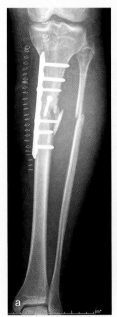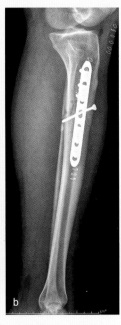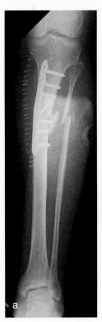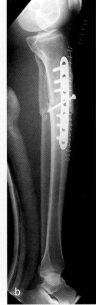

图 3.2-17　术后即刻前后位和侧位 X 线片。

图 3.2-18　术后 2 周 X 线片。

a. 前后位片显示板略弯曲，骨折力线尚能接受。

b. 侧位片。

失败原因分析与反思

本病例的治疗失败是多因素的，如缺乏术前计划，同时也没有备选方案；此外还有手术医生经验不足，入钉点选择错误，造成骨折对位、对线不良，影响骨折对线，钢板的内固定无效。

这些技术的错误和患者术后较差的依从性（既不遵从不负重治疗方案，也不注意手术伤口护理）导致了失败。

最终结果

虽然缺乏刚性的最终内植物并不理想，但在 3 年后骨折获得了可接受的对位和稳定（图 3.2-22），胫骨骨折最终愈合，同时伴有患者能够耐受的中度胫骨外翻畸形。

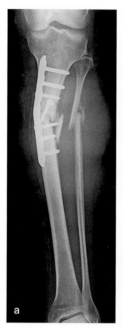
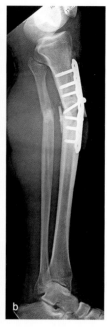

图 3.2-19　术后 6 周 X 线片。
a. 前后位片示内固定失败。
b. 侧位片。

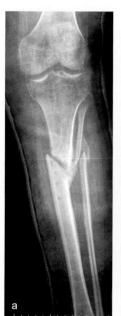
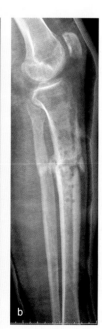

图 3.2-20　取出内固定后 X 线片。
a. 前后位片。
b. 侧位片。

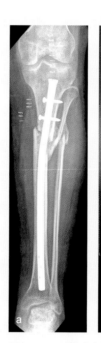
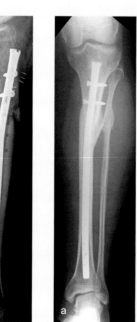
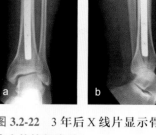

图 3.2-21　髓内钉固定术后即刻 X 线片。
a. 前后位片。
b. 侧位片。

图 3.2-22　3 年后 X 线片显示骨折愈合伴外翻畸形。
a. 前后位片。
b. 侧位片。

要点提炼

- 骨折固定的绝对稳定是指在生理负荷下，骨折断端没有微动，也不会增加内植物在骨中的固定刚度。
- 在制订骨折手术计划时，骨科医生不仅要考虑骨折的形态本身和骨折所处骨的位置，也要注意患者的年龄、认知状态、合并症及依从性，这些因素也非常重要。
- 钢板应放置在张力侧，以中和弯曲产生的偏心加压。
- 骨折负荷过重、骨折断端活动过多，会延缓骨折愈合，且不易耐受。
- 当用夹板固定骨折时，骨折块相对于彼此的运动取决于外部负荷的量、夹板的刚度、骨折断端组织的刚度。这就是为什么粉碎性骨折比简单骨折更能耐受不稳定的原因。

参考文献

[1] **Baumgaertel F.** Bridge plating. In: Buckley RE, Moran CG, Apivatthakakul T, eds. *AO Principles of Fracture Management.* 3rd ed. Stuttgart New York: Thieme; 2017:241–252.

[2] **Browner B, Levine A, Jupiter JB, et al.** *Skeletal Trauma.* 4th ed. Edinburgh: Elsevier; 2008:215–217, 219.

[3] **Claes LE, Heigele CA.** Magnitudes of local stress and strain along bony surfaces predict the course and type of fracture healing. *J Biomech.* 1999 Mar;32(3):255–266.

[4] **Hak DJ, Stewart RL.** Tension band principle. In: Rüedi TP, Buckley R, Moran C, eds. *AO Principles of Fracture Management.* 2nd ed. Davos: AO Publishing; 2007:249–254.

[5] **Ito K, Perren SM.** Biology and biomechanics in bone healing. In: Rüedi TP, Buckley R, Moran C, eds. *AO Principles of Fracture Management.* 2nd ed. Davos: AO Publishing; 2007:9–31.

[6] **Pauwels F.** Der Schenkelhalsbruch— ein mechanisches Problem: Grundlagen des Heilungsvorganges, Prognose und kausale Therapie. Beilageheft zur Zeitschrift für Orthopädische Chirurgie. 1935;63. German.

[7] **Perren SM.** The concept of biological plating using the limited contact-dynamic compression plate (LC-DCP). Scientific background, design and application. *Injury.* 1991;22 Suppl 1: 1–41.

[8] **Perren SM, Cordey J.** The concept of interfragmentary strain. In: Uhthoff HK, Stahl E, eds. *Current Concepts of Internal Fixation of Fractures.* Berlin Heidelberg New York: Springer-Verlag; 1980:63–77.

[9] **Rüedi T, Buckley R, Moran C.** *AO Principles of Fracture Management.* 2nd ed. Stuttgart New York: Thieme Verlag; 2007.

第 3 节

内植物的尺寸、预弯、塑形和形状与骨的贴附

Implant size, prebending, molding, and shape adapted to the fractured bone

不规范使用器械对于骨折的愈合意义不大，或者根本没用。

—— William Shakespeare

内植物的尺寸

对任何一种被选定用于治疗某种骨折的内植物，都必须注意其尺寸。但是，内植物的尺寸常常被选错。我们可能会认为这种错误通常发生在低年资医师当中，但实际上这种情况更多见于高年资医师。内植物的尺寸选择错误会导致严重后果，相应的病例（使用髓内钉和髓外钢板）屡见不鲜。

以髓内钉为例，骨科医生经常在髓内钉的长短和直径大小选择上犯错。髓内钉过长会穿透关节造成不可逆的关节损伤，而如果髓内钉过短则会造成内固定不稳定，影响骨折愈合进程。直径太大的髓内钉需要过度扩髓进而导致皮质变薄，而直径过小的髓内钉不能充填髓腔，失去它本身的稳定作用。

在股骨转子间骨折中使用髓内钉时，髓内钉的弯曲角度可能与股骨生理角度不一致，致使股骨远端前侧皮质撞击或出现可以导致内固定周围骨折的"尖端效应（tip effect）"。

骨折内固定一般有两个基本原则：断端加压和支架固定。上述原则非常有用，并且创伤骨科医生都应该熟练掌握。加压是一种适用于各个节段简单骨折的安全并且高强度的固定方法。支架固定是一种更灵活的固定方法，主要应用于长骨干骺端和骨干的粉碎性骨折（Gautier 等，2003）。当使用微创技术进行间接复位、经皮下或肌下插入钢板，采用支架固定理念时，所选择的钢板可以很长，并且不需要过多剥离软组织和破坏血运。理论上钢板长度可以与骨折骨相等，但内固定钢板的最小长度可以由钢板跨度和板钉密度来决定。钢板跨度定义为钢板长度与骨折总长度的比值。根据经验，在粉碎性骨折中钢板长度应是骨折长度的 2~3 倍以上，在简单骨折中钢板长度应是骨折长度的 8~10 倍（图 3.3-1）。另一个决定因素是板钉密度，即打入螺钉的数量和板孔总数的比值。根据经验，笔者建议将钉 / 板密度控制在 0.5 以下，即打入螺钉数小于钢板孔数的一半。

从机械的角度来看，每个主要骨折块上 2 枚（单皮质或双皮质）螺钉是保持板 – 骨结构稳定的最低要求。如果其中一枚螺钉由于负荷过大而断裂，或者由于骨皮质和螺钉之间的骨吸收导致螺钉松动，这种构造就会失效。因此，我们建议远、近端主要骨块都至少使用 3 枚螺钉固定。当将板钉密度调整到最大值 0.5 时，治疗骨干骨折选用的钢板长度不应小于 12 孔，最好使用 14~22 孔钢板。

螺钉的负荷情况会随着钢板的长度和螺钉的位置不同而发生变化。钢板长度的增加会改善每个螺钉的主动力臂，进而降低作用在螺钉上的拔出力。故推荐使用长钢板（Gautie，2009）。

预弯、塑形和形状与骨的贴附

直的内固定架可以被用于固定直的骨干骨折。在这种情况下，所有螺钉的方向和负荷都相同。然而，对于骨质疏松的骨，这种方法则很危险。为了避免所有的螺钉方向相同，对内固定架进行轻微折弯（多个来回波动），使螺钉的方向不尽相同，从而提高螺钉的抗拔出力。这种轻微的塑形可用于严重骨质疏松的"蛋壳骨"（坚硬但抗弯性差且易碎）。其他部位，如尺骨鹰嘴，就需要一个弯曲的钢板，因为钢板的弯曲形状可以避免螺钉相互平行（Gautier 等，2003）。

在使用 LCP 之前，骨科医生需要决定将其作为内固定支架还是普通钢板，亦或是作为两者的结合来使用。如果 LCP 被用作普通钢板，必须将其精确塑形使之与骨骼匹配，进而通过钢板辅助骨折复位。另一方面，当 LCP 作为内固定支架使用时，不需要精确塑形，但是在钢板固定之前必须先复位骨折（图 3.3-2）（Gautier 等，2007）。

Fernandez Dell'Oca 在 2002 年发表了一篇名为 *The Principle of Helical Implants* 的文章，对髓外固定和髓内固定的角度提出了新观点，并取得良好的临床结果。螺旋形内植物在入点方面有更多的选择。借助配套器械，可以将内植物放置在骨不同的位置（例如，近端在骨外侧，远端 1/3 在骨前侧）。借助微创钢板接骨术（MIPO）将螺旋形内植物用于桥接固定骨折时，出现神经血管损伤的概率较低（Fernandez Dell'Oca，2002）。

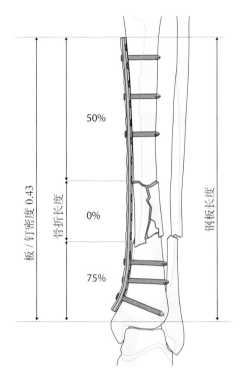

图 **3.3-1** **板跨比**（plate span ratio）**= 钢板长度 / 骨折长度**。

在粉碎性骨折中，钢板长度应是骨折长度的 2~3 倍以上，在简单骨折中钢板长度应是骨折长度的 8~10 倍。

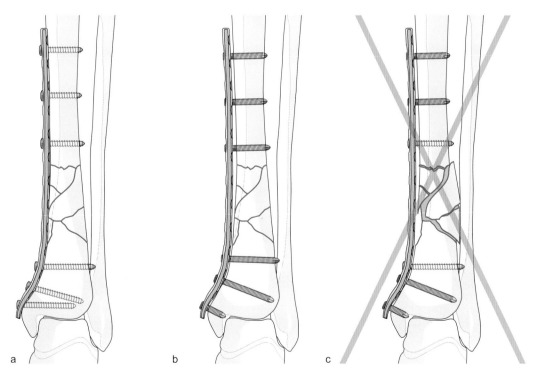

a　　　　　　　　b　　　　　　　　c

图 **3.3-2** **如何（不）配合螺钉使用锁定加压钢板**。

a. 当与普通螺钉一起使用时，LCP 必须精准塑形与骨贴附。

b. 将 LCP 作为内固定支架桥接固定骨折时，不需要精确塑形。

c. 如果使用普通螺钉，钢板可能会弯曲变形，更有可能的是骨折块被拉向钢板，导致旋转移位。如果在同一骨段使用普通螺钉和锁定螺钉，则必须先打入普通螺钉。

病例介绍

25 岁男性，从高处坠落后就诊于急诊科。全身 CT 扫描发现头部中度创伤 [根据高级创伤生命支持（ATLS）]（美国外科学院，2013）和 Gustilo Ⅰ 型股骨远端粉碎性骨折（AO/OTA 33C2）（图 3.3-3）。患者的神经血管状态正常，给予临时外固定架固定。5 天后应用 MIPO 技术行骨折终极固定（图 3.3-4）。临床病程和进一步康复情况良好。

6 个月后，患者由于疼痛不能完全负重行走。X 线片和单光子发射计算机断层扫描（SPE-CT）见骨不愈合，断端有一块无活性骨块，无感染迹象（图 3.3-5）。

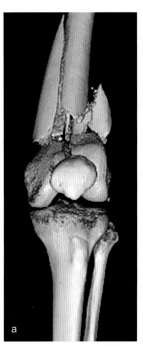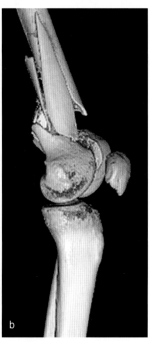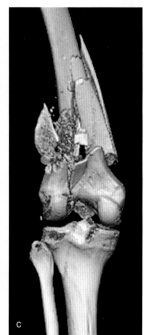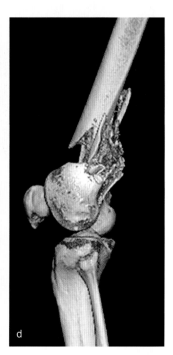

图 3.3-3　股骨远端粉碎性骨折三维重建。

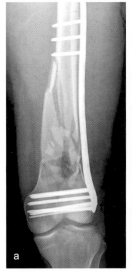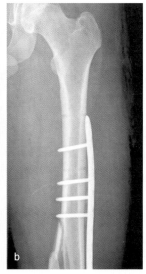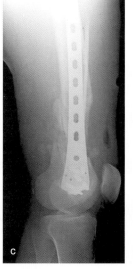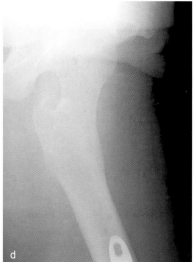

图 3.3-4　伤后 5 天用股骨远端微创钢板行终极固定。

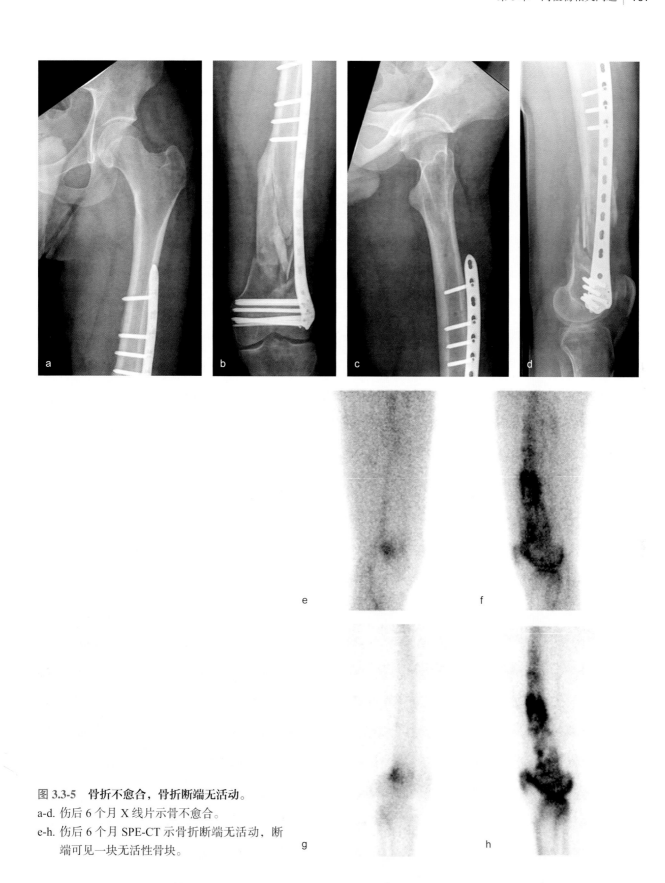

图 3.3-5　骨折不愈合，骨折断端无活动。
a-d. 伤后 6 个月 X 线片示骨不愈合。
e-h. 伤后 6 个月 SPE-CT 示骨折断端无活动，断
　　端可见一块无活性骨块。

失败原因分析与反思

第一次翻修手术：取出内固定，骨折部位清创并剥脱骨皮质，空腔植入骨水泥，再次内固定（图 3.3-6）。6 个细菌培养中的 1 个发现了少量痤疮丙酸杆菌菌落，声波降解法结果为阴性，术者将培养结果阳性认定为污染所致。

2 周后，取出骨水泥后自体骨松质（取自髂骨）移植，并增加 3 枚螺钉增强稳定（图 3.3-7）。结合初次培养结果情况，给予抗生素（阿莫西林和利福平）治疗 6 周。以下两点在当时需要注意：

- 将培养结果阳性认定为污染所致，尽管抗生素治疗维持了 6 周，但早期进行内固定仍然有感染风险。
- 在严重的粉碎性骨折中，增加 3 枚螺钉并不能提供足够的稳定。

15 个月后出现骨不连，临床和 CT 扫描均无感染迹象。在第三次手术中，再次清创骨折断端，取出内植物，骨缺损处植入新的骨水泥（图 3.3-8）。培养见痤疮丙酸杆菌生长，抗生素治疗 3 个月。在这里需要提到当时出现的问题是：

- 之所以没有予以固定（如外固定架），是因为患者骨折临床上稳定，且患者佩戴支具固定。

患者伤后 18 个月进行第四次手术，植入 95°角钢板和 4.5 微创螺旋 LCP 以提供最大的稳定（图 3.3-9）。再次取髂骨自体骨松质进行骨移植。培养结果仍旧阴性。关于最后一次手术中有一点需要讨论：

- 螺旋钢板近端固定于股骨外侧。在有关这一问题的有限文献中，钢板近端通常固定在内侧，借助三个方向以完成固定（Fernandez Dell'Oca，2002; Regazzoni 等，2016）。但在这个病例中，选择外侧固定是为了与 95°角钢板共用同一手术切口。

最终结果

最后一次手术后 12 个月（最初外伤后 30 个月），CT 扫描示骨折愈合（图 3.3-10）。

经验教训

- 对培养结果的认定应当非常谨慎。
- 在粉碎性骨折中增加额外的螺钉不能提供绝对的稳定。
- 在股骨远端骨折中，用微创技术插入第二块（螺旋）钢板，可提供足够的额外稳定。

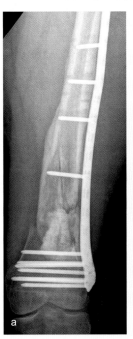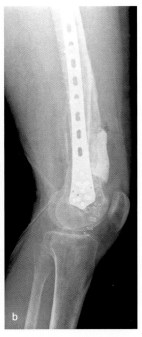

图 3.3-6　7 个月后用新的股骨远端钢板再次固定，并用骨水泥填塞骨缺损。

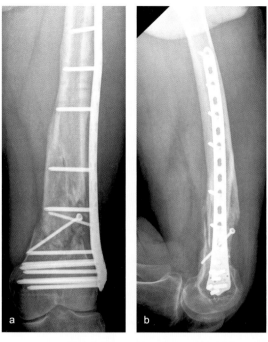
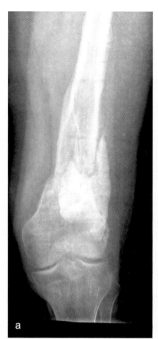
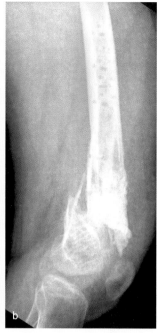

图 3.3-7　取出骨水泥后取髂骨自体骨松质植骨，并增加 3 枚螺钉以增强稳定。

图 3.3-8　伤后约 15 个月，X 线片示骨不连。

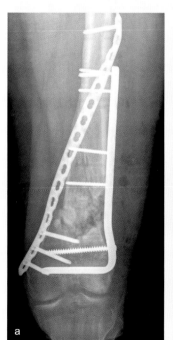
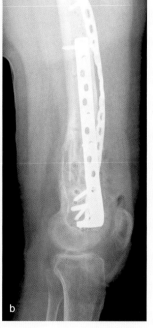
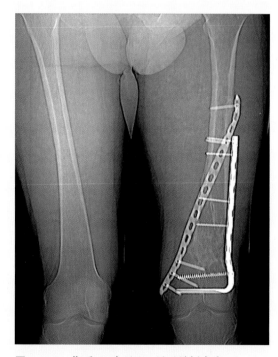

图 3.3-9　伤后 18 个月再次行内固定术后，X 线片示植入的 95° 角钢板和 4.5 微创螺旋锁定加压钢板。

图 3.3-10　伤后 30 个月 CT 显示骨折愈合。

病例 2

病例介绍

77 岁女性，除高血压外无其他严重合并症，在家中站立高度摔倒致股骨转子间骨折（AO/OTA 31A3.3）。计划使用股骨转子髓内钉系统（170 mm）进行治疗（图 3.3-11）。

术后 X 线片见骨折远端延伸至髓内钉尖端附近（图 3.3-12）。手术团队决定予以观察，嘱患者行不负重活动。

术后 2 周随访发现锁钉松动（图 3.3-13）。患者在第一次手术后 2 周再次接受手术，将髓内钉更换为一个更长的髓内钉（图 3.3-14）。在第二次手术后的第 4 周，允许患者完全负重行走（图 3.3-15）。

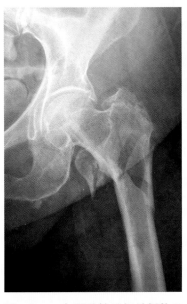 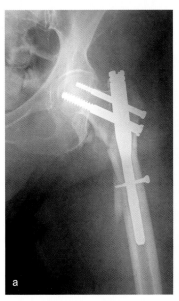 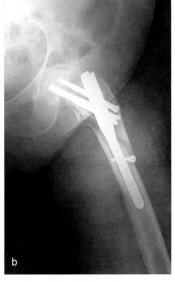

图 3.3-11　左股骨转子间骨折的 X 线片。

图 3.3-12　术后 X 线片显示股骨转子间骨折用股骨转子髓内钉系统（170 mm）治疗后的情况。可见股骨转子下骨折延伸至锁钉水平，接近髓内钉尖端（b）。

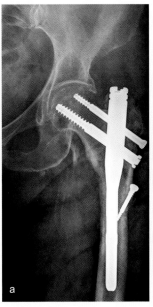 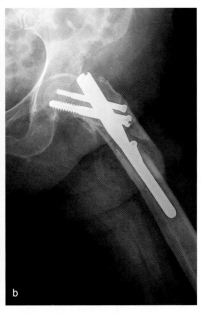

图 3.3-13　术后 2 周随访 X 线片示锁钉松动。

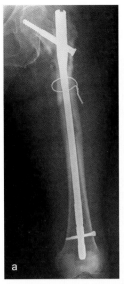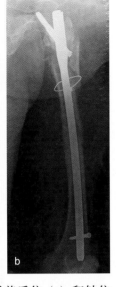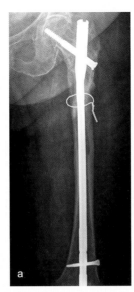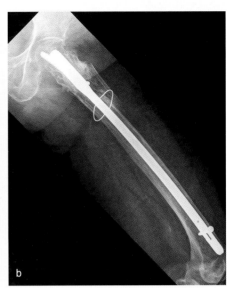

图 3.3-14　再次手术后前后位（a）和轴位　　　图 3.3-15　术后 1 年随访示骨折完全愈合并重新塑形。
（b）X 线片。

失败原因分析与反思

该手术失败的原因可能是股骨近端 1/3 骨质差和缺乏术前计划。只有在骨折复位后才能植入股骨转子髓内钉，内植物的工作长度必须足够长，以获得承重所需的稳定。

不负重的情况下等待观察并不利于骨折愈合，并且在生物学上对于虚弱的患者甚至有一定危害。

内植物本身不能弥补骨科医生技术的不足，准备一个替代方案并不意味着增加不良事件的发生率。随着时间的推移，不利情况并不会随之改善。

最终结果

患者骨折愈合，最终可以不扶拐行走。骨折后 1 年，患者恢复正常生活。

病例介绍

99 岁女性，不慎跌倒后致右侧股骨骨折（AO/OTA 31A3）（图 3.3-16）。

骨科医生在术中植入螺旋刀片时，发现所用力量远超过平时，螺旋刀片最后卡住（图 3.3-17）。随后，术者意识到所用的导向器为 125°，而髓内钉为 130°。取出该髓内钉后插入 125° 髓内钉，通过配套的导向器将螺旋刀片打入。X 线片满意，因此术后允许患者负重（图 3.3-18）。

几天后，患者主诉右髋疼痛。复查 X 线片示内植物切割。计划在接下来的一周用一个较短的螺旋刀片替换原来的螺旋刀片（图 3.3-19）。

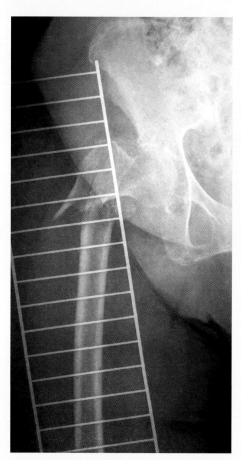

图 3.3-16　右股骨骨折术前 X 线片。

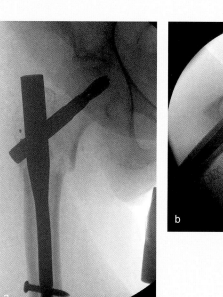
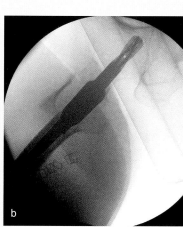

图 3.3-17　术中 C 臂机图像。
a. 前后位片示螺旋刀片与髓内钉交界区域可见金属碎片。
b. 轴位片。

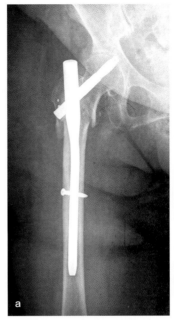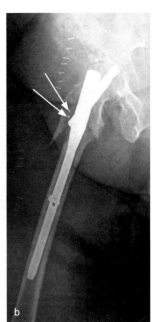

图 3.3-18　术后 1 周 X 线片。
a. 前后位片。
b. 轴位片示螺旋刀片与髓内钉交界区域可见金属碎片（箭头）。

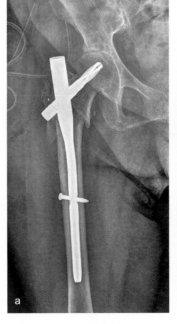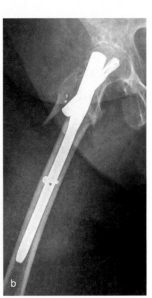

图 3.3-19　用一个较短的螺旋刀片替换原来的螺旋刀片。
a. 前后位片。
b. 轴位片。

失败原因分析与反思

在手术过程中，手术团队使用的导向系统与髓内钉不配套，而且未予以检查，这就意味着植入螺旋刀片必然会带来一定的损伤，这使这位 99 岁妇女的骨骼情况进一步变差，从而导致切割。对于这个已经很虚弱的患者，需要再次手术更换螺旋刀片。

最终结果

患者接受了两次手术，第一次是治疗最初的骨折，第二次是更换螺旋刀片。再次手术后，患者骨折顺利愈合，但几个月后患者因泌尿系统疾病死亡。

要点提炼

- 加压固定是一种安全、高强度的方法，适用于骨干和关节内的简单骨折。夹板固定是一种更灵活的方法，主要用于长骨骨干和干骺端的多节段或粉碎性骨折。

- 选择髓内钉时必须注意其长度和直径。

- 髓内钉过长会穿透关节，造成不可逆的关节损伤，而髓内钉过短会导致不稳定。

- 太粗的髓内钉需要过度扩髓，导致皮质变薄或断裂，而太细的髓内钉不能充填髓腔，失去主要的稳定效果。

- 依据骨折的类型不同，钢板的长度选择也随之不同。在粉碎性骨折当中，钢板长度应为骨折总长度的 2~3 倍，在简单骨折中，钢板长度应为骨折总长度的 8~10 倍。

- 建议将板/钉密度控制在 0.5 以下，即小于一半的板孔可以打入螺钉，并不是每个板孔都需要打入螺钉。

- 螺钉的负荷情况会随着钢板的长度和螺钉位置的不同而发生变化。钢板长度的增加会改善每个螺钉的主动力臂，进而降低作用在螺钉上的拔出力。

- 在骨质疏松骨中，必须避免所有螺钉朝向同一方向。特别是在"蛋壳骨"（严重骨质疏松症）中，应予以避免。

- 当计划将 LCP 作为普通钢板使用时，内植物必须精确塑形以匹配骨骼的形状，同时还有助于骨折复位。

- 当计划将 LCP 作为内固定支架使用时，不需要精确塑形，但是必须在锁定钢板之前复位骨折。

- 借助 MIPO 技术将螺旋形内植物用于桥接固定骨折时，出现神经血管损伤的概率较低。

参考文献

[1] **American College of Surgeons' Committee on Trauma.** Advanced trauma life support (ATLS(R)): the ninth edition. *J Trauma Acute Care Surg.* 2013 May;74(5):1363–1366.

[2] **Fernandez Dell'Oca AA.** The principle of helical implants. Unusual ideas worth considering. *Injury.* 2002 Apr;33 Suppl 1:Sa1–27.

[3] **Gautier E.** Bridge plating. *AO Dialogue.* 2009(2):24–27.

[4] **Gautier E, Pesantez R.** Surgical reduction. In: Rüedi T, Buckley R, Moran C, eds. *AO Principles of Fracture Management.* 2nd ed. Stuttgart New York: Thieme; 2007: 165–187.

[5] **Gautier E, Sommer C.** Guidelines for the clinical application of the LCP. *Injury.* 2003 Nov;34 Suppl 2:B63–76.

[6] **Regazzoni P, Perren S, Fernández A.** Fatigue resistance. 2016 Apr. *ICUC One-Page Paper.* Available at: www.icuc.net/multimedia/#papers. Accessed May 2019.

第 4 节 | 解剖型内植物：成品与定制

Anatomical implants: ready-to-wear versus custom-fit

失败仅仅是一次重新的开始，这一次需更加明智。

——Henry Ford

随着用于骨折固定的微创手术方法和内植物的发展与广泛应用，根据对应的解剖位置将内植物预塑形变得越来越重要（Perren，2001；Wagner，2003）。然而，患者的年龄、性别、种族和出生地等因素决定了骨的形态、大小和形状存在显著差异。在设计适用于整个人类的解剖板时，这些差异是巨大的挑战（White 等，2005）。对于大多数亚太地区人群，目前内固定钢板的匹配程度好坏参半，因为设计内植物时主要是为了适用于 50% 的高加索人（Schmutz 等，2008）。

从生物力学的角度来看，如果将钢板用作角稳定的内固定器，钢板并不一定需要与骨完美贴合。锁定固定技术不需将钢板压向骨表面即可实现稳定的骨折固定。根据定向锁定钢板的基本力学原理，当板钉界面贴近近侧骨皮质时，负荷转移是最佳的。钢板和骨之间距离的增宽会导致螺钉 - 板单元水平的弯曲力矩增加。

在临床上，一个解剖匹配良好的钢板可以极大地促进主要骨折块的轴向和旋转复位。由于钢板与骨骼不匹配所造成的突起可引起软组织顶压和（或）激惹，特别是在皮下部位，如内踝、胫骨近端内侧、股骨外上髁和肱骨近端。Schmutz 等（2008）在他们的研究中发现，只有 19% 的病例实现了钢板与骨的解剖匹配。当解剖钢板不能完全与骨贴附时，就会出现软组织激惹，这就要求骨科医生使用折弯器对内植物进行微调。

当对钢板进行塑形时，骨科医生的经验是非常重要的。应避免在钢板的锁定钉孔水平折弯，否则会使螺纹变形。钢板必须通过安装锁定套筒来保护螺纹。在关节周围的螺纹孔中，锁定螺钉应始终与关节面平行放置。

锁定螺钉在骨骺区域的位置错误会改变钢板的轴线，导致钢板与骨皮质不匹配，进而出现钢板变形和骨折复位的丢失。所以，钢板塑形是必须掌握的技术，这并非浪费时间，而是绝对必要的。

病例介绍

47 岁男性，既往有酗酒和糖尿病病史，在屋顶维修天线时摔下致 Gustilo Ⅱ 型 Pilon 骨折（Gustilo 等，1984），诊断为胫骨远端关节内多块骨折合并腓骨远端简单骨折（AO/OTA 43C3，4F3A）（图 3.4-1）。

患者就诊于急诊科，鉴于其开放伤口和软组织肿胀情况，计划对该患者实施手术治疗。第一次手术治疗的目的是清创，通过切开、复位、内固定来恢复腓骨长度和旋转角度，恢复外侧柱稳定，并使用跨踝临时外固定架固定踝关节（图 3.4-2）。

第二次手术是在第一次手术后第 5 天进行，恢复 Pilon 关节面并固定内侧柱。该骨科医生计划使用胫骨远端前外侧 LCP，冷冻同种异体移植物充填干骺端骨缺损，而术者以前从未使用过该钢板（图 3.4-3 和图 3.4-4）。术后 X 线片示踝关节面复位不良、骨折力线不佳（图 3.4-3）。前外侧钢板被放置于胫骨远端后内侧。

出院 1 个月后，患者胫骨手术伤口疼痛和化脓，后演变为皮肤坏死，需要手术清创和伤口负压治疗（如真空辅助伤口治疗）。随后复查 X 线片显示干骺端塌陷，复位丢失，钢板远端移位，进而造成软组织病变（图 3.4-4）。

第一次手术 4 个月后取出内植物并清创（图 3.4-5）。细菌培养见青霉素敏感的金黄色葡萄球菌阳性，应用阿莫西林－克拉维酸治疗，直至炎症指标降至正常。一个月后移除外固定架，更换石膏固定直至骨骼愈合。

在第三次手术 18 个月后随访，患者已恢复行走能力，但由于踝关节活动范围部分丧失和创伤后肿胀，伴有轻度跛行。随访 X 线片显示胫骨远端骨痂增生硬化，胫骨远端反曲畸形愈合（图 3.4-6）。

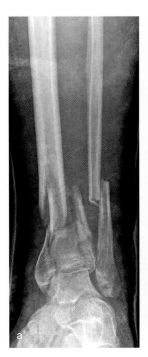
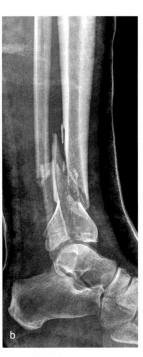

图 3.4-1 关节骨折前后位（a）和侧位片（b）。

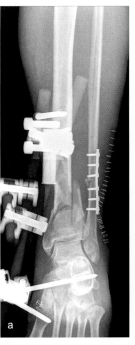
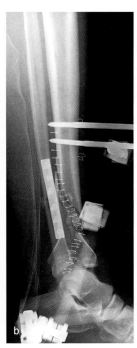

图 3.4-2 第一次术后前后位（a）和侧位片（b）：腓骨行切开复位内固定，外固定架固定。仅恢复了长度，但未复位关节面，如图侧位片所示。

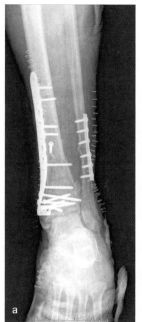
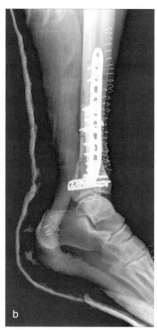
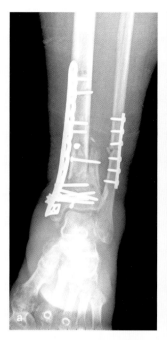
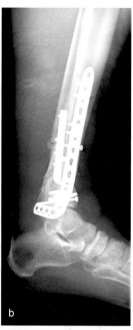

图 3.4-3　第二次手术术后前后位（a）和侧位片（b）：切开复位内侧柱并予内固定，将前外侧板错误放置在后内侧，软组织在钢板植入过程中剥离严重，造成损伤。

图 3.4-4　第二次手术后 4 个月的随访 X 线片：不需要每个钉孔都打入螺钉，但为了避免塌陷，至少用 1~2 枚螺钉将钢板远端固定在骨骺上。本病例中所见的塌陷是由于缺乏关节周围固定。

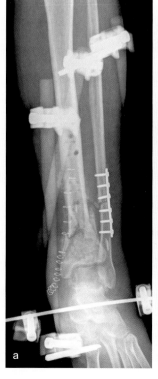
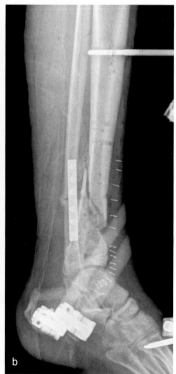

图 3.4-5　第三次手术的前后位（a）和侧位片（b）：内植物取出、清创和跨踝临时外固定架固定。

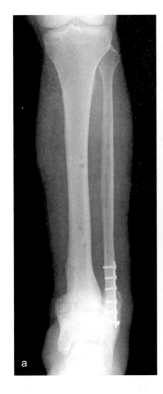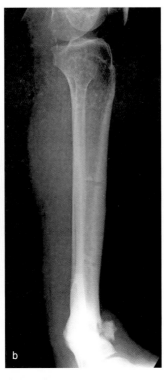

图 3.4-6　X 线片显示 18 个月时骨折畸形愈合 (a)、内翻和反曲 (b)。

失败原因分析与反思

"Pilon 骨折不能由低年资医师处理，也不建议夜间手术。急诊手术只有在所有条件都具备的情况下才能展开"（Ruiedi，1991）。

开放和高能量的 Pilon 骨折需要术前仔细规划手术入路和手术时机。根据开放性骨折治疗的传统原则，需要切除失活组织，包括失活骨块。如果清创术后存在骨质缺损，应考虑放置抗生素链珠直至最终固定。

第一次手术与最终内固定之间间隔 5 天，对于软组织来说，远不能恢复到最佳状态。这可能是失败的原因之一。

胫骨远端前外侧 LCP 不适用于后中侧 Pilon 骨折。解剖学变异致使骨的形态各不相同，进而导致预制内植物不适用于所有骨，偶尔需要进行额外的塑形以达到骨与钢板贴附。如果解剖板没有放置在预设计的位置，则需要大范围的软组织剥离，从而产生缺血区。这些会导致皮肤损伤或皮肤条件差，进而导致感染。

在实施手术之前，骨科医生务必在实验室使用相应的设备和工具来练习新技术，而不是在手术室，而这种情况恰恰发生在这个病例当中。并不是每个钢板孔都必须打入螺钉，但为了防止塌陷，必须用至少 1 枚或 2 枚螺钉将钢板远端固定在骨骺上。在本病例中，塌陷可能是由于缺乏关节周围固定导致的。

最终结果

在第三次手术 18 个月后，患者恢复行走能力，但由于踝关节活动范围部分丧失和创伤后肿胀，有轻度跛行。X 线片显示胫骨远端骨痂增生硬化，胫骨远端反曲畸形愈合（图 3.4-6）。

以下两例病例资料不完整，没有病例描述、临床随访和最终结果。然而，笔者决定把它们收录进来，因为它们清楚地展示了解剖型内植物没有与骨贴附或者被错误地使用和放置。

病例 2

一个较大的解剖钢板在没有任何校正的情况下，被用在一个小的股骨上，钢板与股骨没有贴附，螺钉切割股骨颈。显然，钢板的解剖形态与股骨近端（AO/OTA 32A）不匹配（图 3.4-7）。

病例 3

这个病例包含不止一个错误。这例患者假体周围骨折明显伴有假体松动，是 Vancouver B2 型，而不是 B1 型。将为股骨远端设计的 LISS 股骨远端钢板放置在股骨外侧。虽然这种钢板已用于髋关节和膝关节假体周围骨折，但不适用于本病例（图 3.4-8）。

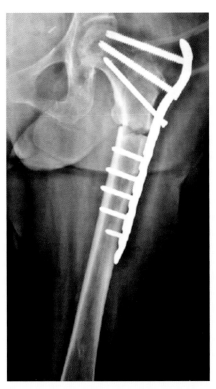

图 3.4-7　股骨近端解剖型大钢板用在小股骨，钢板与股骨没有贴附，螺钉切割股骨颈。

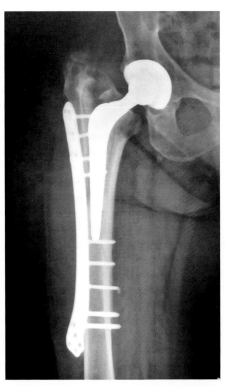

图 3.4-8　X 线片显示，将为股骨远端设计的 LISS 股骨远端钢板放置在股骨外侧，导致失败。

失败原因分析与反思

当使用预塑型解剖板时，骨科医生必须始终牢记每个个体的解剖差异，不折弯钢板而试图让骨适应钢板可能会导致失败。必须牢记的是，折弯带螺纹孔的钢板会使螺纹孔变形，并影响锁定钢板的角稳定性。

锁定钢板技术无需钢板向骨面加压即可实现稳定的骨折固定。从生物力学的角度来看，钢板下表面和骨骼之间是不需要完全贴附的。然而，根据角稳定锁定钢板的基本力学原理，当板钉界面最接近近侧骨皮质时，负荷转移最理想。

在临床上，一个解剖贴附良好的钢板可以极大地促进主要骨折块轴向和旋转的复位。不贴附的钢板可能会造成局部突出，从而导致软组织顶压和（或）激惹（Schmutz 等，2008）。

要点提炼

- 在使用解剖型内植物时，骨科医生必须注意：骨的形态、大小和形状由于患者的年龄、性别、种族、民族和地区等不同而存在显著差异。
- 从生物力学的角度，如果角稳定钢板被用为内固定器，钢板不需要与骨完全贴附。
- 由于钢板与骨骼不贴附而引起的突出可导致软组织顶压和（或）激惹，特别是在皮下区域。
- 在对钢板进行塑形以便与骨贴附时，骨科医生的经验十分重要。无论是定向锁定孔还是万向锁定孔，在螺纹孔水平塑形会使螺纹变形，故应予避免。
- 在关节周围螺纹孔中，骨科医生应始终确保锁定螺钉与关节面平行放置。

参考文献

[1] **Gustilo RB, Mendoza RM, Williams DN.** Problems in the management of type III (severe) open fractures: a new classification of type III open fractures. *J Trauma.* 1984 Aug;24(8):742–746.

[2] **Heim U.** Operationstaktik [Operative technique]. In: Heim U, Gächter A, eds. *Die Pilon-tibial-Fraktur. Klassifikation,* Operationstechnik, Ergebnisse. Berlin Heidelberg: Springer-Verlag; 1991:141–143.

[3] **Perren SM.** Evolution and rationale of locked internal fixator technology. Introductory remarks. *Injury.* 2001 Sep;32 Suppl 2:B3–9.

[4] **Rüedi TP.** Pilon-tibial-Frakturen: What's new? [Pilon tibial fractures: What's new?]. In: Heim U, Gächter A, eds. *Die Pilon-tibial-Fraktur. Klassifikation, Operationstechnik, Ergebnisse.* Berlin Heidelberg: Springer-Verlag; 1991:209–215.

[5] **Schmutz B, Wullschleger ME, Kim H, et al.** Fit assessment of anatomic plates for the distal medial tibia. *J Orthop Trauma.* 2008 Apr;22(4):258–263.

[6] **Wagner M.** General principles for the clinical use of the LCP. *Injury.* 2003 Nov;34 Suppl 2:B31–42.

[7] **White T, Folkens P.** *The Human Bone Manual. Burlington:* Elsevier Academic Press; 2005.

第5节 | 髓内钉的设计与应用技术

Designs and techniques of intramedullary nailing

一个大家都同意的夜晚是一个失落的夜晚。

—— Albert Einstein

应用髓内钉治疗长骨骨干骨折是公认的标准治疗方法。髓内钉的使用会受到骨干骨折的位置以及骨折类型的限制。面对多发伤患者，有以下情况者在早期全面治疗（early total care，ETC）时不能用髓内钉做终极固定：

· 有严重的颅脑外伤或胸外伤
· 失血性休克
· 创伤严重程度评分（injury severity score，ISS）高的患者

使用髓内钉的另一个挑战是骨干的形状，这常发生在肱骨干骨折。肱骨近 1/3 髓腔是圆柱形，中 1/3 是椭圆形，而髓腔并没有向远端 1/3 延伸。远端 1/3 的髓腔边缘呈三角形且充满骨密质。远端三角形的髓腔特别值得注意，因为它会使髓内钉的固定变得困难（图 3.5-1）。

第一代髓内钉几乎都是直的、没有任何弧度，因此传统的 Küntscher 髓内钉仅能适用于简单的横行骨折和短斜行中段骨折。

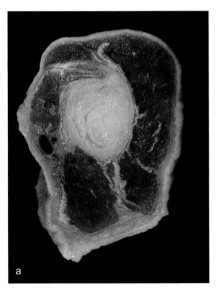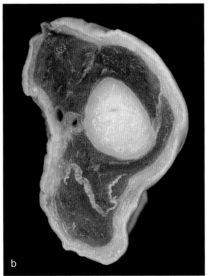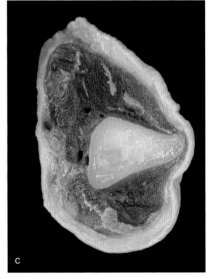

图 3.5-1　肱骨髓腔的横截面形态转变图。在肱骨干的近端 1/3 髓腔呈圆柱形（a）。中段 1/3 呈椭圆形（b），远端 1/3 几乎没有髓腔（c），远 1/3 充满骨密质，有时导致髓内钉很难置入。

在 20 世纪的最后几十年，因为需要处理包括开放性骨折等不同类型的骨折，各种髓内钉的设计取得了巨大的发展。外科医生开始争论是否需要扩髓放置髓内钉。

扩髓增加了髓内钉和髓腔的接触面积，使髓内钉可应用于更为复杂的骨折和更靠近骨干远、近端的骨折。扩髓后因为能置入直径更粗的髓内钉，提高了骨和内植物界面的力学性能。但是，扩髓过程本身有一些固有的生物学缺点，特别是过度扩髓时髓内压的显著增高和扩髓过程中产热过高导致的骨坏死（Krettek，2007）。

在未扩髓时，显然是需要直径较小、实心且应该能锁定的髓内钉。如果髓内钉开口的位置不准确，或者髓腔的形状、粗细和髓内钉的几何形态不匹配，在置入髓内钉的时候就会出现问题。

不管髓内钉的类型和形状如何，恢复患肢的长度、对位、对线、旋转都是最重要的。在粉碎性骨折中，患肢的长度只能是远端横锁钉锁定后通过透视判断。成角畸形多发生于骨干远、近端的边缘骨折，特别是髓内钉较细的时候更容易发生。

置钉技术和入钉点的准备

在髓内钉置入过程中选择正确的开口位置是至关重要的，开口位置错误将导致骨折成角和旋转畸形。

在置钉过程中，要检查旋转力线和成角情况。在检查下肢旋转和成角力线时有几个小的技巧：一个有助于评价冠状面力线的技巧是拉绳技术，膝关节充分伸直，髌骨朝上（图 3.5-2）；另一个判断股骨旋转的技巧是和对侧比较，看小转子的形状。当

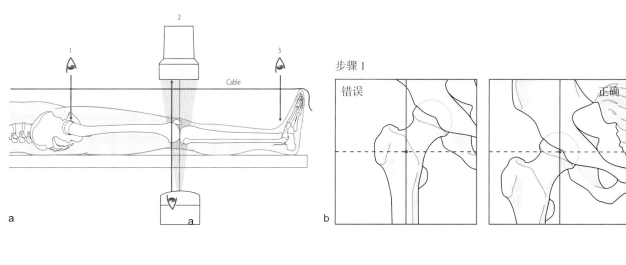

图 3.5-2　冠状面检测下肢力线。膝关节完全伸直，髌骨朝前（Hessmann，2017）。

髌骨朝前时，在远端被锁定后观察小转子的形态，如果和健侧一致就说明骨折端的旋转力线良好（图3.5-3）（Hessmann，2017）。

在术前，术者需要计划好如何实现骨折满意复位。在植入髓内钉前必须将骨折复位，因为仅仅依靠髓内钉是不能使骨折复位的。外科医生一定不能相信内植物能在骨折未正确复位的情况下解决复位问题。

有限切开技术能够极大地便利闭合性骨折复位，但是这也增加了骨折部位由于切开引起感染的风险。切开复位的感染率比闭合复位要高，但这并没有统计学意义（Tang 等，2006）。

小切口复位技术在股骨和胫骨骨折复位中经常使用。在股骨和胫骨中，需要十分小心地保持切口和髓腔的轴线一致，并且不能和髓内钉的开口位置太近（Hessmann，2017）。

开口位置的选择主要是根据髓内钉的几何形态、角度和远近端的曲度。顺行髓内钉和逆行髓内钉决定着股骨进针点的选择。同样，在置入胫骨髓内钉时，选择髌骨上还是髌骨下髓内钉也决定开口的位置。

大家对肱骨顺行髓内钉进针点的位置似乎有一个共识。最近应用更直的髓内钉设计后，医生避免了经肌腱入路的肩袖损伤。他们强烈建议选择一个

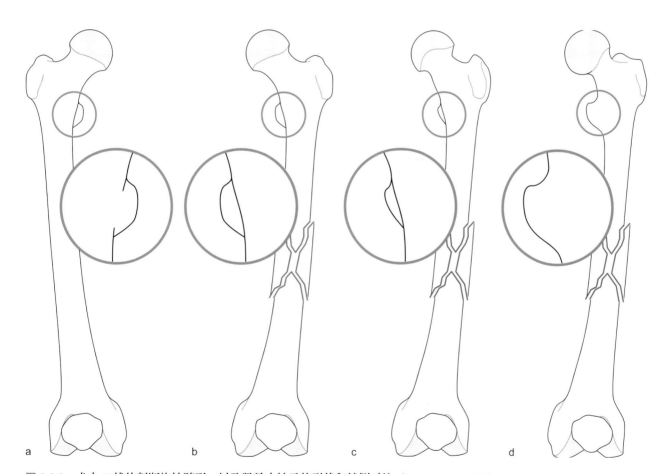

图 3.5-3　术中 X 线片判断旋转畸形，以及股骨小转子的形状和健侧对比（Hessmann，2017）。
a. 进行定位前，小转子的形态应该要和健侧的小转子相同（髌骨朝上）。
b. 在远端横锁钉锁定且髌骨朝前，近侧骨折端旋转，直至小转子的形态和健侧的大小相同。
c. 如果存在外旋畸形，小转子变小，部分隐藏在股骨干近端后方。
d. 如果存在内旋畸形，小转子变大。

更靠内侧的通过冈上肌肌腹的进针点，在肱骨头近端软骨面处选择进针。逆行肱骨髓内钉是一个挑战，因为这非常容易引起肱骨髁上骨折，而且缺少合适的肱骨逆行髓内钉和配套工具，因此，逆行肱骨髓内钉应用越来越少。

几乎所有的髓内钉，无论扩髓与否都是要求锁定。对于扩髓髓内钉要求是最好锁定，但对于非扩髓髓内钉要求是必须锁定，因为这些髓内钉直径更细。

锁定髓内钉利用钉上横孔，横行植入锁定螺钉将骨和髓内钉固定一起。一般情况下，定位横行髓内钉钉孔是困难的。远端的锁定过程实际上是通过在 C 臂下中心定位手动操作完成的，这要花费很长时间，而且使手术团队和患者长时间暴露在射线下（Ingrassia 等，2011）。

髓内钉近端锁定是通过和手柄相连的导向器完成的，在远端要求至少应用 2 枚（股骨远端）或 3 枚（胫骨远端）交锁螺钉。原因如下：

- 因为交锁螺钉和髓内钉的钉孔不是紧密锁定，所以可以发生摆动。这就可能引起不稳定和对位不良，特别是在冠状面上。置入 2 枚（股骨）和 3 枚（胫骨）不平行的远端交锁螺钉能减少这种摆动的发生。
- 内植物可能发生断裂，这和内植物的材质、设计、力学性能（如直径等因素，5 mm 的锁定钉比 3 mm 的锁定钉更结实）、表面光洁度、施加的应力和施加应力的周期有关。对于细髓内钉（比如非扩髓髓内钉），它的交锁螺钉的中心直径更小，这就导致钉子更容易发生疲劳断裂（Eberle 等，2010）。

阻挡螺钉

髓内钉应用于干骺端骨折时，更容易发生对位不良。肌肉的强力牵拉和干骺端宽大的髓腔导致了内固定后的不稳，甚至在远端锁定后仍然可能存在不稳定。在髓内钉旁置入阻挡螺钉是防止股骨或者胫骨骨折端向内外侧移动的一个可行的办法。这些螺钉（阻挡螺钉）减少了干骺端髓腔的宽度，迫使髓内钉在髓腔内中置，同时增加了骨和内植物的机械刚度。阻挡螺钉能够用于纠正对位不良、提高髓内钉稳定性和控制髓内钉。这些阻挡钉垂直于内植物可能的移位方向放置。在股骨远端和胫骨远端斜行干骺端骨折，阻挡螺钉还能够起到稳定作用，将剪切力转变为压应力。

对于原先放错位置的髓内钉容易滑入旧钉道的情况，阻挡螺钉可能有助于防止移位。阻挡螺钉也适用于顺行髓内钉因初始开口位置选择不佳（如在胫骨）导致近端骨折片对位不良的情况：髓内钉必须暂时取出，放置阻挡螺钉来阻挡错误的钉道，然后髓内钉再重新插入（图 3.5-4）（Krettek，2007）。

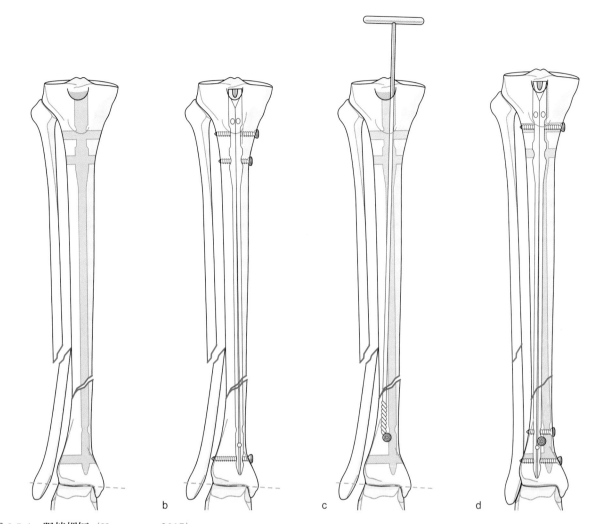

图 **3.5-4**　**阻挡螺钉**（Hessmann，2017）。

a. 临床病例示意图：骨折愈合后外翻畸形。在髓内钉取出后，发生再骨折。

b. 因为原先的钉道已经硬化，置入新的髓内钉时，髓内钉按照原先的钉道进入，产生了相同的外翻畸形。

c. 可以应用阻挡螺钉纠正外翻畸形：阻挡螺钉放置在原先髓内钉的钉道上进行阻挡，应用手动扩髓钻开出新的髓内钉钉道。

d. 当新钉道扩好后，再次置入髓内钉并锁定，锁定螺钉就保留在原位。

病例 1

病例介绍

87 岁老年男性，平地摔倒导致右髋关节股骨转子间骨折（AO/OTA 31A3）（图 3.5-5）。应用股骨近端防旋钉（proximal femoral nail antirotation，PFNA）固定骨折。术后发现轻度的外翻复位，导致在股骨距处存在间隙（图 3.5-6）。内植物位置不佳常是由骨折复位不佳造成的。在这个病例中，髓内钉的最近端高出大转子尖而螺旋刀片在股骨颈后 1/2。骨折间隙导致骨折不稳定，术后 1 个月内固定失败（图 3.5-7）。将内植物去除，内移远端骨块（骨干部分骨块）以获得更好的生物力学稳定性。130° 角状钢板固定骨折（图 3.5-6）。

第二次翻修手术的术前计划（图 3.5-8）：首先去除 PFNA（图 3.5-9），然后复位并用 130° 角状钢板固定（图 3.5-10）。将远端骨块内移使得骨折内侧有支撑，应用 130° 角状钢板固定骨折（图 3.5-10）。

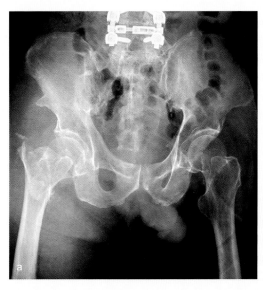
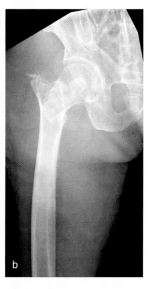

图 3.5-5 术前 X 线片显示右髋关节股骨转子间闭合性骨折。

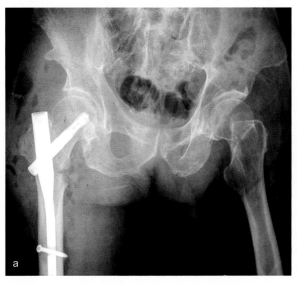
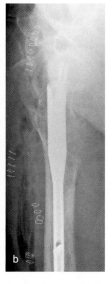

图 3.5-6 术后 X 线片。
a-b. X 线片显示由于轻度外翻复位，股骨距处出现间隙，骨折断端不稳定。

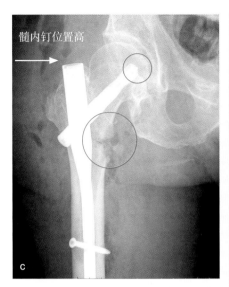

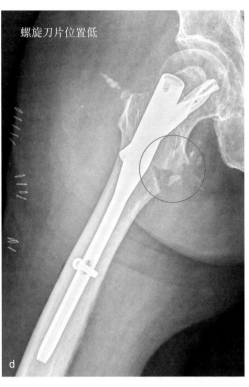

图 3.5-6（续） 术后 X 线片。

c-d. 内固定位置不佳是骨折复位不良的一个间接征象。在这个病例中，髓内钉尖的高度高
于大转子（c），而螺旋刀片在股骨颈的后 1/2（d）。

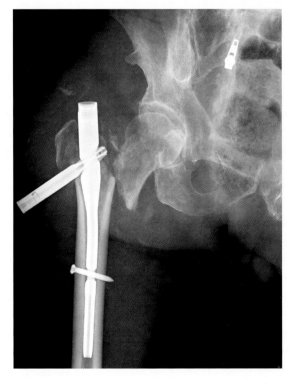

图 3.5-7 X 线片显示内固定失败：
不稳定导致 PFNA 的螺旋刀片在骨
质疏松的股骨头内产生摆动。

失败原因分析与反思

轻度外翻复位导致在股骨距区域产生一个间隙，由于没有内侧皮质支撑导致了不稳定。内固定位置异常是复位不良的间接征兆。在这个病例中，髓内钉尖端的高度高于大转子尖而螺旋刀片在股骨颈的后 1/2（图 3.5-6 c-d）。由于缺乏内侧支撑导致的不稳定使 PFNA 螺旋刀片在骨质疏松的股骨头中摆动，最终导致内固定失败。

在打入内植物之前，认真和全面地分析复位质量能够防止这种灾难性的并发症发生。重要的是，要牢记股骨近端骨折使用的髓内钉没有骨折复位作用，在手术过程中要一直检查骨折的复位情况。

最终结果

在挽救手术后 6 个月，骨折顺利愈合（图 3.5-11）。

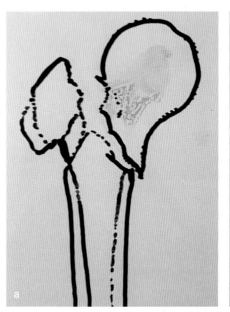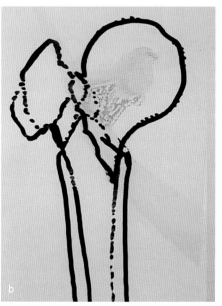

图 3.5-8　挽救失败的第一次手术的术前计划：将远端骨折端向内侧移位以使骨折获得内侧支撑。

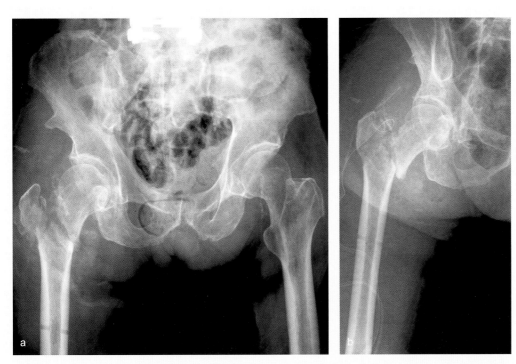

图 3.5-9　在矫正手术前去除股骨近端防旋钉（PFNA）揭示了更多的信息，即在骨质疏松的股骨头内摆动的螺旋刀片会在周围形成空洞，使股骨头和股骨颈骨质丢失，最终导致内固定失败。前后位（a）和轴位（b）X 线片显示去除 PFNA 后大转子是一个巨大的分离骨块。

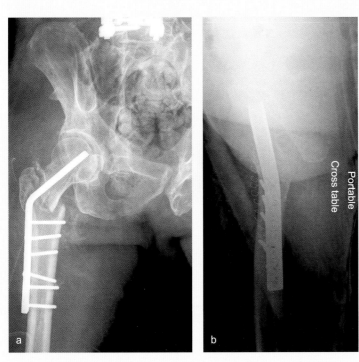

图 3.5-10　翻修手术应用一个角状钢板：前后位（a）和轴位（b）视图。

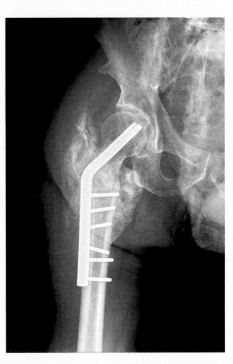

图 3.5-11　术后 6 个月 X 线片显示骨折愈合。

病例介绍

65 岁老年女性，平地摔倒导致左肱骨干螺旋骨折（AO/OTA 12A1）（图 3.5-12），患者无其他疾病。因为认为髓内钉是骨干骨折治疗的金标准，所以手术医师应用了专家型髓内钉。刚刚手术后患者就抱怨肘关节疼痛和肘关节屈伸活动受限，而且肩关节疼痛和明显活动受限。直到术后 2 个月，才发现髓内钉尖部的肱骨远端骨折（图

3.5-13）。近端，髓内钉开口似乎稍微偏外，近端的螺旋刀片没有完全没入骨质内（图 3.5-14）。最终，由于近端的髓腔过度扩髓，去除髓内钉后，应用微创钢板技术用长的扭转 PHILOS 钢板同时固定保护远近端骨折（图 3.5-15）。在术后，立刻进行辅助下的肩和肘的活动，在 4 个月后，两个关节活动范围都达到了功能要求（图 3.5-16）。

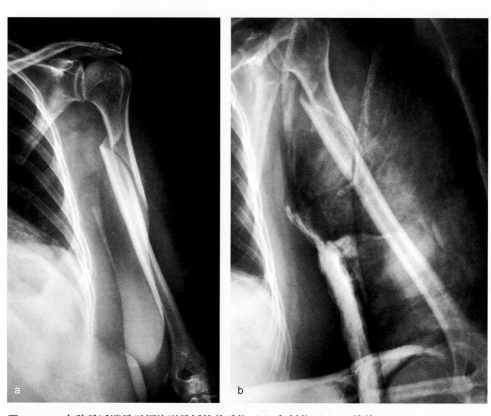

图 3.5-12 左肱骨近端骨干螺旋形骨折的前后位（a）和斜位（b）X 线片。

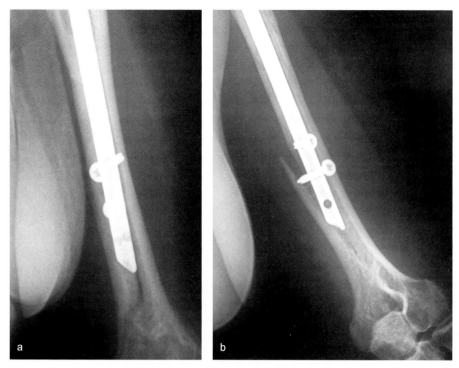

图 3.5-13　肱骨远端 1/3 的细节图，可以清楚地看到髓内钉周围骨折。

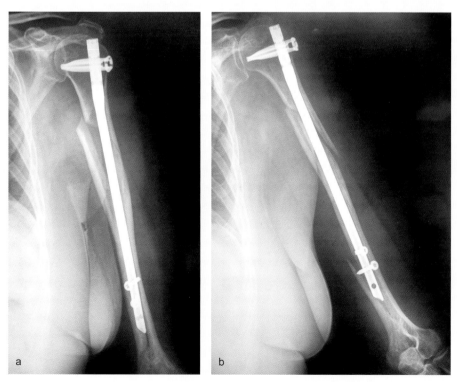

图 3.5-14　术后 2 个月 X 线片：远端髓内钉周围骨折在肱骨外旋位清晰可见（b）。

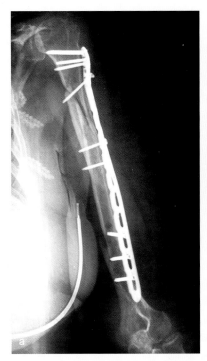
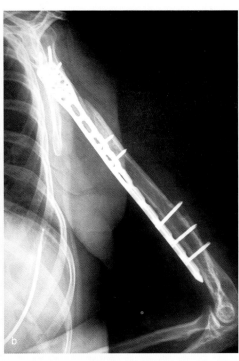

图 3.5-15　翻修手术随访 4 个月后 X 线片：最后的固定通过微创钢板技术，长扭转的
PHILOS 钢板作为保护钢板。

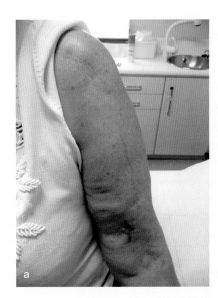
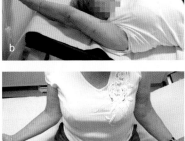
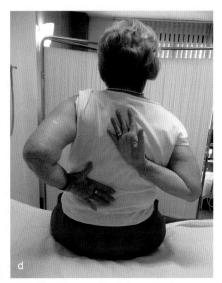

图 3.5-16　患者随访 4 个月后复查结果。

失败原因分析与反思

外科医生一定要熟悉局部解剖，肱骨的形状对髓内钉的应用是一个挑战，因为肱骨干的髓腔从近端的圆柱状到中 1/3 的椭圆，再到远端的 1/3 没有髓腔。远 1/3 肱骨呈三角形，里面是骨密质（图 3.5-17）。

医生还需要仔细思考应该怎样做和自己能怎样做的区别。如果没有选好最佳的入钉点或者形状与髓腔的直径和髓内钉的几何形态不一致，可能髓腔和髓内钉就较难很好地匹配。

最终结果

经过术后 4 个月的康复训练，患者的肩关节和肘关节的功能活动完全恢复（图 3.5-16 和图 3.5-17）。

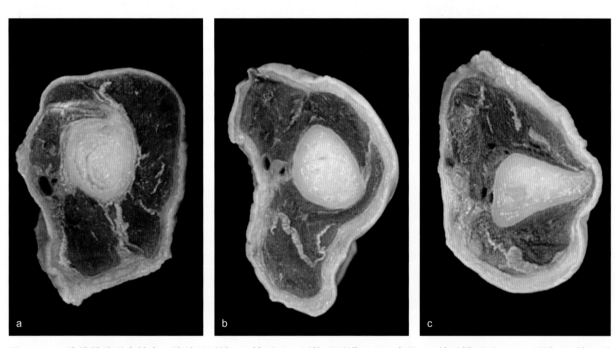

图 3.5-17　肱骨髓腔形态转变：肱骨干近端 1/3 处可见一圆柱形通道（a），中段 1/3 处呈椭圆形（b），远端 1/3 处几乎无管腔（c），其中充满骨密质，有时无法置钉。

病例介绍

55 岁男性，肥胖（BMI>30 kg/m²），在上公交车时摔倒，当即出现左下肢疼痛，不能行走，前后位和侧位 X 线片显示胫骨近端 1/3 处无移位的斜行骨折（AO/OTA 42A2）（图 3.5-18）。应用髓内钉治疗，术后拍片显示骨折处有尖端向前的

成角畸形（图 3.5-19）。术后力线尚可并进行早期康复治疗，但出现骨不连。经过 3 次手术后骨折愈合（第 1 次，动力化；第 2 次，去除髓内钉，取骨松质植骨后进行钢板固定；第 3 次，二次植骨）。但是最后遗留 20° 内翻畸形和 3 cm 肢体短缩（图 3.5-20）。

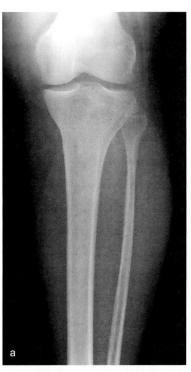 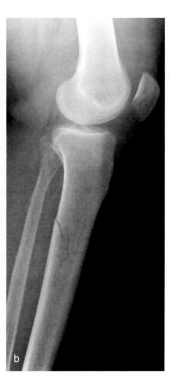

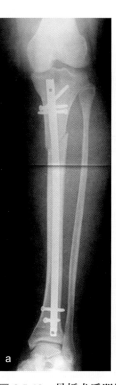 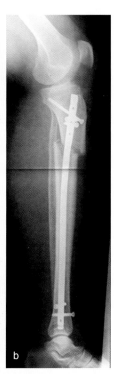

图 3.5-18　一例无移位的胫骨干斜行骨折的术前 X 线片。

a. 左侧膝关节和小腿的前后位 X 线片显示在胫骨干近 1/3 处的外侧皮质断裂，在断裂皮质周围可见两条轻微斜行的骨折线，骨折碎片无移位。

b. 膝关节和左小腿的侧位 X 线片。相比于前后位，无移位型骨折在侧位 X 线片中显示得更加清晰。

图 3.5-19　骨折术后即行 X 线片。

a. 左小腿术后全长前后位 X 线片。骨折已经用扩髓髓内钉固定。近端用 3 枚交锁螺钉固定，远端用 2 枚固定。虽然骨折线似乎很好，但是近端骨块还是向内侧轻微移位。

b. 左小腿全长侧位 X 线片。相比术前，近端骨折块在矢状面上移位更加严重。而术前骨折块在矢状面上无明显移位。近端骨折块向前移位和轻度向前成角。主要骨折块被静态锁定，但没有紧密的接触。

失败原因分析与反思

手术团队决定用髓内钉固定骨折。在髓内钉置入过程中，原本无移位的骨折发生移位，并出现对位不良。术后骨折块之间几乎没有接触。两个骨折块被几枚交锁螺钉静态锁定，骨块间的分离和对位不良在一个高度稳定的环境中会导致骨不连。近端骨折块向前移位和向前成角是髓内钉治疗胫骨近端骨折的一个典型问题。当直的髓内钉通过偏离中心的入钉点进入胫骨近端髓腔时就会发生移位。在髓内钉尖撞击后侧的皮质并沿着后侧皮质滑到骨折远端的过程中，就会对近端骨折块产生一个导致其移位的弯曲力（图 3.5-21）。通过以下几个技术可以避免此种并发症的发生：

- 屈曲膝关节 110° 以上可防止髌骨和进针通道之间的撞击。
- 应用点式复位钳夹持复位固定骨折。
- 通过髓腔外途径用一枚拉力螺钉固定骨折。
- 在近端骨块后侧皮质之前，自内向外打入一枚阻挡螺钉。
- 轻度屈曲膝关节，用髌骨上入路置钉。

最终结果

正如我们预测的那样，患者发生骨不连。患者主诉部分负重时有持续的、较重的疼痛，为了加速骨折愈合，髓内钉进行了动力化，去除了远端的横行锁钉。但是由于腓骨是完好的，并没有达到通过胫骨的短缩使骨折间隙加压的效果。术后 8 个月，去除髓内钉，行外侧钢板固定加骨松质植骨术。由于再次发生延迟愈合，第 3 次行骨松质植骨术。伤后 30 个月，骨折才逐渐愈合。图 3.5-20 是伤后 8 年的 X 线片，显示有 20° 内翻畸形和 3 cm 的肢体短缩。患者拒绝行进一步矫形术。

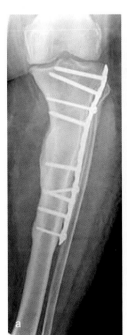
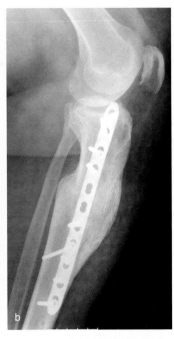

图 3.5-20　术后 8 年 X 线片。
a. 前后位 X 线片显示髓内钉已经被去除，进行了钢板固定加植骨术。
b. 膝关节和左小腿的侧位 X 线片。

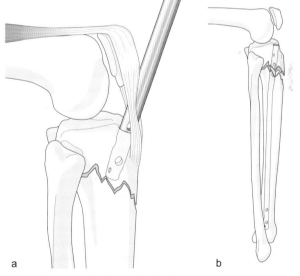

图 3.5-21　近端骨折块的弯曲力导致移位 [图示改编自 Rommens 等（2015）]。
a. 通过一个不在髓腔轴线上的进针点置入直行髓内钉，以固定胫骨近端干骺端无移位的斜行骨折。
b. 在髓内钉置入过程中，近端骨折块会向前方移位和向前成角。当髓内钉的尖端撞击后侧皮质并沿着后侧皮质向远端滑动，这时会对近端骨块施加一个弯曲力导致其向前成角。

病例介绍

44 岁男性，无基础疾病，运动扭伤右小腿，为 Gustilo Ⅰ 型胫骨骨干中下 1/3 简单螺旋形骨折，同时伴有相关的腓骨近端骨折（AO/OTA 42A1；Gustilo Ⅰ 型）（图 3.5-22）。

伤后即开始应用抗生素，伤后 4 天应用扩髓髓内钉治疗骨折（图 3.5-23）。术后 3 天患者出院，并嘱患者可以拄拐部分负重行走。门诊复查，患者主诉膝关节前内侧疼痛，在屈膝关节的时候髌韧带有绞锁感。术后 6 个月门诊复查（图 3.5-24），骨折端持续疼痛，同时可见远端的横锁钉断裂。患者同时抱怨屈膝时疼痛。

在接下来的复查中，可见到越来越严重的骨折端突出和髓内钉近端突出于皮下。所以，术后 13 个月去除髓内钉（图 3.5-25）。

在去除内固定的手术中，近端的横行锁钉全部去除，远端的横行锁钉只能部分去除，断钉留在髓内钉孔内。应用髓内钉取出器和锤子反复使劲敲击，但是由于螺钉嵌入了骨松质内，所以断钉未能取出（图 3.5-26）。由于远端横锁钉嵌入骨松质内，所以这次手术未能成功取出髓内钉（图 3.5-27）。患者抱怨有持续膝关节疼痛和日常活动受限。

在术后 1 个月又进行了一次计划充分的内固定取出术。患者取仰卧位，下肢可以活动，可以旋转到一个支架上，行小腿后内侧切口，通过另一端在皮质上开窗取出断钉（图 3.5-28）。远端的断钉去除后，应用髓内钉取出器将小腿髓内钉去除（图 3.5-29）。

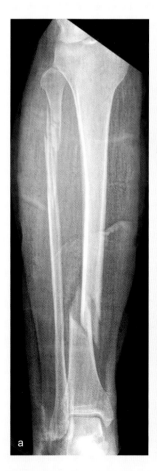
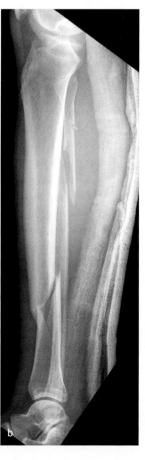

图 3.5-22 胫骨远端骨干骨折的前后位（a）和侧位（b）X 线片。

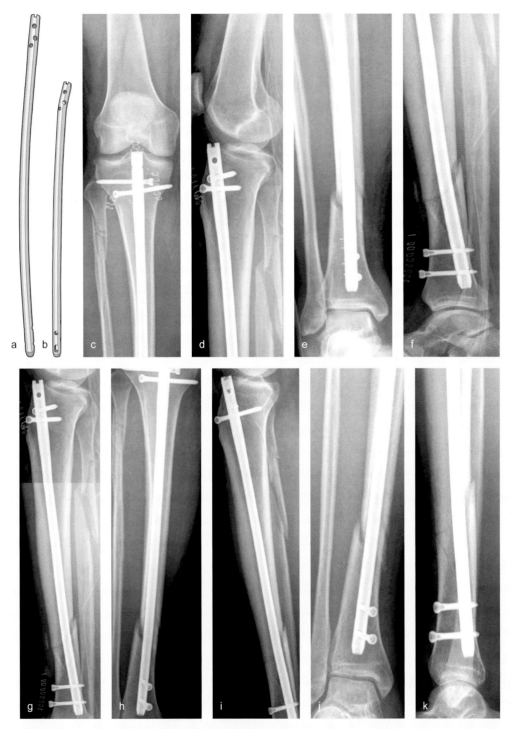

图 3.5-23　骨折后扩髓并用锁定髓内钉固定后的 X 线片。

a-b. 股骨顺行髓内钉（a）和胫骨顺行髓内钉（b）。它们的设计和曲度是不一样的，是为了适应骨的不同形态。

c-f. 胫骨髓内钉固定术后即行 X 线片。

g.　在侧位片中，没有看到小腿髓内钉在近端的正常可见的向后的弧度。在小腿远端的弧度造成骨折远端向后移位。

h-k. 术后 2 个月复查 X 线片。

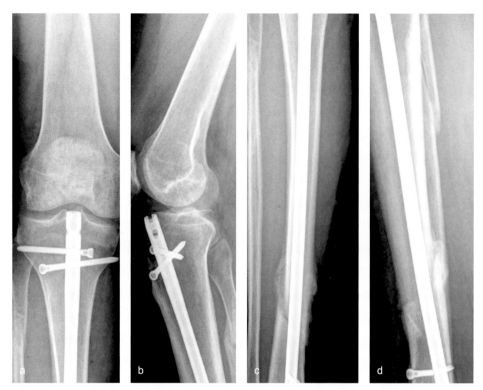

图 3.5-24　术后 6 个月的 X 线片。远端锁定螺钉的断裂（d）导致骨折处坍塌和主要的骨折片紧密接触（c-d），这有利于骨折端的骨痂形成和愈合过程。

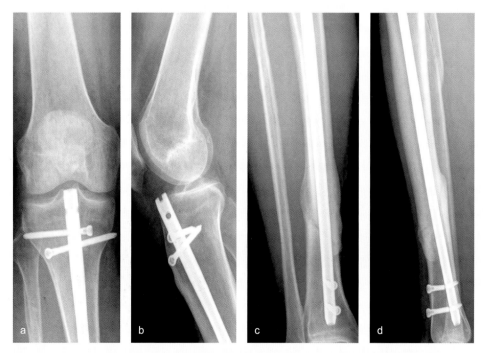

图 3.5-25　术后 13 个月 X 线片。远端横锁钉断裂。近端可以看到内植物的撞击（c-d）。髓内钉的近端突出于皮下，导致疼痛和髌韧带炎症。

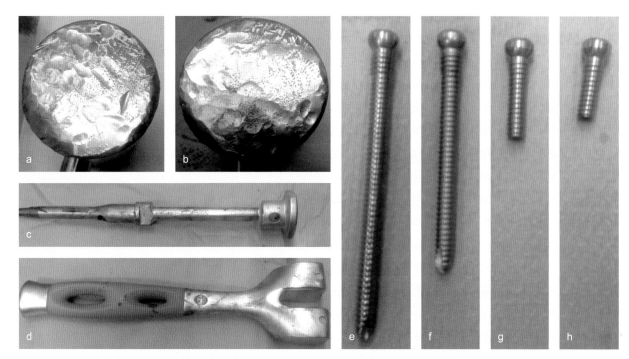

图 3.5-26 髓内钉取出器 (a-d) 和拔出的螺钉 (e-h)。
a-b. 猛烈敲击的痕迹。
c. 髓内钉取出器。
d. 锤子。
e-f. 锁定螺钉。
g-h. 断裂的锁定螺钉。

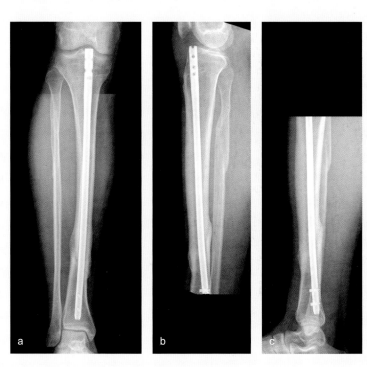

图 3.5-27 首次尝试取出髓内钉术后的 X 线片。注意断钉残留在髓内钉远端钉孔内 (b-c)。

失败原因分析与反思

骨折需要在无菌条件下，通过肌肉、神经、血管间隙，解剖复位，使主要骨折块接触，并通过加压螺钉使骨折块之间加压，这样就能获得绝对稳定性，然后用一个塑形好的中和钢板保护。如果骨折解剖复位和坚强稳定就能达到没有骨痂的一期骨折愈合，加压螺钉可以经过钢板或者在钢板之外。

骨干骨折也可以应用髓内钉来治疗，但是至少是胫骨远端骨折。由于髓腔宽大，髓内钉不能达到骨折充分稳定，特别是最新一代胫骨髓内钉应用到胫骨近端和极远端的骨折。在进行远端锁定之前，要十分注意防止膝关节的内外翻畸形，否则将导致胫骨的力线异常。

髓内钉允许患者在术后早期部分负重行走。但是要求严格的手术技术，有时候还会比较复杂，比如在这个病例中，髓内钉置入和取出技术（当需要时）都要求有精湛的髓内钉技术。此病例失败首先是应用了错误的髓内钉。在这个病例中，应该应用膝部髓内钉，这种髓内钉可以作为倒打钉固定股骨骨折，也可以顺行打钉固定胫骨骨折，但是术者错误地选择了股骨髓内钉。股骨髓内钉有特殊的曲度适应股骨髓腔而胫骨髓内钉没有这个曲度，所以股骨髓内钉不能用于胫骨骨折。股骨和胫骨髓内钉的生物力学要求是不一样的，因此，本例中股骨髓内钉固定胫骨骨折，胫骨髓内形状使得钉子近端更容易前凸。远端的横行锁钉也和常规胫骨远端锁钉的位置不一样。另外，术者在拿到髓内钉和将它插入髓腔之前也没有好好检查，它可能在手术之前就由于不正确的储存而损坏了。

当有断钉仍存在于钉孔内而强行拔出髓内钉时，可能出现横钉卡在髓腔变窄的骨折部位或者髓内钉的接头处的情况。为了去除断钉，可能需要开一个小骨窗，在 C 臂机监视下从钉孔内敲击顶压取出，或者从对侧开窗取出。强力去除卡死的髓内钉可能发生严重的并发症，如引起骨折或较重的软组织损伤等。

最终结果

幸运的是，这个病例的术者没有采用可能引发严重并发症的强力锤击的方法去除髓内钉。

随访 1 年后，患者从临床和影像学的方面来看都恢复良好，没有疼痛且功能完全恢复（图 3.5-30）。

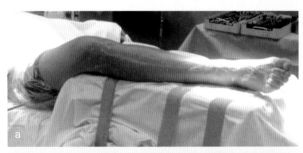
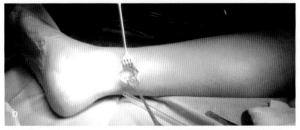
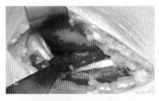
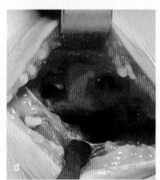
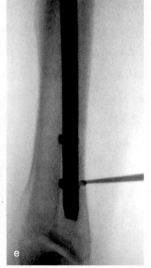

图 3.5-28 患者处于仰卧位，再次手术以取出内植物（a-b）。在胫骨远端水平做纵行内侧切口，在远端螺钉水平逐层解剖（c-d）。在胫骨皮质上开窗取出锁定钉的残留部分（e）。

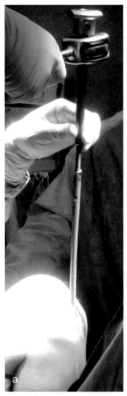
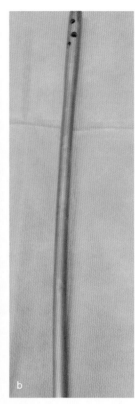

图 3.5-29　术中图片显示应用常规方法去除髓内钉，无并发症发生 (a)。b 为从胫骨取出的股骨髓内钉的术中图片。

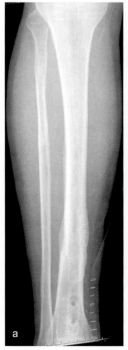
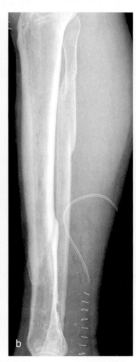
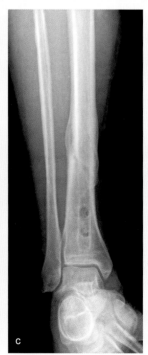
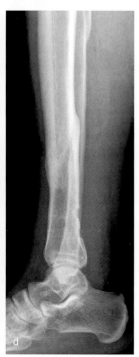

图 3.5-30　术后 (a-b) 和随访 1 年后的 X 线片 (c-d)。
a-b. 术后前后位 (a) 和侧位 (b) X 线片。
c-d. 去除内植物 1 年后的前后位 (a) 和侧位 (b) X 线片。

病例介绍

17 岁男孩，摩托车伤，左股骨干粉碎性骨折（AO/OTA 32C3）。患者在急诊室进行高级创伤生命支持后，气道、呼吸、循环、残疾、暴露／检查（ABCDE）显示正常，但是患者有多处擦伤和左股骨干骨折（图 3.5-31）。在进手术室之前进行了骨牵引。

手术计划使用螺旋外侧股骨髓内钉（lateral femoral nail，LFN），这种髓内钉是该医院 2013 年引进的新型内固定装置。开口位置在大转子外侧，这使得操作更方便，但是有时候开口位置不容易找准。开口位置对于旋转髓内钉来说非常重要，如果开口不对会使复位丢失。

术后即行的 X 线片显示患者左下肢外旋超过 30°（图 3.5-32）。术后 CT 显示股骨骨折处外旋 36°（图 3.5-33）。骨折端粉碎是导致力线不好的一个原因，但开口位置过于靠前是内固定失败的最基本原因（图 3.5-34）。

先取出髓内钉，纠正旋转畸形，然后再次行髓内钉固定。重新选择进针点，然后置入新的外侧股骨髓内钉（LFN），纠正了对位不良和旋转畸形，使双下肢对称。术后行辅助下的膝关节和髋关节活动，术后 4 个月膝、髋关节功能良好。

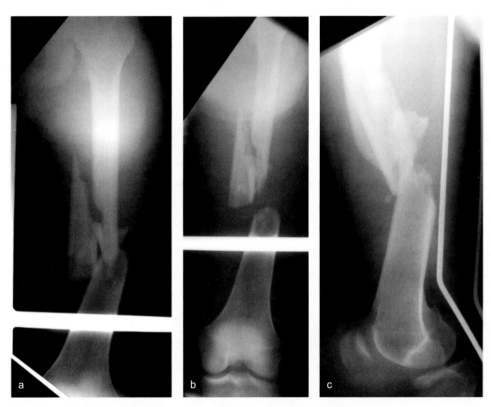

图 3.5-31　前后位（a）和后位（b-c）X 线片显示左股骨粉碎性骨折。

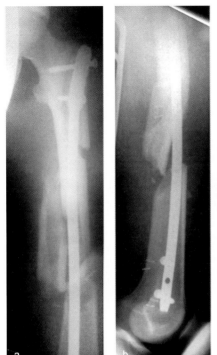

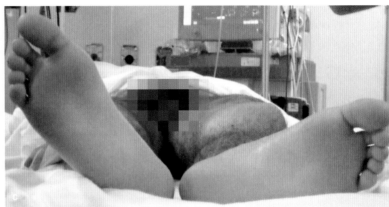

图 3.5-32　术后 X 线片（a-b）和临床大体照（c）显示右下肢外旋畸形。

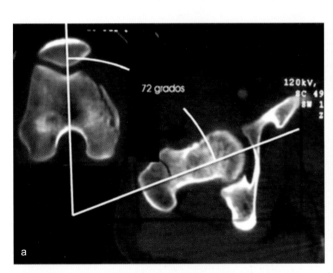

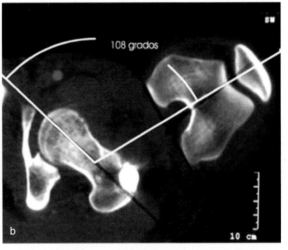

图 3.5-33　术后 CT 扫描显示股骨复位时外旋约 36°。

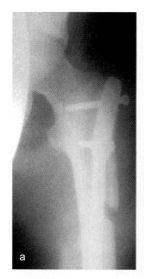
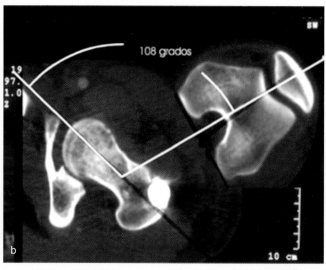

图 3.5-34　外侧皮质粉碎导致股骨外旋，同时进针点太偏前。

失败原因分析与反思

在侧位大转子上选择正确的进针点，使髓内钉在远侧骨折端中置是避免骨折对位不佳和出现旋转畸形的关键。

新的髓内钉的设计是为了应用于不同的骨折类型、骨折位置和复合损伤中的骨折，这极大地拓展了髓内钉的使用范围。每一个新的髓内钉都有自己的技术要求和自己特殊的工具。

对每一个髓内钉来说，进针点是不同的，它们可能有特定的技术要求。因此在第一次使用新髓内钉之前要阅读操作手册。首先将新的器械应用于简单病例，这样可以缩短学习曲线。但是我们一定要耐心，不要想着很快就能学会。

最终结果

骨折愈合，第二次返修手术之后力线正常，没有短缩和旋转畸形（图 3.5-35）。第二次手术后 4 个月功能和活动恢复正常（图 3.5-36）。第二次手术 1 年后去除内固定（图 3.5-37）。左下肢功能完全恢复，患者可以进行体育运动。

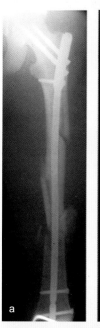
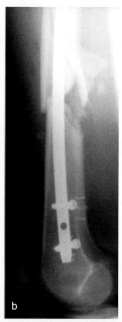
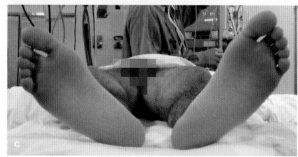

图 3.5-35　术后 X 线片（a-b）和临床大体照（c），显示第二次手术后双侧对称，无旋转畸形。

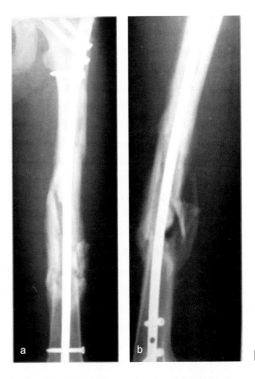

图 3.5-36　第二次手术 4 个月后 X 线片。

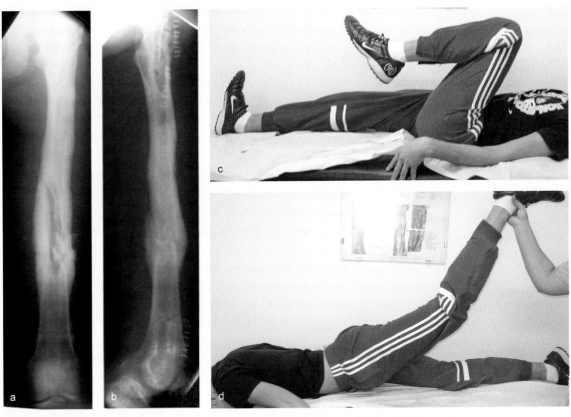

图 3.5-37　髓内钉去除后 X 线片（a-b）。髓内钉去除后检查髋关节功能的临床大体照（c-d）。

要点提炼

- 在术前，医生需要计划骨折如何复位。在置入内固定之前必须复位骨折，因为仅凭借插入内固定不可能达到骨折的满意复位。

- 髓内钉的禁忌证是和骨折的位置、骨折的形态相关的。在复合损伤中，患者有严重的颅脑损伤或者胸部损伤、失血性休克或者 ISS 评分高都不应该行早期终极髓内钉固定。

- 肱骨髓腔的形态是变化的，从近端 1/3 的圆柱形到中 1/3 的椭圆形到远端无髓腔，肱骨远端呈三角形，且充满骨密质。

- 逆行肱骨髓内钉是一个技术要求极高的技术，肱骨髁上骨折的发生率高。

- 髓腔扩髓增加了骨和内固定的接触面积，扩髓有力学上的优势（因为扩髓产生炎性反应，同时扩髓产生的骨削在髓腔内产生自体骨移植）。生物力学的优势是由于扩髓能够打入直径更粗的髓内钉，增加了抗弯力和抗扭转力，同时减少了疲劳断裂的发生。

- 如果使用不扩髓的髓内钉，可以选择直径较细、实心的锁定髓内钉。

- 选择正确的进针点是非常重要的，进针点选择错误将导致内外翻锁定髓内钉。

- 为了判断股骨旋转力线，需要评价小转子的形状，并和对侧对比。

- 髓内钉近端锁定是通过和手柄相连的导向器完成的，远端锁定推荐使用至少 2 个（股骨）或者 3 个（胫骨）交锁螺钉。

- 阻挡螺钉能够用于纠正对位不良，提高髓内钉稳定性和控制髓内钉，这些螺钉垂直于髓内钉可能偏移的方向置入。

参考文献

[1] **Eberle S, Bauer C, Gerber C, et al.** The stability of a hip fracture determines the fatigue of an intramedullary nail. *Proc Inst Mech Eng H.* 2010;224(4):577–584.

[2] **Hessmann MH.** Intramedullary nailing. In: Buckley RE, Moran CG, Apivatthakakul T, eds. *AO Principles of Fracture Management.* 3rd ed. Stuttgart New York: Thieme; 2017:217–240.

[3] **Ingrassia T, Mancuso A, Ricotta V.** Design of a new tibial intramedullary nail. Paper presented at: Proceedings of the IMProVe 2011. International conference on Innovative Methods in Product Design; June 15–17, 2011; Venice.

[4] **Krettek C.** Intramedullary nailing. In: Rüedi TP, Buckley RE, Moran CG, eds. *Principles of Fracture Management.* 2nd ed. Stuttgart New York: Thieme; 2007:257–284.

[5] **Rommens PM, Hessmann MH.** Proximal Tibia. In: Rommens PM, Hessmann MH, eds. *Intramedullary Nailing: A Comprehensive Guide.* London: Springer; 2015:331–346.

[6] **Tang P, Gates C, Hawes J, et al.** Does open reduction increase the chance of infection during intramedullary nailing of closed tibial shaft fractures? *J Orthop Trauma.* 2006 May;20(5):317–322.

第 **6** 节 导向系统和内植物组装导致的失败

Failures due to guided targeting and implant assembly

理性不能指引，行动决定一切。

—— Tim Pethick

锁定内植物（尤其是锁定钢板）增强了结构的稳定性，使骨折的治疗取得了长足进步（Fernández 等，2019；Tejwani 等，2011）。

锁定内植物允许经皮拧入螺钉，减少了对生物学的干扰。锁定螺钉在导向器引导下正确植入后即完成锁定。锁定螺钉钢板系统增强了抗拔出力，提供了更可靠的固定，尤其适用于虚弱的或者骨质疏松的患者。如果锁定螺钉没有与钢板的锁定孔锁定就会导致螺钉在钢板和骨两侧松动，进而影响骨折复位的质量，导致内固定失败（Clavert 等，2010）。

许多内植物，特别是髓内钉，需要连接导向器植入，连接导向器时需要注意牢固和正确安装（图3.6-1a-b）。操作过程必须小心，锤击导向器连接手柄可致导向器变形，影响准确性，故应予以避免。如果需要，在导向器手柄上连接打入接件，轻柔锤击接件以助髓内钉的植入。

如果是转子间髓内钉，医生借助导向器能够将螺钉植入股骨头颈的正确位置。使用短转子间髓内钉时，远端不管植入静力还是动力锁定钉，都可经同一个导向器植入。导向器变形或者没有充分拧紧将导致锁钉不能顺利植入主钉钉孔。手术医生必须确保导向器与转子间髓内钉拧紧。在手术过程中需要反复将导向器与髓内钉拧紧，避免发生导向器偏移而致螺钉不能植入。

在应用有导向器的内植物时（髓内钉或者锁定钢板），不管是应用何种器械或者技术，骨折复位和内植物的植入都有一个学习曲线。与传统的开放手术相比，经皮技术在骨折复位上更具有挑战性。选择组配良好的内固定系统纠正骨折的复位不良。

应该始终牢记的是：只有骨折复位后才能植入内植物，我们不能依靠其本身复位骨折。

手术之前应当检查所有组件是否装配正确并拧紧。同时有必要说明的是手术结果和术者的术前计划密切相关：内植物在骨内的恰当位置，术中 C 臂机透视在任何投射角度都显示骨折复位良好。仅在一个透视角度下骨折复位和内固定位置满意是不够的。在关闭伤口之前要进行检查以确保在所有投射角度下骨折复位和内固定位置都满意。

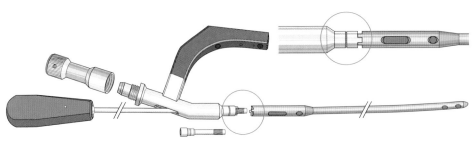

a

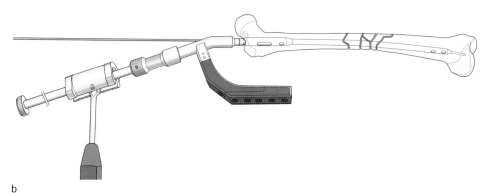

b

 c

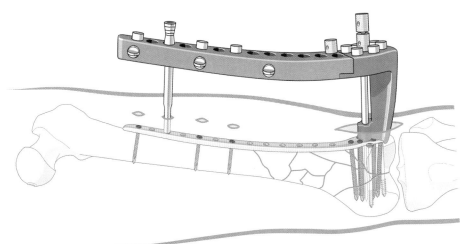

图 3.6-1 组装内植物和导向器。

病例介绍

85 岁女性，在街上走路时摔倒。气道、呼吸和循环（按照高级生命支持 ABC）检查均满意，但患者患有高血压。诊断为右股骨髁上骨折（AO/OTA 33A3）（图 3.6-2）。计划应用股骨远端微创固定系统（less invasive stabilization system-distal femur，LISS DF）进行微创钢板接骨术（MIPO）。

患者取仰卧位，膝关节轻度屈曲（可自由活动）。手术入路分 3 个窗口。钢板借助导向器在肌肉深层从远端向近端插入。术中用复位钳钳夹钢板使其与骨贴附，最后通过套筒用电钻植入锁定螺钉。因为术者认为不锈钢不会出现冷焊接，所以没有按照要求应用扭力扳手手动拧紧锁定螺钉。

术后 X 线片显示骨折力线良好，但是骨折远端向内侧移位，最远端螺钉与关节面平行，在远端，LISS DF 钢板在干骺端位置偏前（图 3.6-3）。术后，患肢很快就进行膝关节和髋关节的不负重主动活动。术后 5 天患者出院，转至家庭护理中心。术后 6 周 X 线片显示复位丢失，远端的锁定螺钉固定失效并移位（图 3.6-4）。

翻修手术包括将 LISS DF 钢板取出，清理骨折断端，骨松质自体移植植骨，关节面骨折拉力螺钉固定和一个长的动力髁螺钉（dynamic condylar screw，DCS）钢板固定（图 3.6-5）。

术后 6 周禁止患肢负重，在指导和辅助下活动髋和膝关节。术后第 7 周借助助行器行走。术后 3 个月 X 线片显示骨折端有骨痂出现，无螺钉松动（图 3.6-6）。

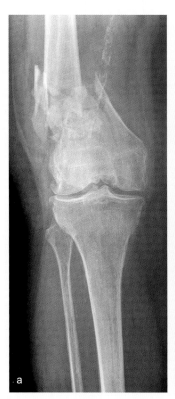
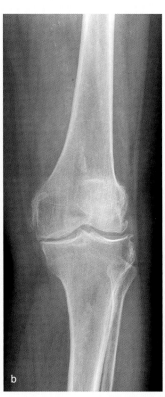
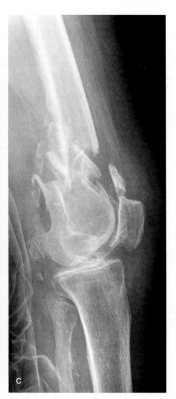

图 3.6-2　X 线片示右股骨髁上骨折。

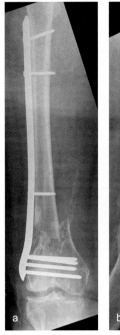
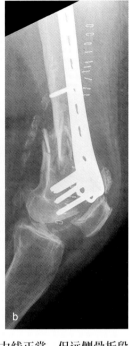
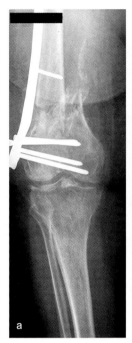
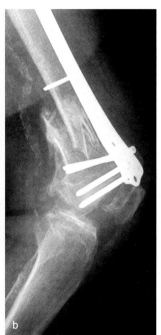

图 3.6-3　术后显示力线正常，但远侧骨折段向内侧移位。远端螺钉平行于关节面，值得注意的是，LISS DF 钢板在干骺端位置偏前。

图 3.6-4　术后 6 周显示复位丢失，远端的锁定螺钉固定失效并移位。

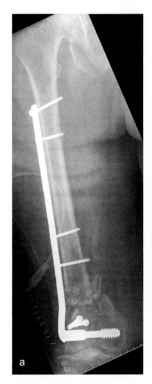
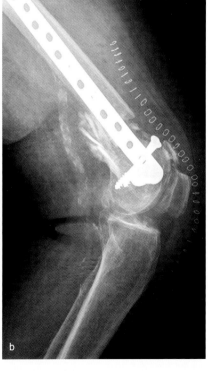

图 3.6-5　翻修手术后 X 线片示 LISS DF 钢板取出，清理骨折断端，骨松质自体移植植骨，关节面骨折拉力螺钉固定和一个长的动力髁螺钉钢板固定。

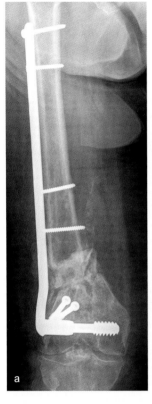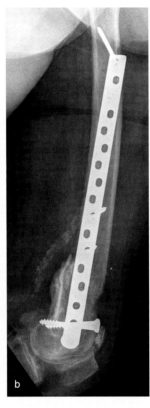

图 3.6-6　术后 3 个月 X 线片示骨折断端有骨痂生成，无螺钉松动。

失败原因分析与反思

尽管第一次手术后骨折的力线可以接受，但由于骨折远端向内侧移位，导致复位并非十分满意。在植入内植物之前，骨科医生应检查套筒是否与导向瞄准装置和钢板螺纹孔匹配。在开始手术前，必须借助 C 臂机通过精准的膝关节前后位和侧位影像进行验证。

使用电钻植入锁定螺钉的正确方法是先将扭矩限制器安装在电钻上，再将扭矩限制器与螺丝刀柄组装。通过导向器植入螺钉，开始的时候用电钻缓慢拧入螺钉，然后加速，最后当快要拧紧的时候再减速。最后应用扭力改锥手动拧紧螺钉。当听到"咔塔"一声后就是达到了最佳的扭矩（Egol 等，2004）。

建议在手术完成前从三维角度检查骨折复位的情况（前后位和侧位或轴位），尽量避免失误。

如果 LISS DF 钢板位于股骨远端的前 1/3，会出现内固定凸出和髂胫束的激惹，因此植入钢板需要紧贴皮质。

老年人体质较弱，不可能部分负重行走，因此，当他们行走时会全部负重。当没足够的骨痂形成时，内植物将承担全部体重，这会导致金属内植物的疲劳和失败。而不负重会导致严重的肌肉萎缩，从而影响患者的生活质量。

手术成功的关键在于术者遵从内固定的原则和精准的操作。针对不同操作技术的要求制订一个计划列表非常有用，尤其是需要使用手动扳手时。

最终结果

患者骨折愈合，借助助行器可以行走，无明显疼痛，恢复了日常居家生活。但是在骨折最初的 6 个月生活质量较差。

病例介绍

83 岁女性，在家中站立时摔倒，平时与女儿一起生活。气道、呼吸和循环（按照高级生命支持 ABC）检查均满意。患者合并高血压、失聪和慢性贫血。诊断为右股骨转子间骨折（AO/OTA 31A1）（图 3.6-7）。

术者应用股骨近端防旋髓内钉（PFNA）（130°，长 170 mm，直径 10 mm，远端应用静态锁定螺钉）治疗骨折。手术团队没有检查髓内钉和导向器的匹配情况，术者试图将 130° 的 PFNA 通过 125° 的导向器植入。当术者发现问题后，他们更换为 130° 的导向器。但是，手术团队没有将导向器和髓内钉拧紧，而且未在一条直线上，这导致术者未意识到锁定钉并没有通过锁定孔。不正常的是髓内钉的尖端靠在了内侧皮质，术中透视（一个投照角度）髓内钉顶于髓腔内侧壁，锁定螺钉似乎通过了远端的锁定孔，但这张术中照片很有误导性，导致了术者的判断失误（图 3.6-8）。术后 X 线前后位和轴位片显示骨折复位丢失，锁定螺钉并没有通过髓内钉的锁定孔，实际上位于股

骨干的近后侧。而更重要的是患者下肢短缩和外旋畸形，站立甚至坐位都有明显疼痛（图 3.6-9）。

由于手术间的原因和避免依诺肝素的副作用，在首次内固定术后 2 天就实施翻修手术。麻醉医生对术中的凝血情况进行监测是非常重要的。在翻修手术过程中，股骨干近 1/3 外侧皮质骨折，所以在髓内钉固定之前应用钛缆环扎。

翻修手术在 C 臂机监测下进行。复位需要一定的手术技巧和方法。借助单钩闭合复位股骨颈，应用钛缆固定外侧壁骨折（图 3.6-10）。

按计划手术步骤如下：首先，患者置于可透 X 线的手术床上，取出内植物，然后牵引复位骨折，重新植入髓内钉，同时应用骨水泥加强固定。正确使用导向系统，植入 125° PFNA（长 240 cm，直径 10 cm），远端动力锁定。手术团队检查了导向套筒和髓内钉植入手柄的匹配情况。在更换髓内钉的时候，股骨近 1/3 外侧皮质发生骨折，因此在髓内钉植入之前应用钛缆固定（图 3.6-10 和图 3.6-11）。骨水泥填充股骨颈和股骨头骨缺损区域。

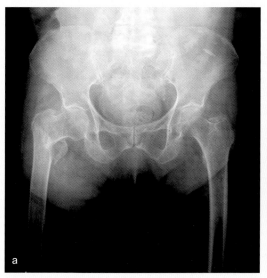
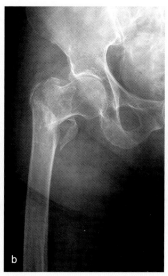
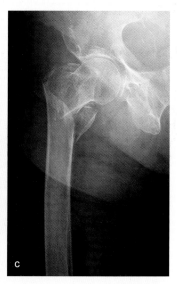

图 3.6-7　X 线片示右股骨转子间骨折（a-b）、骨盆轴位像（c）。

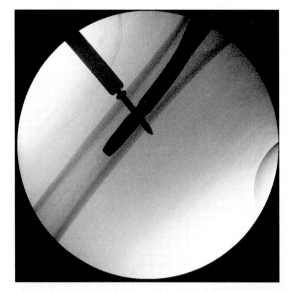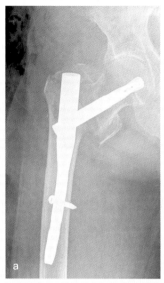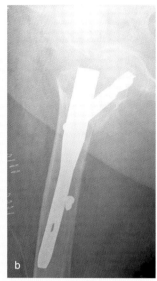

图 3.6-8　第一次术中 C 臂机图像：不正常的是髓内钉顶于髓腔内侧壁，锁定螺钉似乎通过了远端的锁定孔，但这是一个假象，导致了术者判断失误。

图 3.6-9　术后 X 线片示复位丢失，锁定螺钉位于锁定孔之外，锁钉的位置偏后、靠近端，患肢外旋、短缩畸形。

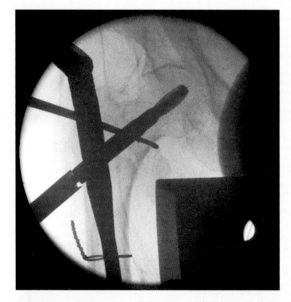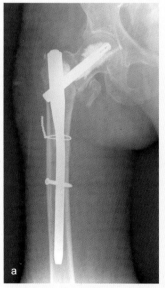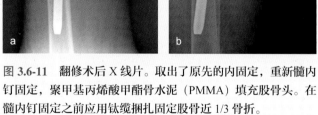

图 3.6-10　翻修术中 C 臂机透视。借助单钩闭合复位股骨颈处骨折，钛缆固定第一次手术时并未发现的外侧皮质骨折。

图 3.6-11　翻修术后 X 线片。取出了原先的内固定，重新髓内钉固定，聚甲基丙烯酸甲酯骨水泥（PMMA）填充股骨头。在髓内钉固定之前应用钛缆捆扎固定股骨近 1/3 骨折。

失败原因分析与反思

骨折没有解剖复位，同时锁钉没有通过主钉远端的锁定孔，导致了骨折复位不良，断端不稳定。这在一定程度上是由于导向器安装不当造成的。导向器的选择错误并不少见，为了避免此类错误发生，必须制作手术清单，按照清单的步骤确定内植物和相对应的辅助工具。

必须检查髓内钉和植入手柄的匹配情况。在插入内植物之前必须检查套筒和导向器及髓内钉孔是否匹配。手术开始前，术者必须通过 C 臂机投照标准的正侧位。

中短型转子间髓内钉，可以通过连接于髓内钉植入手柄的导向套筒植入锁定螺钉。选用静态锁定还是动态锁定螺钉取决于骨折的型态和骨折的初始稳定性。建议在手术结束之前进行三维 X 线（前后位和侧位或轴位）评估，如有问题及时纠正。

最终结果

患者骨折愈合，能够扶拐走路。患者恢复了大部分功能，但在骨折后 1 年内生活质量较差（图 3.6-12）。

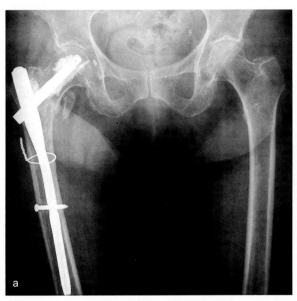
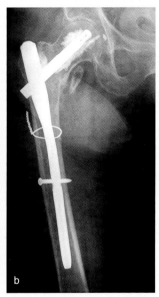
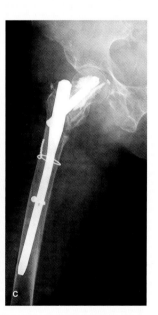

图 3.6-12 术后 6 个月随访 X 线片。髋关节前后位（b）和轴位（c）X 线片显示股骨转子间骨折和转子下外侧皮质骨折都有愈合迹象。骨盆前后位（a）X 线片显示右下肢无短缩。螺旋刀片无松动、移位，骨水泥与骨、内植物之间未见间隙形成。

病例介绍

46 岁男性,从 2 m 高的楼梯上摔下致左股骨转子下骨折 (AO/OTA 31A3) (图 3.6-13)。患者身高 1.74 m,体重 105 kg,肥胖,无其他基础疾病。最初行转子间髓内钉固定治疗。术后 4 个月,患者诉左髋部疼痛,随后行左髋关节置换术。

治疗不稳定的股骨近端骨折最好的方法就是转子间髓内 (intramedullary,IM) 钉固定,因为它的机械稳定性优于髓外固定。长的转子间髓内钉适用于向远端延伸的转子下骨折。

选用长的股骨近端髓内钉治疗该骨折,从机械角度讲,在转子下内侧壁对弯曲力可以提供更好的支撑。

术后 1 周 (图 3.6-14) 和术后 1 个月 X 线片 (图 3.6-15) 显示骨折愈合情况正常。术后 4

个月,患者诉左髋转子间部位疼痛。由于臀中肌无力,导致 Trendelenburg 跛行并需要拐杖辅助行走。

髋关节活动良好,但是患者主诉疼痛和大腿肌肉萎缩 (图 3.6-16)。

术后 4 个月股骨近端的轴位片 (图 3.6-16 e-f) 显示股骨颈的螺钉位置偏后,位于髓内钉之外,髓内钉近端钉孔空虚,以上发现提示股骨颈的两枚螺钉植入错误,未与主钉相连。

回顾术后 1 周时 X 线片 (图 3.6-17) 显示内固定植入存在缺陷:

- 近端的螺钉在前后位片上不平行 (图 3.6-15a 和图 3.6-17a)。
- 在轴位像清楚可见近端锁钉位于髓内钉钉孔之外 (图 3.6-15b 和图 3.6-17b)。

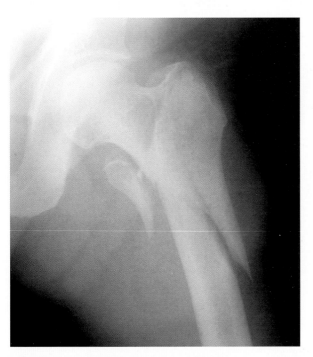

图 3.6-13 术前 X 线片示左股骨转子下骨折。

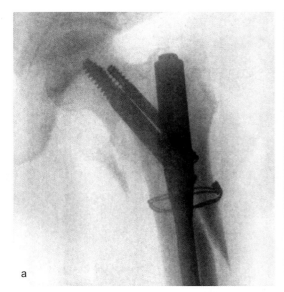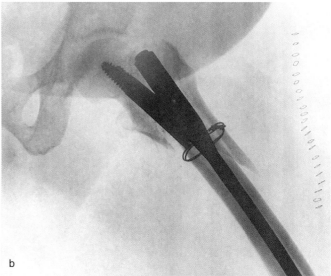

图 3.6-14　术后 1 周 X 线片。

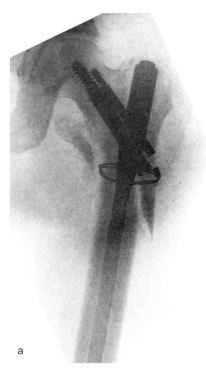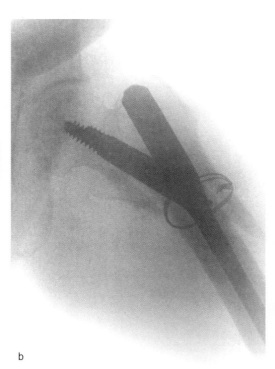

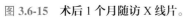

图 3.6-15　术后 1 个月随访 X 线片。

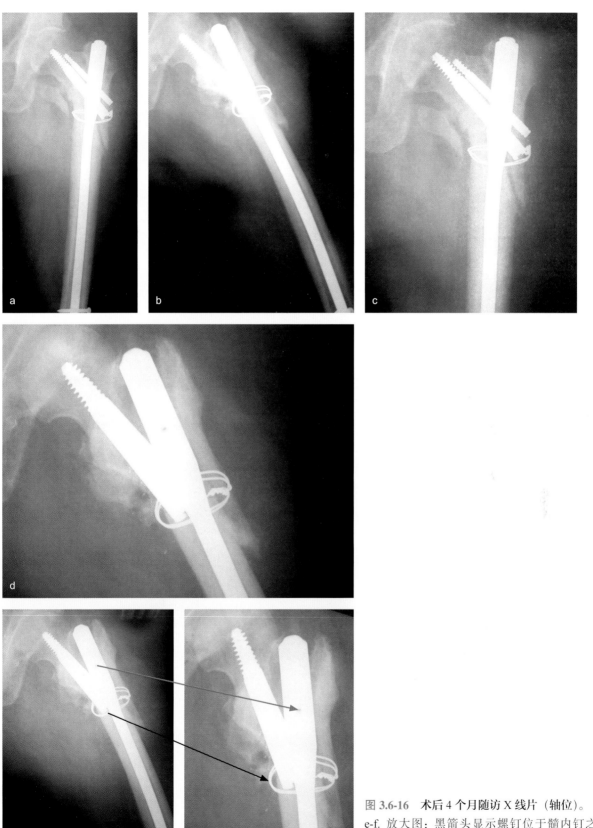

图 3.6-16　术后 4 个月随访 X 线片（轴位）。
e-f. 放大图：黑箭头显示螺钉位于髓内钉之
　　外，蓝箭头显示髓内钉近端钉孔空虚。

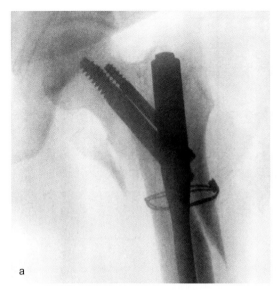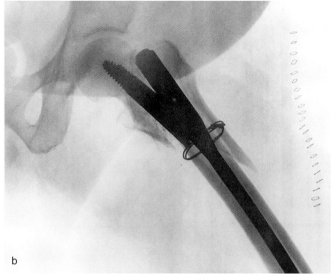

图 3.6-17 回顾术后 1 周 X 线片。

失败原因分析与反思

术后肢体的严重水肿阻碍了肢体活动，怀疑是下肢深静脉血栓所致，但是通过实验室检查和超声检查排除了。

患者术后即出现腹股沟区域疼痛，因此没有遵从医嘱进行下肢的负重和功能锻炼。

在这个病例中，失败的原因可以归纳为：

- 导向器与内固定之间安装不当。

- X 线图像的误读和误解导致随访效果差。

本例手术失败可以归因于学习曲线失败或骨科医生、助手（包括操作 C 臂机的人员）或手术室人员对手术技术掌握不足。手术室人员应经常检查配套装置，不仅要检查其松紧程度，还要检查导丝和钻头的导向瞄准情况。同样，获得良好的 X 线图像也是必须的，但最终结果的主要责任在于骨科医生。在没有检查最终复位情况、内植物在骨中位置是否正确之前，手术不能结束。

为了避免失败，骨科医生应该在术中采取以下措施：

- 检查髓内钉和植入手柄的连接情况。

- 检查钻套和导向器的方向。

- 通过标准的正侧位 C 臂机图像验证复位和固定情况，这也是手术开始前必做的工作。

骨科医生在手术后发现并分析了以下错误：

- 髓内钉和导向器的连接出现技术问题。

- 结束手术前缺乏 CT 及三维重建检查。

- 随访时的 X 线检查和临床查体不合格。

最终结果

最终行全髋关节置换翻修手术。

病例介绍

78 岁女性，在街道上站立位摔倒。气道、呼吸和循环（按照高级生命支持 ABC）检查均满意，但患者有甲状腺功能减退症。诊断为右股骨转子下骨折（AO/OTA 32B2）（图 3.6-18）。

按计划应用长的转子间髓内钉（PFNA）。手术团队没有检查髓内钉和植入手柄之间的连接情况。术后前后位 X 线片显示骨折复位满意，内固定位置满意（图 3.6-19a）。但是患者诉髋部疼痛，不能站立和行走。术后轴位 X 线显示 PFNA 的螺旋刀片位于髓内钉的钉孔之外（图 3.6-19b）。

在第一次手术 1 周后进行翻修手术（图 3.6-20）。计划的手术步骤是取出内固定，重新复位，检查钻套和髓内钉导向器匹配无误后重新行髓内钉固定。

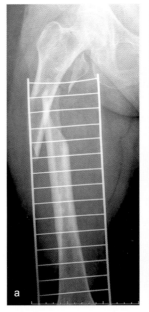
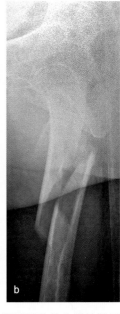

图 3.6-18　X 线片示站立位摔倒所致的右股骨转子下骨折。

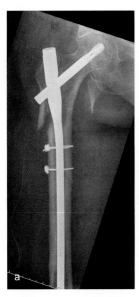
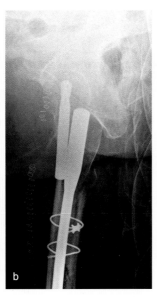
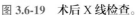

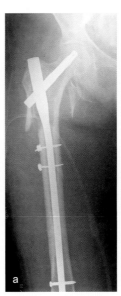
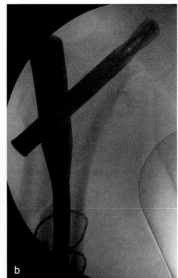

图 3.6-19　术后 X 线检查。
a. 前后位见骨折复位良好，内固定位置良好。
b. 轴位见螺旋刀片位于股骨颈前方，并未植入 PFNA 钉孔中。

图 3.6-20　翻修术后 X 线检查。
a. 取出了第一次手术的内固定，检查钻套和髓内钉导向器匹配无误后重新髓内钉固定。
b. C 臂机斜位投照显示螺旋刀片在髓内钉的钉孔内。

失败原因分析与反思

PFNA 的螺旋刀片在髓内钉的钉孔之外可能是由于髓内钉和植入手柄的连接不当造成的。在插入髓内钉之前必须检查髓内钉和植入手柄的连接情况，以及钻套是否和导向器、髓内钉的钉孔相匹配。

在开始手术之前必须用 C 臂机得到标准前后位和侧位像。锁定髓内钉远端的锁钉比较困难，虽然可以借助一些导向器，但大多数情况下锁定远端锁钉还是依靠徒手锁定技术，所以必须有标准的侧位影像。建议在手术结束之前通过三维 X 线检查（前后位和侧位或轴位片）进行评估，如有问题及时纠正。

最终结果

骨折愈合，患者可以扶拐行走，没有疼痛并且功能恢复良好，但在骨折后 1 年内生活质量较差（图 3.6-21）。

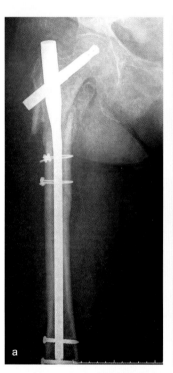
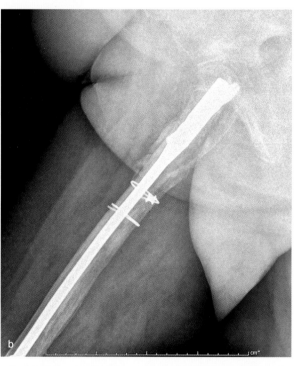

图 3.6-21　术后 1 年随访 X 线片。前后位片（a）和轴位片（b）都可见骨折愈合演变正常。内固定周围未见骨溶解和松动。螺旋刀片与 PFNA 近端连接良好。

病例介绍

86 岁女性，站立位高度摔伤，气道、呼吸和循环（按照高级生命支持 ABC）检查均满意，患者有原发性高血压、1 型糖尿病、心力衰竭和肾功能衰竭。诊断为右股骨转子间粉碎性骨折（AO/OTA 31A3）（图 3.6-22）。

按计划应用长的 PFNA。手术团队没有检查髓内钉和植入手柄之间的连接情况。术后 X 线片显示骨折复位丢失、轻度内翻畸形（图 3.6-23）。由于髋部疼痛，患者不能站立和行走。CT 显示 PFNA 的螺旋刀片位于髓内钉钉孔之外（图 3.6-24）。

第一次手术 1 天后实施翻修手术（图 3.6-25）。手术计划是取出内固定，重新复位，在确认钻套和髓内钉植入手柄的导向系统匹配后重新髓内钉固定。

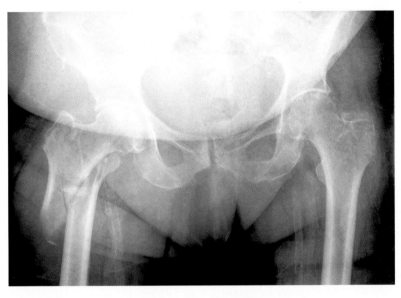

图 3.6-22　站立位高度摔倒导致右股骨转子间骨折。

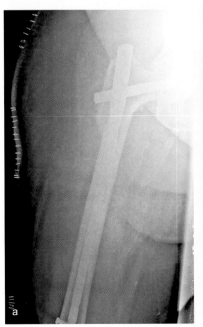
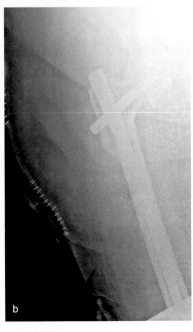

图 3.6-23　术后 X 线片示转子间骨折复位不良，在前后位（a）、斜位（b）上可见伴轻度内翻。

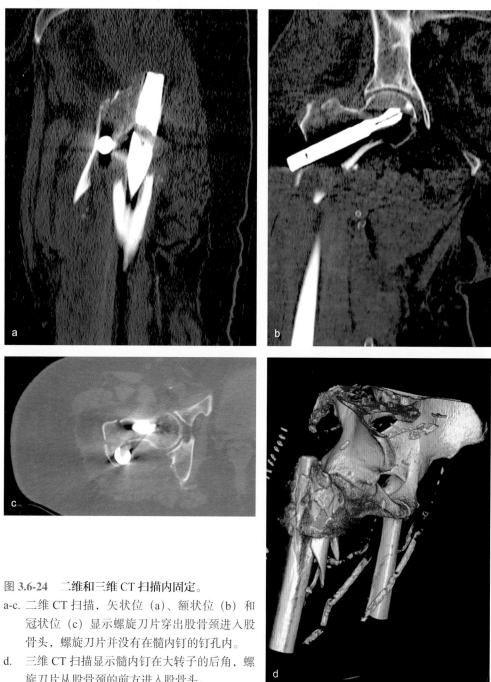

图 3.6-24 二维和三维 CT 扫描内固定。

a-c. 二维 CT 扫描，矢状位（a）、额状位（b）和冠状位（c）显示螺旋刀片穿出股骨颈进入股骨头，螺旋刀片并没有在髓内钉的钉孔内。

d. 三维 CT 扫描显示髓内钉在大转子的后角，螺旋刀片从股骨颈的前方进入股骨头。

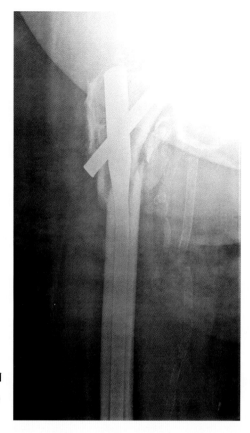

图 3.6-25　**翻修手术：取出第一次的内固定，重新复位，在确认钻套和髓内钉植入手柄的导向系统匹配后重新髓内钉固定。外翻成角被纠正，螺旋刀片通过髓内钉的钉孔植入股骨头。**

失败原因分析与反思

　　PFNA 的螺旋刀片在髓内钉的钉孔之外可能是由于髓内钉和连接手柄的连接不正确造成的。在插入髓内钉之前必须检查髓内钉和导向器手柄的连接情况以及钻套是否和导向器、髓内钉的钉孔相匹配。

　　在开始手术之前必须用 C 臂机得到标准前后位和侧位像。建议在手术结束之前通过 X 线检查进行三维评估（前后位和侧位或轴位片），如有问题及时纠正。

最终结果

　　在翻修手术后 6 周，患者由于衰竭和诸多基础疾病死亡。

要点提炼

- 在植入手柄的连接薄弱部位要避免大力锤击或者施加很大的暴力，因为这会导致导向器变形，影响螺旋刀片或者螺钉植入。
- 在植入髓内钉之前，术者一定要检查钻套是否与导向器及髓内钉的钉孔匹配。
- 在插入髓内钉后，不管是将髓内钉拧进还是敲入，都要再次将髓内钉和导向器拧紧。
- 在关闭伤口之前，术者必须通过 C 臂机确认内植物各个组件均连接良好且在正确位置。
- 当应用经皮微创钢板时，需用导向器打入螺钉，术者必须检查导向器、套筒和钢板的锁定孔之间是否完全匹配。

参考文献

[1] Clavert P, Adam P, Bevort A, et al. Pitfalls and complications with locking plate for proximal humerus fracture. *J Shoulder Elbow Surg.* 2010 Jun;19(4):489–494.

[2] Egol KA, Kubiak EN, Fulkerson E, et al. Biomechanics of locked plates and screws. *J Orthop Trauma.* 2004 Sep;18(8):488–493.

[3] Fernández A, Regazzoni P, Perren SM. Does locking last in metaphyseal screws with guided or free-hand insertion? 2019 Feb. ICUC One-Page Paper. Available at: www.icuc.net/multimedia/#papers. Accessed May 2019.

[4] Pardiwala D, Prabhu V, Dudhniwala G, et al. The AO distal locking aiming device: an evaluation of efficacy and learning curve. *Injury.* 2001 Nov;32(9):713–718.

[5] Tejwani NC, Guerado E. Improving fixation of the osteoporotic fracture: the role of locked plating. *J Orthop Trauma.* 2011 Jun;25 Suppl 2:S56–60.

第4章

手术团队

Surgical team

AO 创伤骨科治疗关键点
从失败中学习
Learning From Failures in Orthopedic Trauma
Key Points for Success

第 1 节 | 与手术团队相关的失败因素

Determining factors for failures relating to the surgical team

决定比切口更重要。

——Neil Sinart

众所周知，对患者的临床情况和骨折特点进行充分评估，从而确保手术所需技术的正常应用，对手术团队而言是基本。虽然某些因素时有被低估或忽视，但每项影响治疗的因素，对于患者和术者所期望的良好预后都是十分重要的。这个由术者领衔的团队，必须清楚地考虑到各项因素，并以最为理性的方式合理安排治疗进程。

骨折治疗方案的决定因素可以分为三类：患者、骨折本身以及所需治疗的技术条件。在整个进程中，这些因素都会对治疗结果产生影响（表 4.1-1）。

当写本书时，我们充分考虑到导致手术治疗失败的原因。出于教学目的，这些案例被分为不同组别。在每个案例中，有很多因素在治疗之前或治疗中并没有被充分考虑。

在每个手术团队和患者之间，经常存在着某些由于疏忽而造成的患者需要和医院责任之间的不匹配。大多时候，很难解决急诊室繁忙和及时治疗之间的关系。在某些情况下本应可以避免，但却导致了治疗的失败。手术团队的最主要的目标是使患者得到最好的治疗以及完全的康复。本章我们着重强调了与手术团队相关的因素。

- 制订治疗计划非常重要，这对合理治疗方法的实施很关键。
- 我们也提到了掌握充足的解剖知识，使用内植物来治疗骨折，某些情况下需要解决损伤严重的问题（合并骨折、高能量损伤、显著的骨质疏松）。尽管提倡简化治疗方案，有些时候这些问题仍不能充分解决，此时更需要有与新手术入路相关的深度解剖知识以及对新型解剖塑形内植物的理解。
- 植入内固定时手术技术要严格，循序渐进，尊重无菌原则，防止感染发生。感染是术者最为担心的术后并发症之一。
- 手术团队的经验是进行骨折内固定的基础。较长的学习曲线要求学习者在临床实践中有足够的灵活性和同质化训练。理解这些案例中特殊技术的细节，有利于学习者缩短较长的学习曲线。
- 最后，在本书所列出的案例中，有时候很难指出其中的主要失败之处，很可能发现多个风险因素同时存在。在比较棘手的案例中，常常显示是一系列失败的积累，是在发生最初的失败之后导致的级联反应。

表 4.1-1 骨折治疗计划危险因素的确定

分 类	因 素
患者	· 患者的一般条件和医疗条件（肥胖、类风湿疾病、神经系统疾病、慢性疾病及多发伤）需要进行多学科综合评估 · 功能需要：行走能力及日常需要 · 患者的动机及期望 · 骨密度及骨质疏松 · 软组织条件 · 肢体的神经血管状态 · 患者的社会支持

骨折	· 定位、型态及分型
	· 骨折移位
	· 阶梯治疗策略（术前、术中及术后）
	· 局部骨和软组织条件（如感染、区域骨溶解）
	· 存在先前的畸形
	· 存在内植物
	  – 接骨板或关节置换
	  – 整个骨骼
	  – 之前手术
	  – 合适的内植物选择
	· 假体的状态
	  – 假体的稳定或者松动
	  – 韧带的稳定性
	  – 了解假体的型号和大小
	· 内植物的稳定性
	  – 之前的稳定性
	  – 内植物的型号和大小
	  – 内植物之间的结构
	· 与之前内植物的关系及内植物间的距离
	· 局部生物力学和生物学方面
	· 骨残留以及是否需要骨移植
	· 获得充分稳定（如移动和骨愈合）
	· 预防并发症
	· 手术时机的选择

技术条件	· 充分的诊断及术中影像学研究（如 CT） · 术者的经验（如复位技术的知识、内固定以及关节置换翻修） · 充分且个体化的术前准备 · 内植物的选择 · 对设备及内植物的准备和了解 · 患者术前准备及术后康复过程中患者的护理状态 · 工具设备的齐全（术前、术中及术后） · 术后计划（康复），新发骨折的预防（应力性骨折等） · 充分的社会环境条件（患者的环境、护理及看护） · 必要时的替代方案

要点提炼

- 评估患者及其骨折，提供精湛的技术是整个手术团队的责任。
- 所有影响患者治疗的因素均应该得到评估。
- 可能导致治疗失败的因素也要进行全面考虑。

参考文献

[1] **Agnoletti V, Buccioli M, Padovani E, et al.** Operating room data management: improving efficiency and safety in a surgical block. *BMC Surg.* 2013 Mar 11;13:7.

[2] **Antoniadis S, Passauer-Baierl S, Baschnegger H, et al.** Identification and interference of intraoperative distractions and interruptions in operating rooms. *J Surg Res.* 2014 May 1;188(1): 21–29.

[3] **Aveling EL, Stone J, Sundt T, et al.** Factors Influencing Team Behaviors in Surgery: A Qualitative Study to Inform Teamwork Interventions. *Ann Thorac Surg.* 2018 Jul;106(1):115–120.

[4] **Bhattacharyya T, Vrahas MS, Morrison SM, et al.** The value of the dedicated orthopaedic trauma operating room. *J Trauma.* 2006 Jun;60(6):1336–1340; discussion 1340–1341.

[5] **Bogner MS.** *Human Error in Medicine.* Hillsdale: Lawrence Erlbaum; 1994.

[6] **Elder GM, Harvey EJ, Vaidya R, et al.** The effectiveness of orthopaedic trauma theatres in decreasing morbidity and mortality: a study of 701 displaced subcapital hip fractures in two trauma centres. *Injury.* 2005 Sep;36(9):1060–1066.

[7] **Halverson AL, Casey JT, Andersson J, et al.** Communication failure in the operating room. *Surgery.* 2011 Mar;149(3):305–310.

[8] **Leach LS, Myrtle RC, Weaver FA.** Surgical teams: role perspectives and role dynamics in the operating room. *Health Serv Manage Res.* 2011 May;24(2):81–90.

[9] **Min W, Wolinsky PR.** The dedicated orthopedic trauma operating room. *J Trauma.* 2011 Aug;71(2):513–515.

[10] **Stone JL, Aveling EL, Frean M, et al.** Effective Leadership of Surgical Teams: A Mixed Methods Study of Surgeon Behaviors and Functions. *Ann Thorac Surg.* 2017 Aug;104(2):530–537.

[11] **Suliman A, Klaber RE, Warren OJ.** Exploiting opportunities for leadership development of surgeons within the operating theatre. *Int J Surg.* 2013;11(1):6–11.

[12] **Walker IA, Reshamwalla S, Wilson IH.** Surgical safety checklists: do they improve outcomes? *Br J Anaesth.* 2012 Jul;109(1):47–54.

第 2 节 | 不充分的术前计划和备选方案

Insufficient preparatory planning, including alternatives

> 如果你失败地去计划，你就是在计划失败。
>
> —— Benjamin Franklin

诊疗技术、器械、手术技术的发展，加之生物学与生物力学理念的提高，使得对骨折的固定以及截骨治疗骨缺损的认识都达到了一个更高的水平。于 19 世纪 50 年代成立的 AO 组织，是传播固定理念的典范，其目的是传授理念，从而提高内固定成功率，减少偶然的术中随意性。不提倡骨折内固定中即兴发挥的手术方式，这可能会导致严重甚至灾难性的并发症。要提高骨折的治疗效果，手术指征和正确内固定方法等基本概念的推广至关重要。

AO 组织着重强调了术前规划的重要性。恰当的内植物尺寸、合适的螺钉尺寸和数量，以及内植物与骨折之间的合理布局是有艺术的，这些对于骨折的固定非常重要。但这需要很高的技术，即使是面对简单骨折也是如此。合理的术前规划可以避免术前及术后过程中的即兴发挥。

没有经验的年轻医师认为，治疗某些明确的骨折，植入内植物只需依靠简单的观察以及以往治疗的案例经验，这样就忽略了骨折内固定的理念。不能仅仅认为"我们要插入一个克氏针或者钢板"，而是在骨折治疗中要准确理解所植入内植物的作用，要依据内固定的原则理性地做出选择。植入内植物是恢复患肢功能的一种手段，而内植物本身并不是着重点。术者必须观察需要实现何种稳定性，哪个内固定能发挥最合适的功能。治疗不同的骨折时，单纯考虑骨折治疗原则，而忽略总的原则（如不同的损伤机制及生物学和生物力学概念），这是对我们所传播理念的片面理解。此外，由于缺乏对相关基本概念的理解，尝试在没有术前计划的情况下进行骨折内固定，是一件更为愚蠢的事。

Maurice 教授经常说的一句谚语是"进入手术室就要开始操作，而不能浪费时间考虑"。对患者进行治疗前要明确到底需要什么，如需要制定合理的术前计划，即患者进手术室之前就已经有了完整的术前规划。只有这样，术者才能对骨折有更为深刻的理解，包括患者的需求和手术操作是否一致，从而保证手术顺利完成。

某些重要的回顾性研究显示，缺少术前规划会对术后结果产生很大的影响。

骨折治疗最主要的目标是尽量减少对血运的干扰，运用骨折稳定的基本原则完成治疗。手术操作本身很复杂，因此对术者技术有着很高的要求，如果单纯依靠术者的经验及医疗资源进行治疗是不可接受的。为了确保手术成功实施，术前规划需要仔细认真，合理的术前规划为手术技术的实施扫清了障碍，同时也简化了与手术团队其他人员的交流，保证了手术的顺利进行。这在所有类型的手术中都推荐应用。

术前规划有利于全面理解骨折，了解骨折型态及其损伤机制，从而制订合理的治疗策略，通过直接和间接手术技术完成骨折复位。

术前规划需要首先确定被骨折影响的节段。对于肱骨干、股骨干或者胫骨干的骨折，骨干部分力线必须恢复，不允许存在冠状位和矢状位上的成角畸形，在轴位上要纠正旋转畸形。在负重平面，要避免肢体的短缩或者延长。解剖复位不是必须的，也不是治疗的目标，尤其是对于可能破坏骨折断端血运的患者更是如此。虽然干骺端的骨折常常会由于骨松质的压缩而需要进行植骨，但这一原则同样适用于干骺端骨折的治疗。关节内骨折需要确保关节面表面的平整性，因此必须保证解剖复位。

在术前规划中，我们要依据骨折的类型和位置，来明确骨折处的生物力学稳定性特点以及所需适应骨折本身的内植物。在术前规划中，对手术策略以及不同手术技术的应用，需要做到心中有数，这也使得术者进一步了解可能需要的其他更复杂的手术策略，并且做好各种已定手术技术的替代方案。掌握以上要点有助于术者准确处理术中可能遇到的各种问题。

明确损伤发生的原因、所需的治疗策略以及应用方式，可以将手术治疗操作升华为知识操作而不是单单的技术操作，这也有利于达到既定的手术目标。单纯依靠观察不能代替手术知识的储备，以及对骨折治疗原因和疗效的理解。需要避免术者的即兴发挥，否则会导致许多手术潜在问题。提前了解可能遇到的困难，将有助于减少术中对骨折区域的过度暴露和血运破坏，减少术中长时间的暴露等导致的相关并发症，从而减少甚至避免对骨折的多次手术。

术前规划有助于术者对骨折相关信息进行全面评估，判断是否需要影像学检查，从而减少术中可能遇到的困难。术前计划还包括患者的手术体位、术中暴露范围以及术后恢复阶段（如负重和活动能力）等方面。

尽管有很多形式的术前规划（如手动画标记、术前计算机软件工程），但是本书的目的不是为了详细描述这些术前规划，建议读者参考已经出版的关于术前规划的图书。

病例介绍

89 岁女性患者，有高血压、房颤导致的心律失常、缺血性脑血管意外（卒中、缺血性脑病），左膝关节置换术后，左下肢有股、腘血管支架。摔伤导致右膝关节疼痛畸形，活动障碍，影像学检查显示右股骨髁上骨折。这是一个不常见的关节外干骺端粉碎性骨折（AO/OTA 33A3）（图4.2-1）。

患者伴有明显的骨质疏松。由于手术风险很高，住院后先稳定一般状况，持续骨牵引。CT扫描以排除骨折线累及关节面（图 4.2-2）。

行逆行髓内钉闭合复位内固定术稳定骨折，以便患者早期活动。选择经髌骨入路，在植入髓内钉时，发现患者曾行同侧的髋关节置换术，因

此改用一枚 150 mm 的较短髓内钉。在完成手术前，发现位于关节内的髓内钉头部突出阻碍了膝关节的活动。因此去掉螺帽，将髓内钉继续插入髓腔。在进行近端螺钉锁定时，由于骨皮质较为薄弱，因此出现了沿螺钉孔走行的长骨折线。应用钛缆捆扎骨折，使用长腿石膏外固定（腹股沟至脚趾），禁止患者负重（图 4.2-3）。

术后 1 个月在髓内钉近端又出现了新的骨折线（图 4.2-4）。

因此进行了第二次手术，去除髓内钉及钛缆。通过外侧入路对骨折进行复位，采用单皮质及双皮质螺钉、联合钢板进行内固定。长钢板固定保护了假体之间的区域，避免了新骨折线的出现（图 4.2-5）。

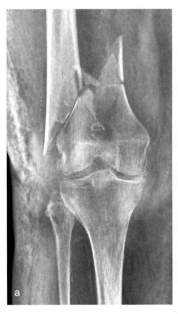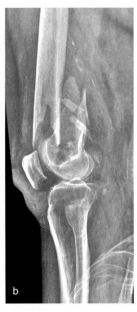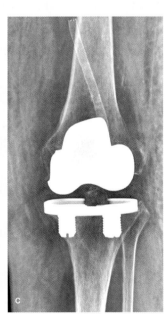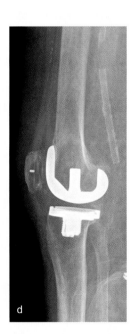

图 4.2-1
a-b. 右膝关节骨折 X 线片。
c-d. 左膝全膝关节置换及血管分流术。

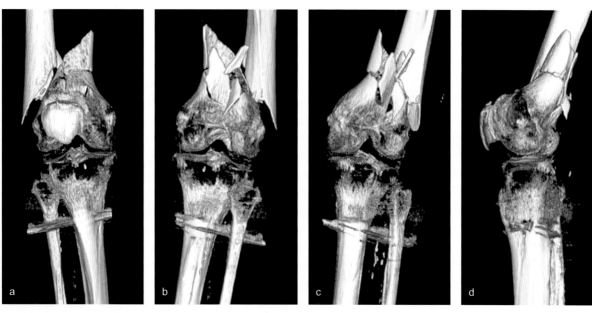

图 4.2-2　膝关节骨折的三维重建。

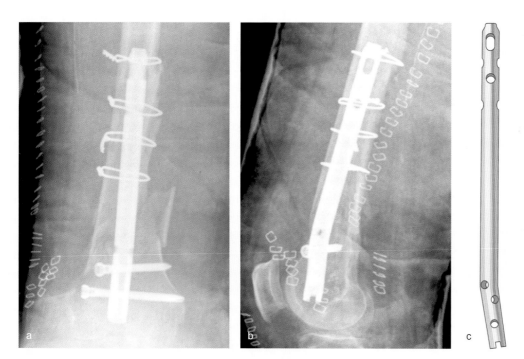

图 4.2-3　术后 X 线片显示髓内钉和沿近端锁定孔出现的长轴方向骨折线。

a-b. 术后即刻前后位（a）和侧位（b）X 线片。

c.　逆行短髓内钉。

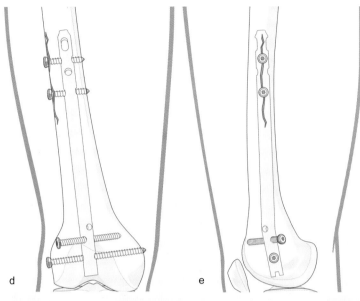

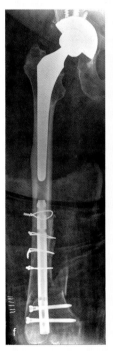

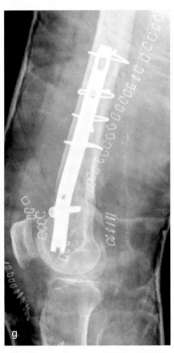

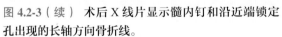

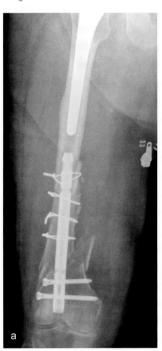

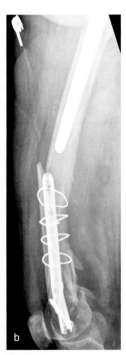

图 4.2-3（续） 术后 X 线片显示髓内钉和沿近端锁定孔出现的长轴方向骨折线。

d-e. 沿近端锁定孔的骨皮质断裂。

f-g. 术后即刻前后位（f）和侧位（g）X 线片。

图 4.2-4 术后 1 个月评估骨折移位情况。

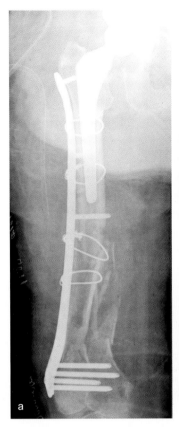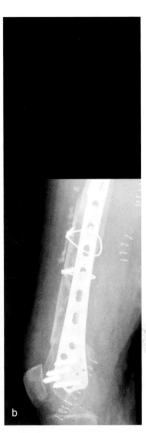

图 4.2-5　二次手术后前后位（a）和侧位（b）X 线片。

失败原因分析与反思

干骺端粉碎性骨折治疗较为困难，无法复位大量粉碎的骨折块。通过牵引，膝关节屈曲，骨折块能够在干骺端区域大体复位。内固定可以选择髓内固定和髓外固定，尝试桥接骨折区域以实现骨折的稳定，促进骨折愈合，但必须要保证骨折的力线和长度满意。螺钉在骨皮质上产生的钉孔是应力集中的薄弱点。由于髓内钉的杠杆作用，髓内钉应力向近端集中，锁钉尖端的应力加大。

在这个患者中，内固定强度不足以允许运动和负重。此外，第一次术后暴露了近端假体柄和远端髓内钉中间骨质区域，使其失去软组织保护，留下一个容易导致骨折的应力区。

目前，内植物周围骨折越来越受到重视，比如以往的内植物周围骨折或者存在髋膝关节置换

的假体周围骨折。随着患者寿命的延长，此类内植物周围骨折的出现，意味着我们不能单纯制订内固定术前计划，还应该考虑其他因素以及患者的病史。也就是说，要对骨折治疗方案进行规划，需要考虑之前的内固定和假体与本次手术可能存在的关系。个体化治疗必须将骨折的治疗与之前假体的材料、剩余骨的保护以及假体的稳定性联系起来。在这些越来越多的患者中，要依据其需要和之前存在的内固定制订个体化治疗方案，以治疗新发骨折，并对之前的内植物周围骨进行保护，以实现以前关节假体的稳定。内植物的应用须考虑其类型、三维空间位置及排布、稳定性，以及与其他内植物的结合度。进行此类手术要求有较高的手术技术，需要充分理解生物学和生物力学的概念，并需要术者拥有进行复杂内

固定及翻修手术的能力。避免过度切开，这点在进行微创技术时仍然很重要（在需要时切开）。

在这个患者中，屈曲引起的骨折导致了骨折块的最终移位，存在不详细的病史和内科检查及不完全的影像学检查、不完整的术前规划需要注意。当记录患者的病史时，需要记录患者的日常活动及活动环境、是否在骨折侧有手术史，手术伤疤的检查等也是很重要的。

此例手术骨皮质断裂后的处理方案也不充分。术中发生骨折的可能性应该在术前就有所准备，以便在术中插入髓内钉出现骨折时，能够有其他内植物及手术策略对其进行及时的补救治疗。

此患者从出现并发症到进行最终治疗之间的时间窗被大大延长。对老年患者，尤其需要早期活动以防止并发症的发生。

最终结果

3 个月后开始部分负重。患者开始在助行器辅助下行走，0°~90° 关节面平衡，行走时外侧无疼痛（图 4.2-6）。

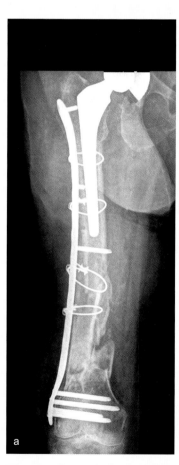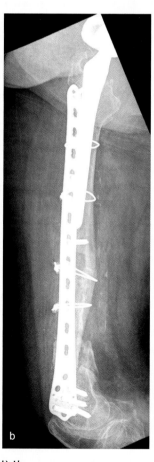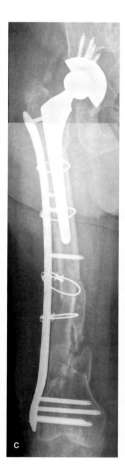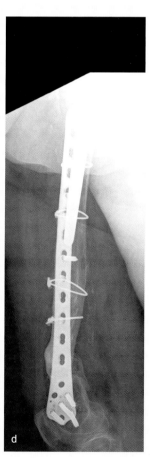

图 4.2-6　术后 6 个月和 8 个月正侧位片。
a-b. 术后 6 个月前后位（a）和侧位（b）X 线片。
c-d. 术后 1.5 年前后位（c）和侧位（d）X 线片。

病例介绍

49 岁女性，运动导致高能量损伤，伤及左上臂。主诉软组织肿胀、疼痛，未发现伤口及神经肌肉损伤。X 线片显示肱骨近端干骺端粉碎性骨折（AO/OTA 12C3），由于骨折粉碎，术者决定行髓内钉治疗来稳定骨折。但髓内钉没有对骨折块间形成绝对稳定。边缘锐利的骨块没有被复位，而是继续刺激周围软组织。术后 X 线片显示，由于髓内钉进钉点位置错误，导致肱骨近端骨折块和干骺端对位对线不佳（图 4.2-7）。

由于患者疼痛和功能受限，因此决定去除髓内钉，采用长的角度稳定钢板（PHILOS 钢板）来固定肱骨头延伸到肱骨干的骨折。移位骨块得到复位，并用拉力螺钉固定，保留了和软组织的连接（图 4.2-8）。

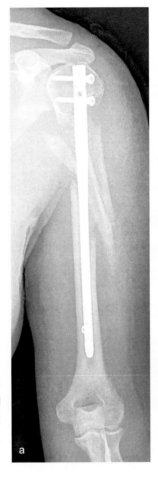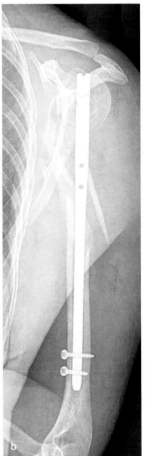

图 4.2-7　肱骨近端干骺端粉碎性骨折的髓内钉固定术后 X 线片。在骨折区域有很大的间隙存在，肱骨头与肱骨干骺端骨折块间没有接触。至少发现有 3 个构成肱骨干髓腔的楔形骨块。由于它们的移位，导致此区域没有髓腔存在。肱骨头的力线很差，楔形骨块移位清晰可见。

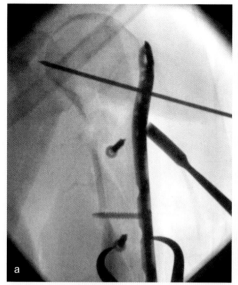
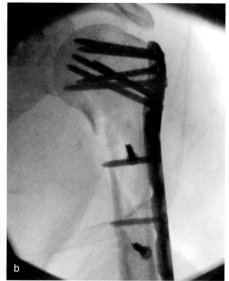
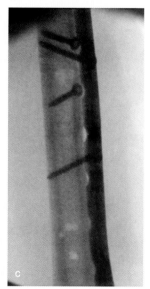

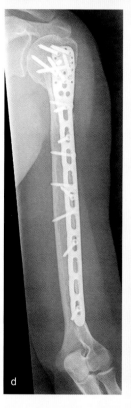
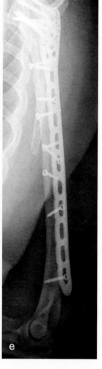

图 4.2-8　术中（a-c）和术后 6 年（d-e）的影像学检查。

a-c. 手术过程中肱骨近端肱骨头和干骺端的术中影像学检查。楔形骨块
　　被仔细游离、复位，拉力螺钉固定。肱骨头尝试复位到原位置，选
　　择合适的钢板，利用小骨膜起子使钢板贴服骨折表面，复位钳临时
　　固定。钢板固定后肱骨头和肱骨干的 X 线片显示，肱骨头采用 7 枚
　　角度螺钉固定，以实现最大的稳定性。由于内侧皮质缺失和愈合时
　　间可能较长，因此这样做是必须的。术中影像学检查显示骨折解剖
　　复位，拉力螺钉固定，钢板与肱骨干外侧皮质贴服。

d-e. 术后 6 年正侧位片显示骨折完全愈合。

失败原因分析与反思

该患者肱骨近端干骺端粉碎，有很多较薄、长且锐利的移位楔形骨块。我们能够确定位于肱骨头和肱骨干骺端的至少 3 个类似骨折块。在此区域，髓腔消失，干骺端爆裂。进行髓内钉治疗，并不能体现其优势，也难以对此类骨折实现稳定固定。由于骨折块没有复位，骨折无法愈合，而采用任何其他种类内固定方式也无法愈合。此外，评估整体效果，发现固定后无法对骨折提供足够的稳定。较大的骨折区域只是通过髓内钉桥接，近端只有两枚螺钉。在多孔的肱骨近端，两枚螺钉无法提供足够的皮质固定，因此不能提供足够的稳定性来抵消骨折愈合过程中出现的轴向、屈曲和旋转力，从而导致螺钉的松动和切割。两枚皮质螺钉能够实现髓内钉远端的稳定，且髓腔内螺钉位置良好。

对肱骨头的骨折复位也不够充分。髓内钉的进钉点也不正确，如进钉点太靠外，图中可以看到明显较差的旋转力线（图 4.2-9）。这会导致肩关节功能严重受限。髓内钉治疗后骨折块的稳定和愈合需要借助钛缆、铆钉等复位固定骨折后才能实现。

由于切开复位骨折是不可避免的，因此更换髓内钉势必需要在肱骨头软骨上行第二个开口，最好的选择是利用钢板作为补救措施进行切开复位内固定。

最终结果

翻修手术后 6 年，患者左上肢功能完全康复。存在少许的外展和抬高受限，患者主诉无疼痛，肌肉力量尚可。患者不愿意去除内植物。

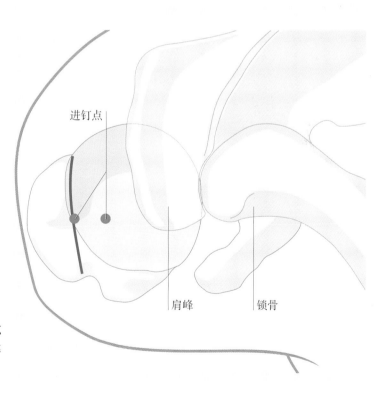

图 4.2-9　髓内钉的设计决定着入钉点的选择，选择直髓内钉，入钉点应尽量靠近侧位于肱骨头的上方；而如果选择弯钉入钉点应尽量靠外，但同时应避免对大结节肩袖止点的损伤。

病例介绍

49 岁女性，从 2 米高处摔落，导致右腿 Gustilo 2 型骨折（Gustilo et al，1984）。X 线片显示胫骨 Pilon 骨折（AO/OTA 43C3）（图 4.2-10）。

当天采取干预措施，内侧伤口作为胫骨内侧入路手术切口。腓骨也同样进行固定（图 4.2-11）。

术后 X 线片显示胫骨关节面没有得到解剖复位。CT 显示胫骨远端存在未复位的骨折块（图 4.2-12）。

因此需要再次手术干预。决定在软组织条件允许后，进行切开复位并更换内固定（图 4.2-13）。

患者在初次手术后 17 天再次进行手术干预。第一次手术后有一个外侧切口及内侧的手术直切口，伤口恢复较好并且逐渐愈合。手术方案是去除内侧钢板，解剖复位胫距关节，采用加压螺钉和前外侧钢板进行重新固定。术者决定采用一个大切口以及数个点状切口。主要切口为前方直切口，牵拉软组织暴露胫骨的内侧和外侧。

在去除钢板之后，术者进行关节面的解剖复位以及螺钉固定，随后采用加压钢板从前外侧将骨折与干骺端固定，而内侧采用加压钢板固定（图 4.2-13）。

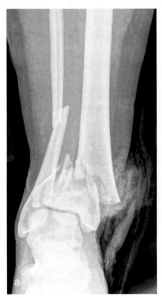
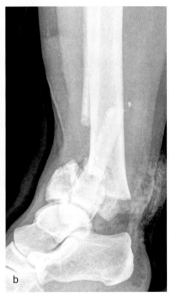

图 4.2-10　术前正（a）侧（b）位片。

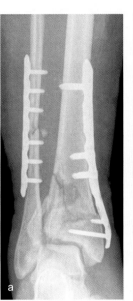
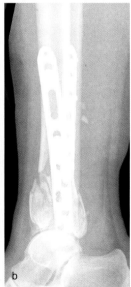

图 4.2-11　术后 2 天正（a）侧（b）位片。

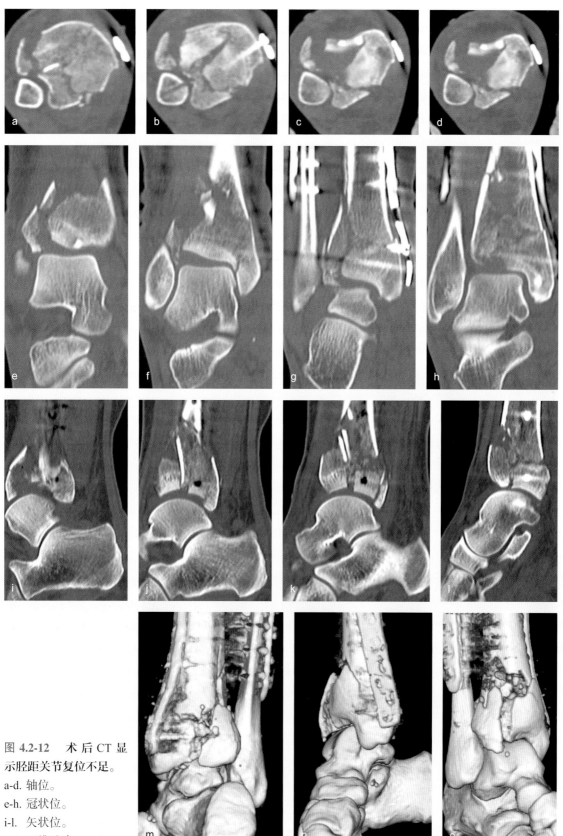

图 4.2-12　术后 CT 显示胫距关节复位不足。
a-d. 轴位。
e-h. 冠状位。
i-l. 矢状位。
m-o. 三维重建。

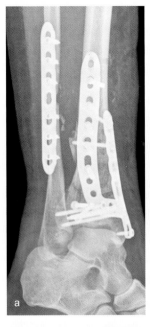
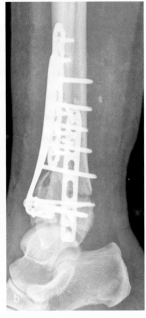
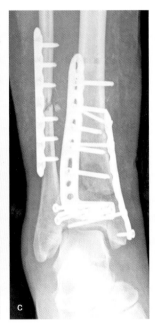

图 4.2-13　二次手术后即刻 X 线片。

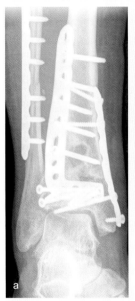
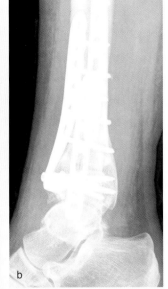

图 4.2-14　术后 1 年 X 线检查。

失败原因分析与反思

胫骨远端开放 Pilon 骨折应该分为两个阶段来进行治疗。在此案例中，术者了解并进行了分阶段治疗，并按计划进行手术。第一次手术的目的根据术者所说，是恢复长度、纠正旋转及腓骨的力线，并不复位关节面。计划骨折的关节面在下一次治疗中进行复位。但是在此进程中，术者改变了治疗计划，尝试着对 Pilon 骨折进行切开复位内固定。这个决定很有挑战性，将内侧伤口作为手术切口，对关节面的复位也并不完美。

正确的步骤应该是进行伤口的清创，并对骨折进行外固定。考虑到腓骨为简单骨折，可以选择一期进行腓骨骨折切开复位内固定术。伤口可以闭合，如果无法闭合，应该考虑采用负压吸引治疗伤口（如真空辅助伤口闭合 VAC）。在完成最初的治疗后，再进行 CT 检查并制订手术计划。

该例患者的结果表明，充分的术前计划及合理的手术流程是十分重要的。手术过程中没有充分的理由就改变手术计划，可能会造成患者预后不良。

最终结果

术后康复较为顺利。患者在二次手术后 9 天出院。最后一次影像学检查是术后 1 年，那时患者能够步行 5 km，踝关节活动度正常（图 4.2-14）。

要点提炼

教学是很重要的，强调术前规划也同样重要。合理的内固定手术之前必须制订仔细的术前规划。缺乏术前规划会对结果产生重要影响，即兴发挥会导致患者较差的功能预后，不正确或不完整的术前规划会导致出现不可避免的并发症。

- 手术规划应该包含术前、术中及术后的手术规划。
- 使用不同内植物解决问题需要遵从制订的原则。
- 要充分理解损伤机制以制订治疗方案。

参考文献

[1] **Buckley RE, Moran CG, Apivatthakakul T.** *AO Principles of Fracture Management.* 3rd ed. Stuttgart New York: Thieme; 2017.

[2] **Gustilo RB, Mendoza RM, Williams DN.** Problems in the management of type III (severe) open fractures: a new classification of type III open fractures. *J Trauma.* 1984 Aug;24(8):742–746.

[3] **Hak DJ, Rose J, Stahel PF.** Preoperative planning in orthopedic trauma: benefits and contemporary uses. *Orthopedics.* 2010 Aug;33(8):581–584.

[4] **Hankemeier S, Gosling T, Richter M, et al.** Computer-assisted analysis of lower limb geometry: higher intraobserver reliability compared to conventional method. *Comput Aided Surg.* 2006 Mar;11(2):81–86.

[5] **Holdsworth BJ.** Planning in fracture surgery. In: Bunker TD, Colton CL, Webb JK, eds. *Frontiers in Fracture Surgery.* London: Martin Dunitz; 1989:1–15.

[6] **Mast J, Jakob R, Ganz R.** *Planning and Reduction Technique in Fracture Surgery.* Berlin Heidelberg: Springer-Verlag; 1989.

[7] **Mast JW.** Preoperative planning in the surgical correction of tibial nonunions and malunions. *Clin Orthop Relat Res.* 1983 Sep(178):26–30.

[8] **Porteous M, Bäuerle S.** *Techniques and Principles for the Operating Room.* Stuttgart New York: Thieme; 2010.

[9] **Rüedi TP, Buckley RE, Moran CG.** *AO Principles of Fracture Management.* 2nd ed. Stuttgart, New York: Thieme Verlag; 2007.

[10] **Rüedi TP, Murphy WM.** *AO Principles of Fracture Management.* 1st ed. Stuttgart New York: Thieme; 2000.

[11] **Suero EM, Hufner T, Stubig T, et al.** Use of a virtual 3D software for planning of tibial plateau fracture reconstruction. *Injury.* 2010 Jun;41(6):589–591.

第3节 解剖学知识匮乏
Lack of anatomical knowledge

当我们意识到一件事重要时，它就真的重要了。

—— André Gide

对肌肉骨骼进行外科手术，不仅要熟知手术的入路，还需要明确了解该区域的形态学解剖。对解剖知识的了解不能被任何其他能力或热情所代替。掌握骨科解剖基本知识和遵循保护软组织的理念对于骨折的愈合至关重要。

传统手术中为了充分暴露骨折端，手术入路通常需要选择安全、范围较大的解剖路径。保护神经血管结构，并以有限切开的方式保护软组织后再对骨折块进行处理。对神经、血管以及软组织的保护对于患者骨折愈合、肢体功能恢复、防止出现后遗症均十分重要。需通过学习并研究解剖学结构，找到神经界面间的手术入路，从而避免手术造成肢体完全功能缺失的可能。对血管网的分布及营养范围的了解和保护，是骨折固定术的原则之一。对外科医生来说，了解不同骨骼的解剖学、其在活动中的支撑作用，以及与其他解剖结构的相互关系，在复位固定骨折并恢复其功能方面十分重要。

如今，为复位和稳定粉碎性骨折，某些解剖区域的新手术入路被提出，而一些针对骨骼解剖或损伤机制而专门设计的内植物也因此应运而生。当内植物需要预先塑形来应用于某些骨骼的特定区域时，有必要了解此骨骼的解剖特点。如果术者对被治疗的骨骼正常形态并不熟知，其形态包括皮质骨干区域、干骺端多孔骨区、关节软骨覆盖区域，那么就不可能顺利完成骨折内固定术，更不用说重建其解剖结构。在人体具有重要解剖学和生物力学意义的骨骼中，没有一个走行是直而单一的。内植物的正确使用需要充分了解骨骼的解剖学知识（如：旋转、倾斜、骨轴线的角度等）。

随着生物学、力学知识的发展，以及微创手术能够保护骨折断端的血肿、保护肢体的软组织血运（生物学固定）的特点，因此越来越受欢迎。在进行微创手术时，通过小切口处理骨折，不完整暴露整块骨，目的是为了减少手术中对软组织的损伤。为此，要熟悉解剖部位的三维结构和标志点，进行保留软组织的植入内固定，只暴露那些必要的区域用于内植物的植入和骨折复位即可。由于视野有限，因此常需要术中影像技术的辅助。与切开手术相比，这需要掌握更为精细的解剖区域和骨骼表面的形态学解剖，防止造成隐匿性损伤。影响内植物植入的另外一个影响因素为术者对三维结构重建图像的辨别能力。

进行骨折内固定术需要一个长期的学习过程，并且对解剖知识要有深刻的理解，这占据了术者手术训练的大部分精力。在专业的指导下，可以通过塑料模型或者尸体解剖来开展训练，通过手术操作从而获得实际应用过程中所需要的知识，并顺利解决术中可能遇到的困境（图 4.3-1）。

对解剖知识的缺乏常常会导致骨折内固定的失败，因此正如以上所说，必须熟练掌握相关知识和技术。

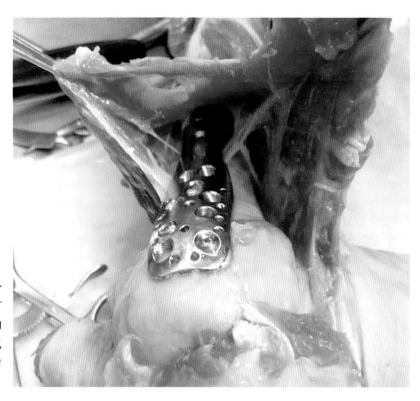

图 4.3-1　解剖标本训练，经皮植入肱骨近端锁定钢板。植入钢板后，解剖窗被打开，看钢板的位置以及与周围解剖结构的相关位置关系。在这例标本中，我们可以看到钢板植入后损伤了神经。通过训练旨在避免术中类似情况的出现。

病例介绍

33 岁患者，摩托车事故导致右踝关节骨折（AO/OTA 44C2，4F2）（图 4.3-2）。

患者需要手术治疗。使用三分之一管型钢板固定腓骨，内踝采用两枚 4 mm 的空心螺钉固定。后踝通过前后方向置入 4 mm 骨松质螺钉固定，下胫腓分离采用下胫腓螺钉进行复位和固定。术后 X 线片显示后踝存在 4 mm 的分离移位，并通过 CT 得到确认（图 4.3-3）。

通过再次手术取出下胫腓螺钉以及前后方向的后踝拉力螺钉。通过后外侧入路，对应骨折线，利用两枚骨松质螺钉对后踝进行固定。最后重新植入下胫腓螺钉（图 4.3-4）。

患者术后禁止负重。在 7 周后取出下胫腓螺钉，鼓励患者开始进行渐进性的部分负重。在恢复期，患者被诊断为复杂局部疼痛综合征，并接受药物和康复治疗。

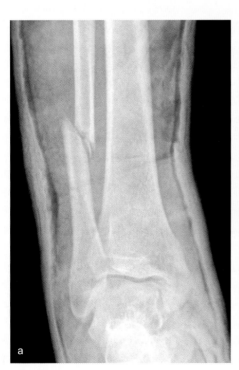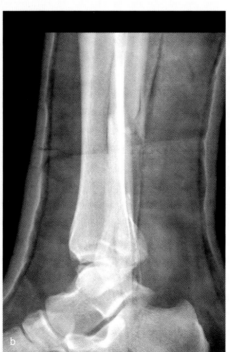

图 4.3-2 术前前后位（a）和侧位（b）X 线片。

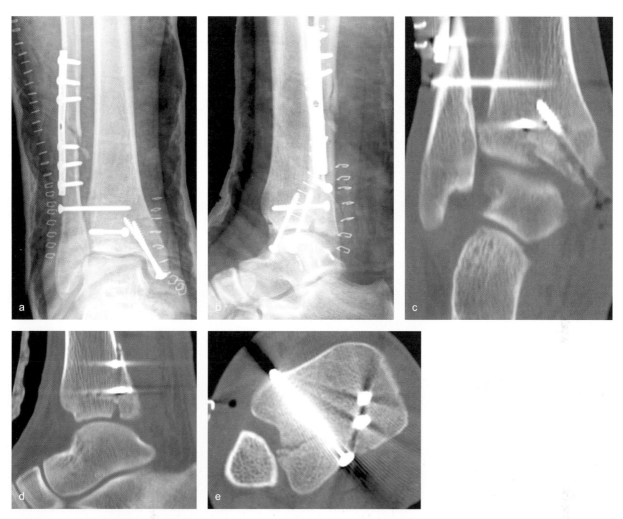

图 4.3-3 术后 X 线片和三维重建。

a-b. 术后即刻前后位（a）和侧位（b）X 线片显示后踝骨折块分离移位。

c-e. 不良的关节复位。术后前后位 CT 显示胫骨关节面不连续性（下沉）（c）；CT 侧位显示后踝分离移位（d）；CT 冠状位（e）显示前后拉力螺钉方向错误。

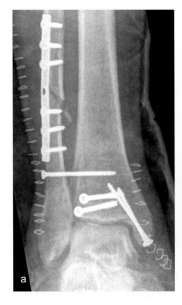
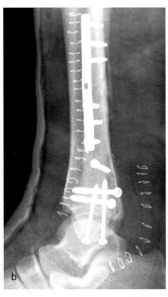

图 4.3-4 再次手术后即刻前后位（a）以及侧位（b）X 线片显示后踝骨折解剖复位。

失败原因分析与反思

本次手术之所以失败，原因在于术者不能正确理解后踝的骨折形态和三维结构，也就不知道如何进行骨折复位内固定。术前进行必要的 X 线和 CT 检查有助于规划好手术方式。术者应了解，所有的骨折类型都应进行充分的术前模拟，争取通过单次手术治疗损伤并避免并发症的出现。

最终结果

损伤后 8 个月，可以看到骨折愈合。临床功能恢复，但是伴随着踝关节屈曲和伸展受限（如掌屈 20°，背伸 20°）（图 4.3-5）。

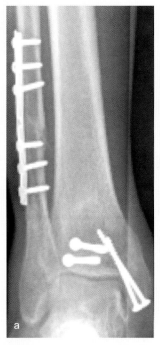
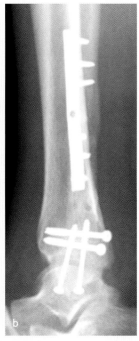

图 4.3-5 术后 8 个月前后位（a）和侧位（b）X 线片显示骨折愈合。

病例介绍

45 岁女性，摩托车事故导致踝关节扭伤合并 Lisfranc 关节骨折脱位（AO/OTA 80D5）（图 4.3-6）。

在急诊室，术者尝试克氏针复位固定骨折脱位。由于缺乏 Lisfranc 关节病理解剖知识，以及足部的炎性肿胀，因此在石膏外固定后发现骨折没有得到复位（图 4.3-7）。

48 小时以后，炎症被控制，重新进行手术，进行切开复位内固定从而恢复 Lisfranc 关节的连续性。为了解决脱位，采用 4.5 mm 空心钉固定骨折脱位（图 4.3-8）。

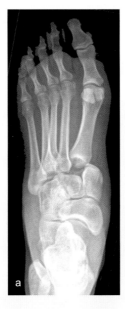

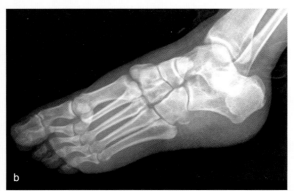

图 4.3-6　术前 X 线片显示 Lisfranc 关节骨折脱位。

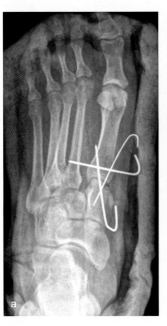
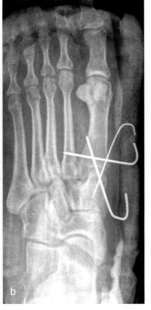

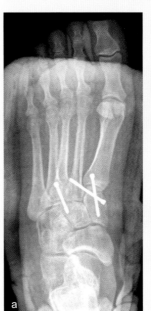
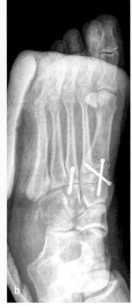

图 4.3-7　术后即刻前后位（a）和侧位（b）X 线片显示 Lisfranc 关节没有复位。

图 4.3-8　二次手术术后即刻前后位（a）和侧位（b）X 线片显示关节骨折脱位得到有效治疗。

失败原因分析与反思

尽管通过急诊 X 线片就能明确诊断，但是我们仍然推荐进行 CT 检查来获取骨折解剖的相关知识，获得三维立体结构，从而对关节面骨折进行理解和治疗。

术者必须通过已有的影像学资料，充分理解骨折的解剖，选择合适的手术方式进行 Lisfranc 关节损伤的复位和固定。急诊手术并不意味着可以在没有相关解剖知识下进行，因此术者应该提前询问有经验专家的意见。

最终结果

石膏外固定制动 3 周，术后 6 周允许负重。随后开始恢复性训练，并于 14 周后开始正常工作（图 4.3-9）。

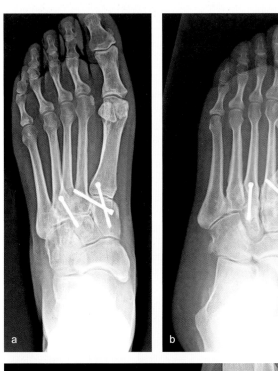

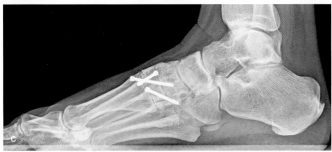

图 4.3-9　X 线显示 Lisfranc 关节骨折脱位得到了复位。

病例介绍

42 岁男性患者，摩托车伤导致左侧锁骨中段粉碎性骨折（AO/OTA 15.2C）（图 4.3-10）。

对其进行手术治疗，采用上方钢板进行切开复位内固定术（图 4.3-11）。骨折术后采用八字绷带固定，固定 3 周后开始活动。手术后 2 周患者主诉疼痛和功能受限，X 线片显示骨折内固定失败（图 4.3-12）。

6 周时，X 线片显示骨折移位，内固定物完全失效（图 4.3-13）。CT 显示主要骨块钢板固定缺失（图 4.3-14）。

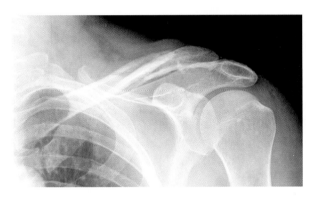

图 4.3-10　术前 X 线片。

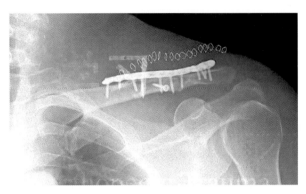

图 4.3-11　术后即刻 X 线片。

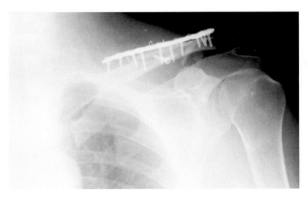

图 4.3-12　术后 2 周 X 线片显示内固定失败。

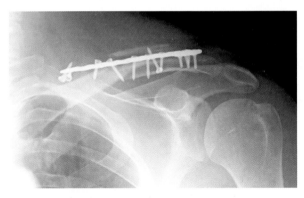

图 4.3-13　术后 6 周 X 线片显示内植物脱出。

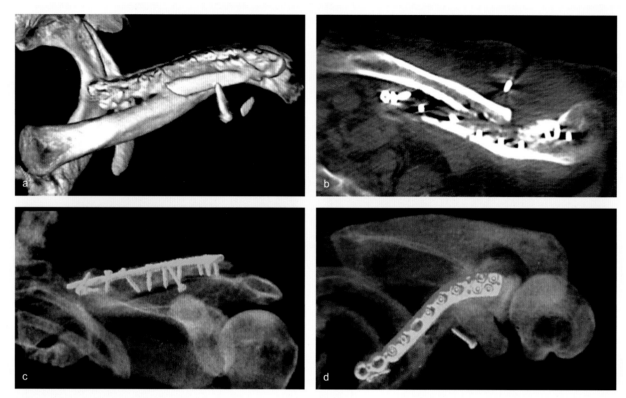

图 4.3-14 三维重建显示内固定术失败。

失败原因分析与反思

锁骨钢板一般要根据需要放置在锁骨上方或者前方并进行不同程度的塑形。此外，也要熟知钢板侧别不同，其结构也不同（图 4.3-15）。

许多术者认为锁骨骨折内固定不容易实现钢板的完美贴服，因为会受到锁骨解剖、大小、骨折类型以及位置的影响。在某些特殊情况下，其应用可能更为复杂。

该病例显示，尽管进行了广泛剥离，暴露骨折断端，但是并没有完成完美的切开复位内固定。锁骨近端骨折螺钉固定不充分，对相关解剖知识的缺乏这一主要原则性错误是导致内固定失败的原因。

最终结果

需要进行再次手术取出内植物，采用新的塑形接骨板实现稳定的解剖复位（图 4.3-16）。对近端的牢固固定，需要通过接骨板对主要骨块的全部固定来实现。术后 1 年的随访显示，锁骨解剖复位，骨折愈合没有遗留后遗症（图 4.3-17）。

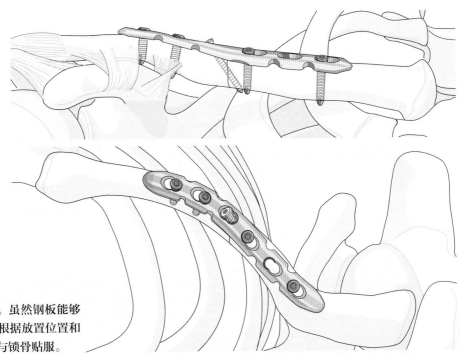

图 4.3-15　塑形锁骨接骨板。虽然钢板能够通过塑形器手动塑形，仍要根据放置位置和侧别得到满意的形状，实现与锁骨贴服。

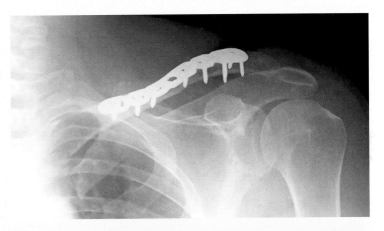

图 4.3-16　再次手术术后 X 线片。

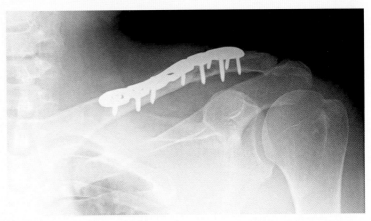

图 4.3-17　再次手术术后 1 年 X 线片。

要点提炼

- 熟知骨的解剖以及与周围相关解剖结构的关系，保护软组织是实现骨折愈合的重要因素。
- 钢板的准确使用需要术者掌握骨折区域和骨折表面的形态学解剖。
- 术者对骨折区域 3D 结构的立体还原，对手术的成功进行有着重要影响。
- 需要术者熟悉解剖、具有丰富的手术能力和经验，才能完成相应的手术操作，成功进行骨折内固定术。
- 急诊手术并不意味着不熟悉解剖特点就可以进行手术。

参考文献

[1] Hoppenfeld S, deBoer P, Buckley R. *Surgical Exposures in Orthopedics: the Anatomic Approach.* Philadelphia: Lippincott Williams & Wilkins; 2016.

[2] Miller MD, Chhabra AB, Hurwitz SR, et al. *Orthopaedic Surgical Approaches.* Philadelphia: Saunders Elsevier; 2008.

[3] Rüedi TP, von Hochstetter AHC, Schlumpf R. *Surgical Approaches for Internal Fixation.* Berlin Heidelberg: Springer-Verlag; 1984.

[4] Sales JM, Videla M, Forcada P, et al. *Atlas de Osteosíntesis. Fracturas de los huesos largos.* Vias de acceso quirúrgico. 2nd ed. Barcelona: Elsevier Masson; 2009.

第4节 无菌操作不规范
Insufficient asepsis protocols

不可避免的事情如若已然发生，对其展开思考有多么困难是难以想象的。

——Stendhal

在接骨术的所有并发症中，感染最为突出。创伤伴随的血管、软组织损伤和细菌污染导致骨组织有更高的感染率，可能造成严重的后遗症，延长住院时间，并显著增加治疗的经济和社会成本。感染是骨折手术治疗过程中最严重的并发症。感染对患者是灾难性的，几乎意味着必然留有后遗症。骨折患者术后出现感染，意味着内固定的失败。有时，侵袭性不强的感染也会导致骨不连，增加患者的痛苦。

骨折术后感染治疗非常困难，预后也不确定。骨折术后感染治疗通常需要多次手术，包括反复的清创术，切除骨和软组织，取出内植物以清除其表面的生物膜，由细菌形成的生物膜可以抵抗抗生素发挥作用，植入抗生素链珠，一旦感染消退，再行手术治疗。有时漫长的治疗并不能使骨折愈合，而会留下永久的后遗症，需要反复进行抗生素治疗，严重者甚至需要截肢。治疗感染的最好方法是预防。"宁可保守治疗出现假关节，也不愿意接受感染的完美接骨术"这种说法充分反映了预防感染的重要性。

感染的主要危险因素通常发生在围手术期。因此，预防措施应集中在此期间。而术后由患者本人导致的感染较为少见，其污染来源包括血液、皮肤

或该区域再行新的手术。

与感染相关的危险因素可能与患者（例如，皮肤的定植菌、耐药菌的携带者、同时合并其他疾病、先前存在的感染、多发创伤）和（或）与治疗环境有关（例如，手术室的管理、层流和水的质量、手术团队的消毒、外科洗手、预防性静脉应用抗生素、患者和手术器材的准备）。只有充分了解这些危险因素，才能够有效地进行检测，并采取有效的措施降低感染风险。在围手术期、手术室及住院期间，严格遵守操作规程是降低感染率的基本措施。如若不然，则可能增加术后感染概率。

污染是否能够导致感染，具体取决于其严重程度、细菌的毒力和患者的抵抗力。可以通过消毒和预防性使用抗生素等方法进行应对。在术前，检查那些可能导致污染和随后感染的因素是十分重要的，无论是局部因素还是先前存在的疾病（例如糖尿病、接受皮质类固醇治疗、肥胖、吸烟、应用慢性免疫抑制药物、营养不良、血液病、肝病）。必须采取适当的措施以减少围手术期污染的风险（例如术前消毒和正确的皮肤准备）。

手术室作为骨折治疗的场所，必须满足一定的既定条件，包括清洁和污染物的运送、手术室设计

和物品的放置、清洁打扫、对空气和通风的控制、用水控制、医务人员和患者行动的控制、温度湿度控制以及对仪器的处理。

手术室的手术团队和工作人员必须训练有素，并遵守现有的可以降低感染率的操作规程。例如，必须遵循严格的无菌操作规程，以降低手术过程中感染的可能及其后果。众所周知，正确准备器械台，注意保护整个外科手术团队的手术服和手套，以及通过便捷的方式准备手术区域是非常重要的。尽管如此，违反基本手术室规则的现象依然可见，例如在人员的进出和流动、与手术区域（如器械台等）的距离等方面。必须最大限度地保持无菌，如若不然，感染会导致手术失败并导致永久性后遗症。尽管矫形外科和创伤外科的感染率很低，但感染对患者、医疗团队和社会经济（例如企业、组织和保险公司）的影响都是灾难性的。手术团队被污染的手上附着有环境细菌的微小颗粒，可以通过直接接触污染手术器械。长时间的手术暴露会增加此类细菌污染的风险。对患者，尤其是手术室中的患者，进行正确的备皮对于避免细菌定植十分重要，而这些细菌在正常状态下是无法通过皮肤屏障的。

忽视软组织和骨折部位血运的手术操作也是增加感染风险的一个因素。手术操作和围手术期的软组织护理对于软组织、血运的保护，避免组织坏死是非常重要的，而组织坏死和血运破坏正是导致感染的细菌的温床。

相对于低感染率的择期手术和无创伤性软组织外露的骨折手术（闭合骨折固定），开放性骨折是个例外，依据治疗原则注意无菌操作并行抗生素治疗，可以降低感染发生率，拓宽急诊手术的适应证。在开放性骨折中，情况将会伴随伤口的大小和软组织损伤情况而变得复杂，需要进行彻底的清创术、骨折早期固定、软组织覆盖创面，并在可能的情况下闭合伤口。手术过程当中，清创完毕后行创口标本采集，可有助于后续评估清创术效果，并指导骨科医生根据不同的病原菌选择不同的抗生素。依据操作规程，抗生素治疗应该越早越好。

在多发创伤患者中，由于合并其他损伤（如血管、内脏）和其他用于复苏或稳定生命体征的侵入性治疗，情况变得更加复杂。创伤和先前存在的疾病（例如糖尿病、尿路感染）相互影响，使患者情况更为复杂，感染率随之上升。对于多发创伤患者，如果无法行终极固定，则应使用外固定稳定骨折，以达到急诊损伤控制的目的。初始治疗必须降低感染的可能：清创血肿、失活组织，固定骨折，否则这些均会增加水肿和感染的发生概率。在初次检查时也必须将可能导致预后更差的潜在病变考虑在内。

病例介绍

60 岁男性，既往体健，从 2 m 高的墙上跌落，左足着地，导致胫腓骨远端 Gustilo II 型骨折（AO/OTA 43C2，4F2B）（图 4.4-1）。

该患者伤时正在度假，首先就诊于当地医院急诊，进行伤口清创，复位骨折后予石膏制动。48 小时后，他被转移到另一家医院，踝关节内侧创口行再次清创，并首次使用外固定支架固定骨折（图 4.4-2）。由于没有固定腓骨骨折，胫骨远端骨折对线变得更差。外翻畸形进一步对骨折水平的皮肤伤口造成损伤（图 4.4-3）。同时开始常规抗生素治疗。

3 周后，患者接受了翻修手术。对腓骨行内固定，纠正胫骨骨折的力线以降低创口区域的张力（图 4.4-4）。

在第 4 个月时，患者出现了窦道。分泌物培养阴性，但放射性核素骨显像提示感染性假关节（图 4.4-5）。

计划使用诱导膜技术（Masquelet 技术）切除感染区域并修复骨缺损以治疗感染性假关节（Giannoudis 等，2016）。在 Masquelet 技术的第一个阶段行窦道切除术。在感染性假关节水平切除 4 cm 胫骨，局部填塞负载庆大霉素和万古霉素的聚甲基丙烯酸甲酯骨水泥（PMMA）（图 4.4-6a）。腓肠神经营养皮瓣覆盖创面后外固定架固定骨折（图 4.4-6b-e）。

10 周后，腓肠神经营养皮瓣愈合良好，从而可以进行 Masquelet 技术的第二阶段手术：去除抗生素骨水泥，搔刮骨缺损的边缘部分，取自体髂骨、有骨诱导作用的骨移植物和间充质细胞填充缺损部位（图 4.4-7a）。使用内侧锁定加压板固定胫骨远端（图 4.4-7b）。行不负重踝关节和足部主动功能训练，从第 4 个月开始逐渐负重。在第 12 个月，患者弃拐，术后 18 个月后可以滑雪。

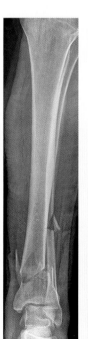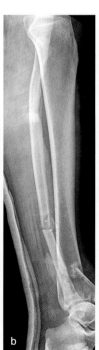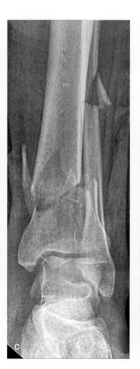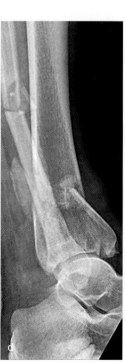

图 4.4-1　术前 X 线片。

a-b. 胫腓骨远端 Gustilo II 型骨折的前后位片（a）和侧位片（b）。

c-d. 踝关节的前后位片（c）和侧位片（d）。

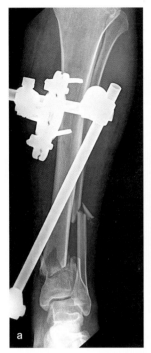
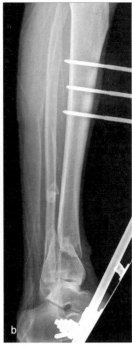
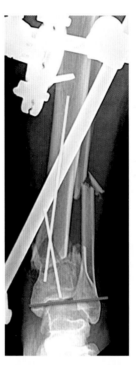

图 4.4-2 首次清创外固定术后 X 线片，显示胫骨远端骨折复位不良导致外翻畸形。在此首次手术中，腓骨未行固定。

图 4.4-3 胫骨远端外翻畸形的细节，这导致了内侧伤口的张力增加。

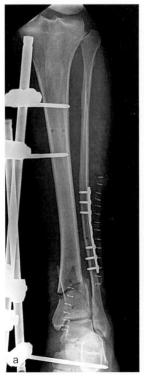
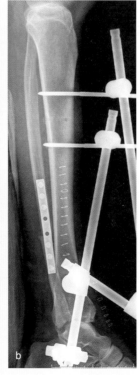

图 4.4-4 第二次手术对内侧伤口再次清创，同时行腓骨接骨术，这对恢复胫骨骨折力线至关重要。

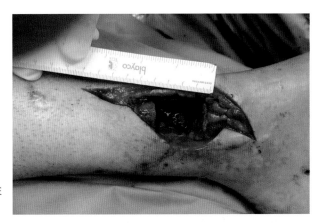

图 4.4-5 在 Masquelet 技术第一阶段，切除窦道和感染性假关节后，骨和皮肤软组织缺损。

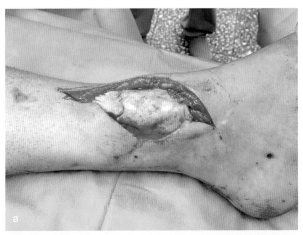

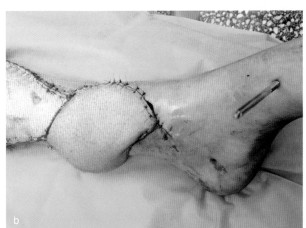

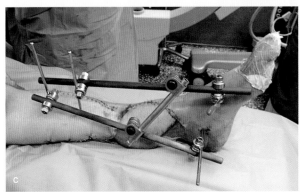

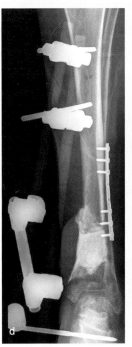

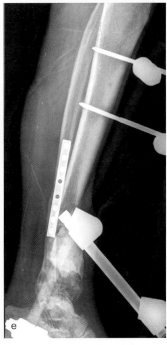

图 4.4-6 手术过程的临床照片和 X 线片。
a. 用负载庆大霉素和万古霉素的聚甲基丙烯酸甲酯骨水泥填充缺损。
b. 用于覆盖骨缺损和抗生素骨水泥的腓肠神经皮瓣的外观。
c. Masquelet 技术第一阶段的最后一步是再次行外固定架固定。
d-e. Masquelet 第一阶段第 9 周的 X 线片显示骨水泥、外固定架稳定，克氏针无松动。

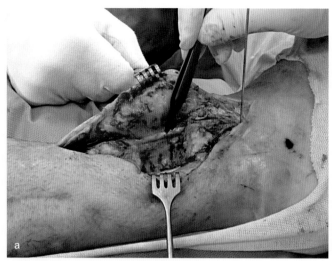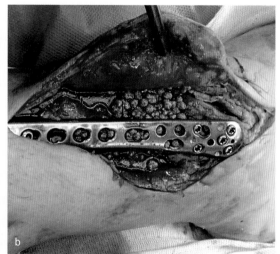

图 4.4-7 Masquelet 技术的第二阶段。
a. 取出抗生素骨水泥后的滑膜假关节。
b. 腔内充填自体骨和具有骨诱导、骨传导性的颗粒。内侧锁定加压钢板固定胫骨远端后应用筋膜瓣覆盖创面。

失败原因分析与反思

尽管在这种情况下骨折复位情况尚可，但对于软组织，伤口予清创后行石膏固定是不够的。

治疗开放性骨折不单单是使用外固定架，必须尽可能复位骨折。伤后 48 小时再次手术，优先使用外固定架。结果骨折复位差，外翻畸形，比使用石膏固定更差。

在 Gustilo Ⅱ 型骨折（Gustilo 等，1984）中，如果软组织条件、肿胀和水肿允许，则应该进行明确的骨折治疗，尤其是在关节骨折中，恢复关节面平整至关重要。如果软组织的状态允许，就有可能进行，尤其是在关节骨折，关节表面的恢复是至关重要的。

在第一阶段软组织情况得以控制之后，应该考虑对胫骨 Pilon 骨折进行终极治疗。在胫骨 Pilon 骨折的分期治疗中，建议在第一阶段进行腓骨的固定以避免短缩。一旦软组织条件允许，二期重建整个骨折的内侧部分（图 4.4-8）（Sirkin 等，2004）。

软组织并发症和感染性窦道是胫骨远端骨折治疗中最严重和最具挑战性的并发症。软组织管理不善会增加出现伤口裂开和骨髓炎的风险。

急诊手术和后续治疗的决策延误，造成患者总共经历了 4 次手术，使整个治疗过程超过 3 年。

当治疗感染性假关节时，骨科医生可能会考虑进行骨搬移、带血管的腓骨移植以及使用 Masquelet 诱导膜技术。使用诱导膜技术是为了缩短外固定时长，因为这样可以在 Masquelet 技术的第二个手术阶段之后进行接骨术，并行皮瓣覆盖创面（图 4.4-9）。

最终结果

骨感染得到控制，骨折愈合，力线恢复良好。术后 1 年，踝关节功能恢复，患者恢复损伤前的行走状态，在原发性损伤 3 年后重返体育赛场（图 4.4-10）。

踝关节活动轻微受限是由于胫骨远端干骺端过伸位愈合所致。然而，除了皮瓣的供区和受区不美观外，没有任何疼痛或临床畸形。

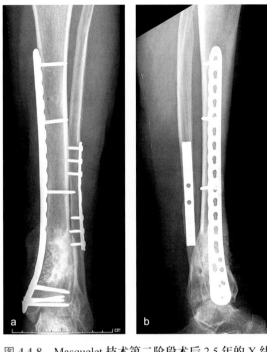

图 4.4-8 Masquelet 技术第二阶段术后 2.5 年的 X 线片显示骨缺损愈合。

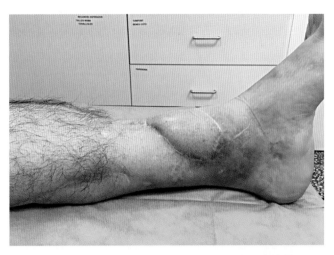

图 4.4-9 Masquelet 技术第二阶段后 2.5 年腓肠肌皮瓣外观。

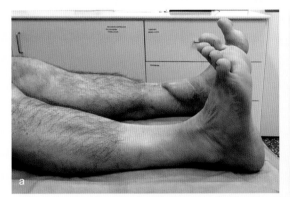

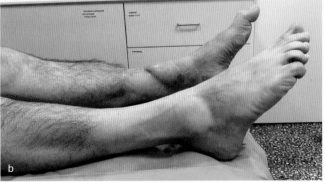

图 4.4-10 患者在 Masquelet 技术第二阶段（原发损伤后 3 年）后 2.5 年显示左踝活动范围和功能令人满意。

病例介绍

84 岁女性，在家中摔倒致伤（低能量创伤），既往青霉素过敏，有胰岛素依赖型糖尿病、高血压、肥胖和脑卒中后遗偏瘫。临床表现为不能行走以及右下肢的缩短和明显外旋。急诊室拍摄的 X 线片显示股骨转子间骨折（AO/OTA 31A2）（图 4.4-11）。

计划用钢板和滑动螺钉（即动力髋螺钉 DHS）进行内固定。入院后 72 小时行手术。术后 X 线片显示骨折复位，螺钉位于股骨颈的中心位置，尖顶距接近其数值上限 2.5 cm（图 4.4-12）。

手术后 2 周，患者再次跌倒，手术伤口裂开伴血性渗出。分泌物培养分离出大量的科氏柠檬酸杆菌，无乳链球菌、大肠埃希菌和变异杆菌的菌落。根据药敏结果开始抗生素治疗，进行了三次手术清创，但没有取出内植物。第 6 周 X 线片示骨干明显向内移位，但没有内固定松动的迹象（图 4.4-13）。

尽管该患者手术伤口逐渐瘢痕愈合，但 C 反应蛋白水平仍然很高，并且在 3 个月时，可能由于败血症，股骨头中的内植物切出（图 4.4-14）。此时，决定取出内固定，再次清创，并植入庆大霉素链珠（图 4.4-14c）。

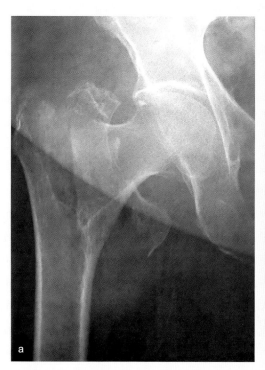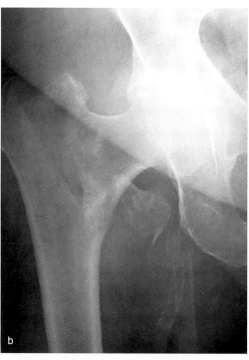

图 4.4-11 关节外转子周围粉碎性骨折的术前 X 线片。小转子的骨块较小，大转子完整。

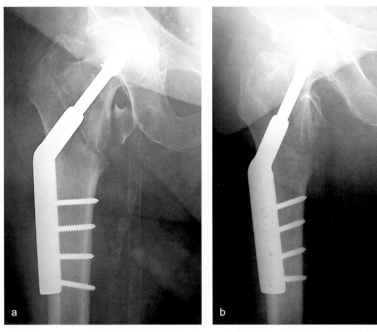

图 4.4-12　术后 X 线片。骨折复位，螺钉位于股骨颈中央，尖顶距约 2.5 cm。

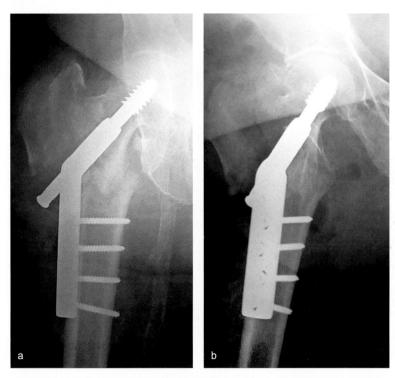

图 4.4-13　第 6 周 X 线片显示滑动螺钉明显动力化，股骨轴线向内侧移位，大转子处骨折移位。内植物周围未见骨溶解，螺钉固定牢固。

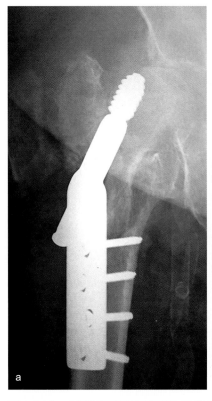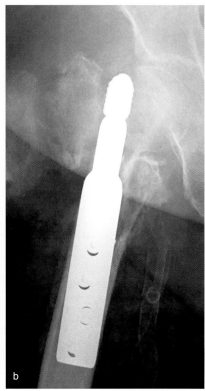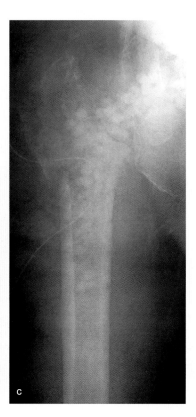

图 4.4-14　内植物切出和取出后的 X 线片。

a-b. X 线片示骨折后 3 个月时股骨头切割。

c.　取出内植物（即动力髋螺钉），并以庆大霉素链珠填塞死腔。

失败原因分析与反思

尽管研究并未发现动力髋螺钉钢板和转子间髓内钉在治疗股骨转子周围骨折中有显著差异，但目前的趋势是在稳定的股骨转子间骨折（AO/OTA 31A1）中使用髓外内植物，在不稳定的股骨转子间骨折（AO/OTA 31A2，31A3）中使用髓内钉。

在这个病例中，骨科医生认为骨折是稳定的，因此选择使用带有滑动螺钉（即 DHS）的钢板，骨折复位良好并且内植物位于合适位置，仅仅尖顶距数值位于正常范围上限。

在术后仅仅 15 天时的一次跌倒就出现了伤口裂开，这暗示着可能存在感染。我们的态度不应该是"等待观望"。一旦有疑似感染的迹象出现，必须进行手术清创，对于患有严重合并症的体弱患者，治疗更有必要并且需要积极一点。

尽管由于臀肌张力的作用导致功能性代偿丢失，出现单侧摇摆步态，但在第一次检查中观察到的内侧移位通常不会影响骨折愈合。内侧移位通常是由在头部螺钉切割时大转子的外侧皮质变弱所致，而患者术后跌倒使这种情况加剧。骨科医生还必须评估由感染所致内植物周围可能发生的骨溶解。在骨折不稳定的情况下，仅进行外科清创术而不取出内植物是没有意义的，因为生物膜不会清除，这限制了对抗生素的反应。

最终结果

患者所经受的各种手术使得患者体质虚弱，骨折后 3.5 个月，肾脏功能恶化，并因多器官衰竭而死亡。

病例介绍

77 岁男性，既往有吸烟史，没有家人，合并高血压、慢性阻塞性肺疾病和房颤，在公路上摔倒致右踝骨折。石膏固定后由另一家护理中心转诊至笔者医院。

在急诊科，X 线片示右侧双踝骨折伴踝关节脱位（AO/OTA 44C2）（图 4.4-15）。

手法复位后膝下石膏固定（图 4.4-16）。由于之前未诊断出可能的慢性血管功能不全，在再次检查软组织情况的后一天，发现了缺血性改变。

手术计划如下：切开复位腓骨，使用拉力螺钉固定、三分之一管状钢板予以保护，螺钉固定下胫腓关节，内踝复位后两枚拉力螺钉固定。术后 X 线片示骨折复位良好（图 4.4-17）。

患者术后 2 周出院，没有发热和疼痛，伤口有少量浆液渗出。手术后 1 个月，患者因外侧创面裂开、内侧创面溃疡及腓骨区域脓性渗出而再次入院。予以抗生素治疗并取出内植物（图 4.4-18）。

在治疗期间获得的分泌物培养中，可以分离出对第一代头孢菌素、氨苄西林（氨苄青霉素）和阿莫西林 / 克拉维酸耐药的阴沟肠杆菌。由于持续分泌脓性分泌物，48 小时后再次行清创术，术后前踝骨骼和肌腱外露。第二次清创术后 5 天，开始负压伤口治疗（negative-pressure wound therapy，NPWT）[封 闭 式 负 压 引 流（vacuum-assisted wound closure，VAC）]。在住院期间，患者出现胸痛并被诊断为急性心肌梗死。整形外科要求对伤口进行评估并继续治疗，但未获得令人满意的结果。由于前踝骨外露，部分坏死（图 4.4-19），鉴于患者的慢性血管疾病，经血管外科医生评估后准予经股骨髁上行截肢术。

病例 3

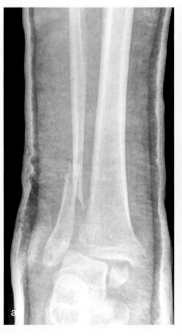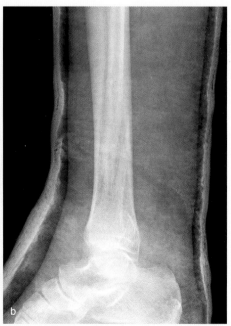

图 4.4-15 患者入院时前后位（a）和侧位（b）X 线片，示右双踝骨折伴踝关节脱位。

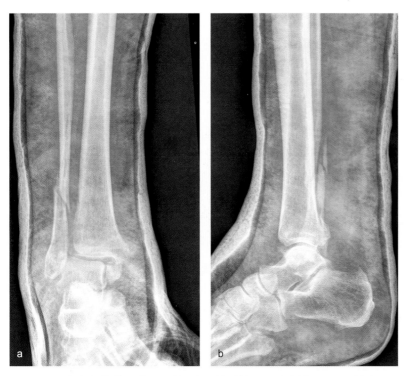

图 4.4-16　闭合复位并用膝下石膏固定后前后位（a）和侧位（b）X 线片。

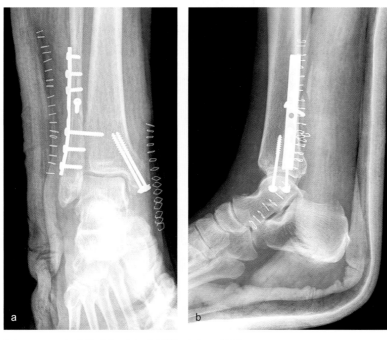

图 4.4-17　术后前后位（a）和侧位（b）X 线片。

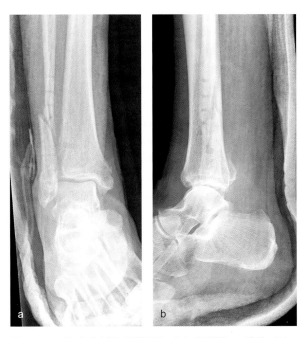
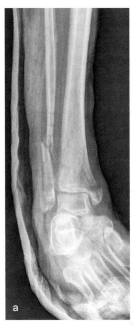
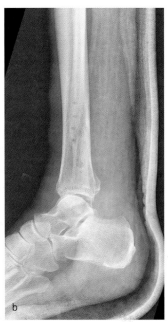

图 4.4-18 取出内植物后前后位 (a) 和侧位 X 线片 (b)。

图 4.4-19 手术取出内植物后 3 个月的前后位 (a) 和侧位 X 线片 (b)。

失败原因分析与反思

与本书中的其他病例类似,该病例的失败是多因素造成的。预后不良和结果较差总是多原因造成的,不过,为了教学,我们尽可能地指出主要原因。立即复位和固定对于避免骨折块移位很重要。如果由于某些原因,患者需要转运或延迟手术,关节和骨折必须手法复位,并用一种带衬垫的硬性绷带固定在最佳解剖位置。否则,骨折周围的软组织会继续肿胀,使其进一步受损,从而增加发生并发症的风险。对于关节骨折、脱位,在没有进行复位的情况下用石膏固定是不合理的。

如果第一次手术前对患者肢体血管系统进行仔细评估,手术的适应证和时机也会有所不同。

术后护理和随访的重要性一直被低估。在本病例中,手术伤口的浆液分泌物最初是向着伤口的化脓、开裂和溃疡的方向发展的。所有的伤口都必须进行严格评估。对于伤口愈合缓慢或有并发症史的患者,更需要严格管理。如果创面愈合不良,应尽早手术取出内植物和对伤口清创。

最终结果

由于伤口开裂和感染导致愈合不良,尽管多次尝试通过应用抗生素、清创术、负压伤口治疗(如封闭式负压引流)并取出内植物来根除感染,但最终对患肢进行髁上截肢手术。

病例介绍

13 岁，男性，从 1 m 高的水泥墙上摔至泥地，致左腿远端开放性骨折（AO/OTA 42A2，4F2A）（图 4.4-20）。

患者于当地医院就诊，第一天在局部麻醉下行清创术缝合，石膏固定患肢。次日上午再次行手术，于胫骨远端内侧经皮复位，锁定加压钢板固定骨折（图 4.4-21）。

3 天后，伤口出现分泌物，予抗生素治疗 1 周。创口情况无改善，边缘裂开，钢板外露。医生决定取出内植物，更换为外固定架（图 4.4-22）。

清创术后用负压伤口敷料（negative-pressure wound dressing，NPWD）处理伤口。然后在以后的 1 个月，每 3 天在全麻下更换一次敷料。由于针道感染，2 周后拆除外固定，再次石膏固定。12 次负压伤口敷料换药后无改善，患者被转入笔者所在医院。

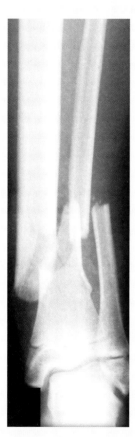

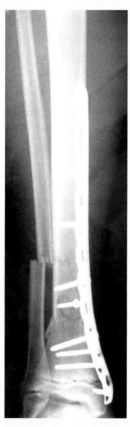

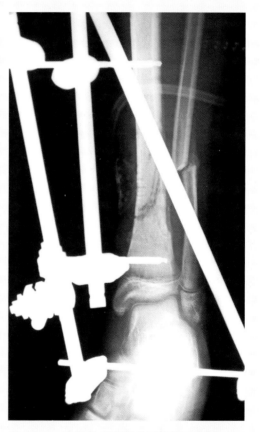

图 4.4-20　术前小腿远端骨折前后位 X 线片，胫骨骨折处可见两个蝶形骨块。

图 4.4-21　入院次日术后前后位 X 线片示骨折复位不良。

图 4.4-22　X 线片示翻修术后和外固定架。

转入笔者医院时，创面约为 $10\,cm \times 8\,cm$，上面布满肉芽组织和脓性渗出物。小腿远端骨折部位不稳定，伴有疼痛。伤后约 6 周开始治疗。

第一次手术：对患肢坏死骨节段切除，然后对软组织进行清创、抗生素链珠填塞，并结合外固定架治疗（图 4.4-23）。

培养发现多重细菌感染（即粪肠球菌、甘草芽孢杆菌和大肠埃希菌）。使用相应抗生素治疗。

第二次手术：在第一次手术后 10 天，伤口无感染（图 4.4-24a）后，整形外科医生立即进行皮瓣手术（图 4.4-24b）。

第三次手术：1 个月后，行近端经皮皮质剥脱术，并用单边外固定架行骨搬运。皮瓣愈合良好。骨缺损为 7 cm（图 4.4-25）。

第四次手术：2 个月后行骨移植物术（图 4.4-26 和图 4.4-27）。

第五次手术：三个半月移除外固定架。移除外固定架 1 个月后，患者开始完全负重（图 4.4-28）。

失败原因分析与反思

此例开放性骨折最初处理存在以下问题：

（1）首次在局麻下对污染严重的伤口进行清创，这种方式不可能达到彻底清创的目的。应该在全麻下进行清创术。

（2）次日上午，没有再次清创和冲洗，而是直接进行微创接骨术。在进行微创接骨术前，应对污染严重的伤口进行二次清创和冲洗。

（3）由于术后伤口有分泌物和感染的迹象，继续单纯使用抗生素却不进行手术是错误的。正确的做法应该是对手术伤口进行一次扩创（如 2 中所述）。

（4）虽然没有进行清创，但手术取出内植物，取组织样本进行微生物学检查，并使用外固定架固定是正确的。

（5）没有扩创，仅依靠抗生素治疗。扩创后负压伤口治疗是该阶段的正确治疗方法（即在术后出现感染迹象时），但彻底的清创是成功的基石。如果 1~2 周后没有好转，手术医生应该高度怀疑是否存在持续感染和清创不彻底。

（6）复位不良和骨折不稳定导致骨折周围软组织恢复缓慢。在合并软组织问题的不稳定骨折中去除外固定架是没有帮助的。石膏也不适用于这种情况，因为石膏稳定性欠佳，也不能对软组织进行保护；相反，应该使用一个新的外固定架。

（7）软组织没有得到正确的处理，骨外露。因为没有软组织覆盖的骨会坏死，所以治疗的目的应该是清创后覆盖创面。整形外科医生的参与是必不可少的。

最初对污染的开放性胫骨远端骨折的处理是不妥的。患者入院后应在全麻下清创，进行伤口的清创和冲洗，同时予以抗生素治疗，根据开放性骨折的等级持续数日。骨折的稳定可以促使软组织愈合。Gustilo Ⅰ 型和 Ⅱ 型骨折可以选用内固定器或外固定器。在污染严重的伤口中，因为外固定足以稳定骨折并促进软组织的愈合，所以更推荐使用外固定进行临时或终极治疗。

最终结果

在骨搬运阶段，同时行膝关节和踝关节的物理治疗，所以在去除外固定时，两个关节的活动范围良好。2 年后，患者恢复良好，腿部没有疼痛，娱乐运动也不受任何影响（图 4.4-29）。

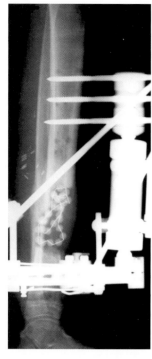

图 4.4-23　节段切除，抗生素链珠填塞，外固定架固定后的 X 线片。

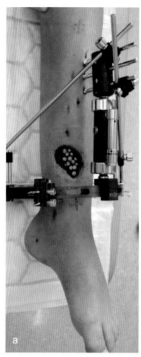

图 4.4-24　小腿行皮瓣术前、术后大体相。
a. 彻底清创后 10 天。
b. 皮瓣覆盖后 1 周。

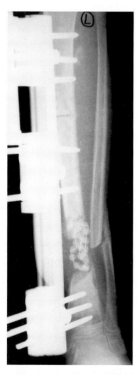

图 4.4-25　近端皮质剥脱术、单边外固定骨搬运术后 X 线片。

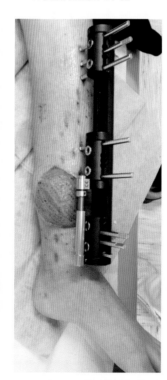

图 4.4-26　骨移植物前外观。

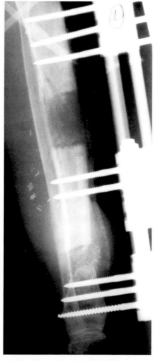

图 4.4-27　骨移植物术后 X 线片。

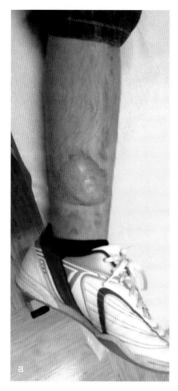
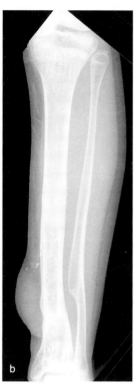

图 4.4-28　骨搬运与愈合。

a. 外固定架去除后 6 个月。

b. 外固定架去除 1 年后的 X 线片。

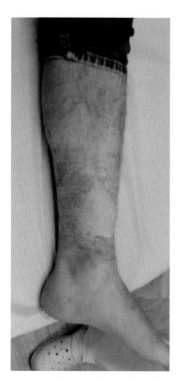

图 4.4-29　治疗结束后 2 年。

要点提炼

- 感染是骨科手术治疗中最严重的并发症，同时也意味着手术治疗的失败。
- 感染的最佳治疗方法是预防。必须遵守严格的无菌规程，以降低感染的可能性。
- 不遵守无菌原则会增加术后的感染率，应最大限度改善无菌条件。
- 术中若不能保护软组织和骨块血运，将会增加感染的风险。
- 污染是否能够引起感染取决于污染的程度、病菌的毒力以及患者的抵抗力。

参考文献

[1] **Borens O, Yusuf E, Trampuz A.** Surgical Site Infections (SSIs): Risk factors and Prevention Strategies. Paper presented at: 14th EFORT Congress, European Federation of National Associations of Orthopaedics and Traumatology (EFORT); June 5–8, 2013; Istanbul.

[2] **Giannoudis PV, Harwood PJ, Tosounidis T, et al.** Restoration of long bone defects treated with the induced membrane technique: protocol and outcomes. *Injury.* 2016 Dec;47 Suppl 6:S53–S61.

[3] **Gross T, Kaim AH, Regazzoni P, et al.** Current concepts in posttraumatic osteomyelitis: a diagnostic challenge with new imaging options. *J Trauma.* 2002 Jun;52(6):1210–1219.

[4] **Gustilo RB, Mendoza RM, Williams DN.** Problems in the management of type III (severe) open fractures: a new classification of type III open fractures. *J Trauma.* 1984 Aug;24(8):742–746.

[5] **Sirkin M, Sanders R, DiPasquale T, et al.** A staged protocol for soft tissue management in the treatment of complex pilon fractures. *J Orthop Trauma.* 2004 Sep;18(8 Suppl):S32–38.

[6] **Trampuz A, Widmer AF.** Infections associated with orthopedic implants. *Curr Opin Infect Dis.* 2006 Aug;19(4):349–356.

[7] **Trampuz A, Zimmerli W.** Diagnosis and treatment of infections associated with fracture-fixation devices. *Injury.* 2006 May;37 Suppl 2:S59–66.

第5节 熟练度与经验
Proficiency and experience

人人都愿意谈论成功，但没人愿意承认失败。

——John F Kennedy

在对骨折进行手术治疗之前，一个基本要求是了解生物学、力学等作用因素必要的理论知识。然而，单凭这一点并不能保证取得良好的临床效果。掌握外科技术需要训练和实践。真正的学习是通过参加研讨班，与经验丰富的外科医生一起使用塑料骨头和解剖标本进行练习来实现的，这是取得良好治疗效果的必备条件。

学会了解每种骨折非常重要。在外科医生能够完全治疗骨折之前，应该懂得如何正确使用器械、应用合适的内植物，提高自己的经验和技能水平，并全身心投入。在回顾既往病例时，自我批评的态度十分必要。对自己的结果进行批判性的检讨是必不可少的，这有助于吸收新观念和认识自己的技术能力。没有自我评估，外科医生永远不会知道其所获得的知识是否得到了充分和正确的应用。对结果不充分的评估而导致反复犯错是危险的。骨折外科治疗后的 X 线片结果显示了所使用的技术，以及术者是否有经验。在学习期间，外科医生可以犯一些可以理解的、临床意义不大的小错误，直到获得

所有手术所需的技能与感觉。外科医生需要时间和经验，需要平衡感，需要了解器械和内植物之间的关系，需要了解接骨术的原则及其正确应用。外科医生将根据骨折治疗的数量以及修复的难度和严重程度，逐步获得应用骨折治疗理论和实践的经验，这些都必须逐步解决、循序渐进。

外科医生的经验贯穿整个治疗过程。例如，在术前阶段，根据经验，医生对骨折进行正确的评估，决定最佳的手术时机、术前软组织的必要护理和患者的体位；根据内植物的功能，制订治疗计划、选择内植物以及内植物放置的条件（例如，内植物何时有助于骨折复位，同时能像扩髓钉一样稳定骨折）。在手术过程中，根据经验考虑在不剥离骨膜的情况下如何使用器械减少骨折碎片，如何将内植物遵循生物力学平衡放置，如何运用三维定位等"诀窍"。外科医生在术后随访中也要掌控骨折愈合的发展，对非负重时间和适当的康复训练给出正确指导等。在尝试实现完美的接骨术时，必须考虑所有这些因素，甚至更多，以避免任何失败。

病例介绍

24 岁男性，踢足球时右踝扭伤，踝关节前下胫腓联合骨折（AO/OTA 44C3）（图 4.5-1）。

急诊科行内固定术。外科医生选择了一种微创钢板接骨术，螺钉修复内踝，并植入 1 枚胫腓骨螺钉以保持下胫腓关节复位，而不是直接修复前胫腓韧带。术后立即进行 X 线检查并对照，检测到下胫腓联合间隙减少不多，仍分离，胫腓骨间螺钉方向错误，在胫骨后方通过，没有对胫骨远端施加拉力（图 4.5-2）。

2 天后，患者再次手术，胫腓骨间螺钉在下胫腓联合间隙缩小后被置在正确的方向上（图 4.5-3）。

术后 8 周取下胫腓骨间螺钉。幸运的是，踝关节显示良好匹配，无复位不良迹象。

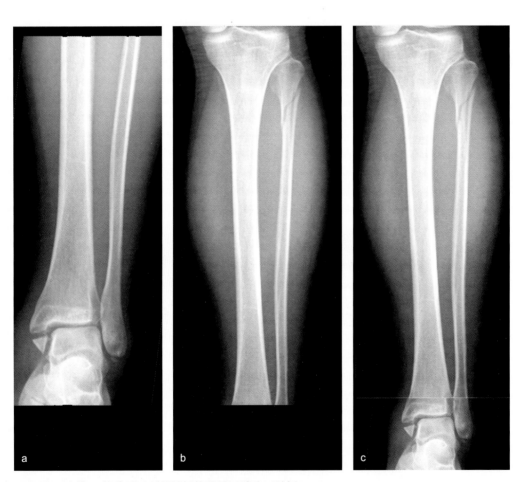

图 4.5-1 术前 X 线片显示双踝骨折伴腓骨近端头下骨折。

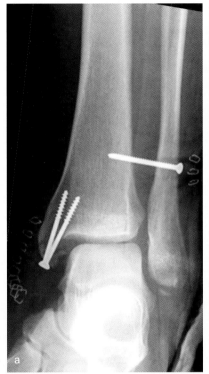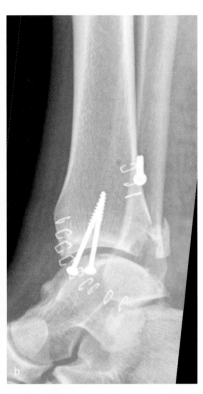

图 4.5-2　第一次手术后立刻进行对照 X 线检查。胫腓联合间隙仍宽，胫腓间螺钉位置不正确，不能拉紧胫骨。

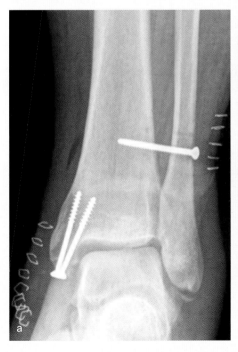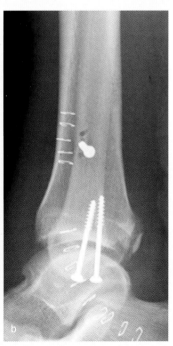

图 4.5-3　第二次手术术后阶段的 X 线片对照。踝关节骨折完全复位。

失败原因分析与反思

外科医生必须有高质量的 X 线片，并评估软组织状况，选择治疗骨折的最佳手术入路。如果皮肤状况和肿胀程度不允许手术，手术必须推迟，直到有更好的成功机会。在矢状面上，腓骨位于胫骨后方，因此螺钉的方向必须是后－前的，角度大约为 30°。手法复位下胫腓联合间隙后，螺钉通过腓骨到达胫骨，并发挥位置螺钉作用直至下胫腓关节愈合（图 4.5-4）。在螺钉放置过程中，踝关节必须处于背屈 90°，以保证间隙精准，这在 *Manual of Internal Fixation* 已明确指出（Müller 等，1970）。

最终结果

石膏固定 3 周以保护软组织，不负重持续 8 周，直至取下胫腓骨螺钉。患者在 16 周时开始康复治疗，并恢复日常生活活动（图 4.5-5）。

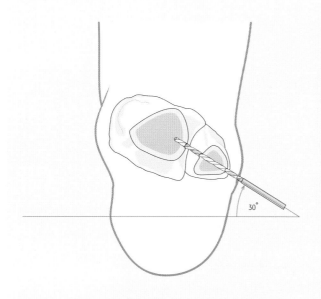

图 4.5-4　胫腓间螺钉在矢状面上置入时应遵循的方向。

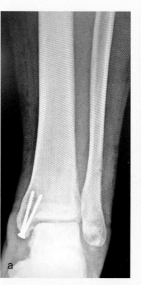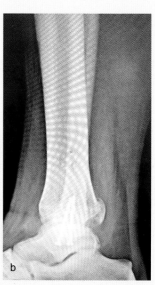

图 4.5-5　第二次手术后 4 个月的 X 线片对照。踝关节复位。后方关节外的小碎片不会引起任何功能问题。

病例介绍

83 岁女性，因意外跌倒导致右股骨下端骨折，伴轻微外翻弯曲（AO/ATA 31B1）（图 4.5-6）。

此患者用 3 枚直径 6.5 mm 的骨松质短螺纹的空心螺钉进行固定（图 4.5-7）。股骨外侧皮质局部的应力集中导致股骨转子下区螺钉植入处骨折（AO/OTA 32A1）（图 4.5-8）。

在二次手术中，取出螺钉并选择髓内钉（股骨近端防旋髓内钉，PFNA）稳定骨折。将 PFNA 钉的头颈刀片置入过深，达软骨下骨位置（图 4.5-9）。

转子钉的头钉滑动能力不如滑动螺钉板 [动力髋螺钉（DHS）]，因此螺旋刀片达软骨部位会导致股骨头切割（Flores 等，2016）。

病例 2

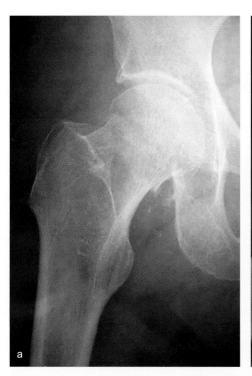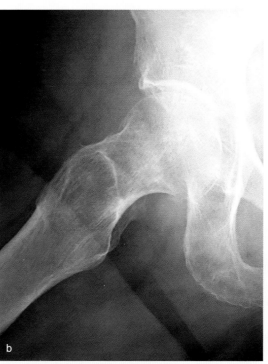

图 4.5-6　前后位（a）和轴位（b）X 线片显示右股骨头下骨折伴外翻嵌插。在轴位片中，骨折无移位。

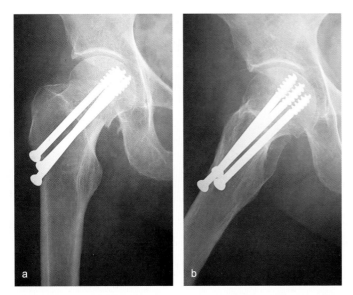

图 4.5-7 采用三枚短螺纹的空心螺钉固定股骨头术后即刻 X
线片。

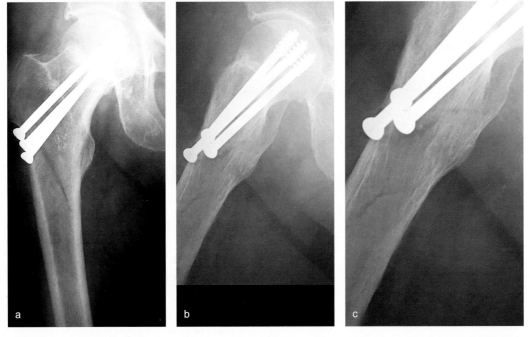

图 4.5-8 随后拍摄的 X 线片显示股骨转子下出现一处骨折，骨折起始处位于股骨外侧皮质的螺钉固定
孔处。

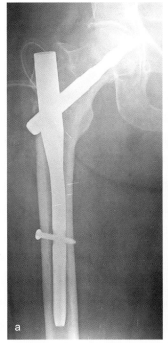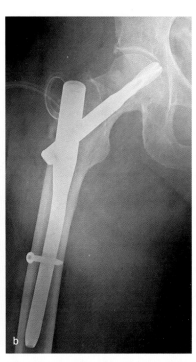

图 4.5-9　二次手术的术后 X 线片。PFNA 钉的头颈刀片置入过深，超出软骨下骨。

失败原因分析与反思

在治疗股骨颈头下骨折时，螺钉可接受的最低位置不得位于小转子的远端。

在股骨颈头下骨折治疗中，螺钉的几何定位和轻度外翻复位是很重要的。螺钉尾端三角形的排列在力学上有优势，但它削弱了股骨外侧皮质。避免应力集中，这是很重要的。应该注意，根据垫片的大小，股骨尾端螺钉的安全距离应保持在 10~13 mm。

在这种情况下，放置头颈刀片似乎是最好的选择，因为在第一次手术过程中植入的螺钉减少了骨组织的数量，即使使用更大的螺钉，螺钉置入依旧可能受影响。在骨量较低的情况下，还可以使用增强系统来增加该区域的密度，以便内植物能够更好地发挥其承重功能。

最终结果

患者未出现内植物断裂，骨折达到愈合，患者能够再次行走。

病例介绍

82 岁老年妇女，在公共场合不慎摔倒，右上肢受伤。肱骨近 1/3 处出现螺旋骨折，楔形骨折块完整，伴有桡神经瘫痪（AO/OTA 12B2）（图 4.5-10）。

治疗计划是切开复位，使用一块长的肱骨近端锁定系统 PHILOS 接骨板进行内固定，探查桡神经，发现其有挫伤但连续性良好。术后 X 线片显示骨折对位良好，但 PHILOS 接骨板的导向器仍在，与接骨板连接，在手术过程中它没有被取下（图 4.5-11）。

患者在 48 小时后接受二次手术以取下导向器（图 4.5-12）。

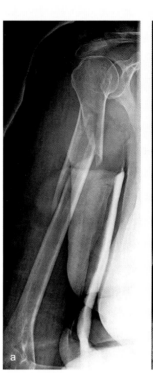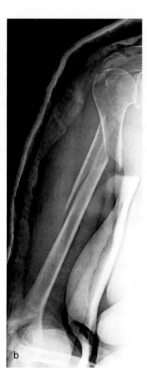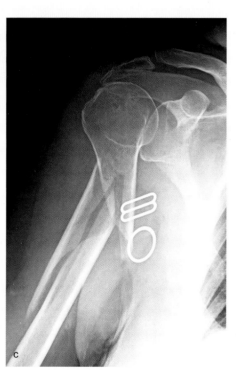

图 4.5-10　骨折的 X 线片。
a-b. 术前 X 线片显示：由于扭转，肱骨干近端骨折块伴有第三个骨折块。
c.　肱骨近端骨折细节。

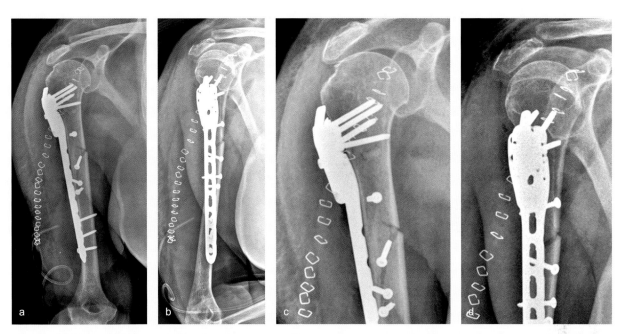

图 4.5-11 术后 X 线片。

a-b. 肱骨骨折术后 X 线片。采用 PHILOS 接骨板骨折获得良好的复位和固定。第三个完整的骨折块在拉力螺钉的固定下已复位。然而，PHILOS 导向器并没有被取下。

c-d. 术后 X 线片显示 PHILOS 接骨板及仍在原位的导向器。

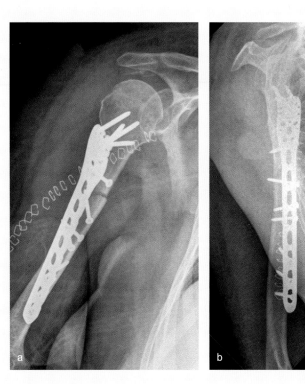

图 4.5-12 第二次术后 X 线片显示 PHILOS 接骨板的导向器取下后，骨折的复位和固定保持不变。

失败原因分析与反思

主刀医生在该手术的诊断和治疗策略方面是正确的。考虑到骨折需要复位和稳定，对桡神经进行探查，以确定损伤是由骨折导致，但可能主刀医生对接骨术所需的技术步骤认识不足。

外科手术需要主刀医生拥有一整套完善的知识，包括解剖学、生物力学、患者特征，以及可以应用的资源和治疗技术。由于现在外科医生手术选择越来越多，因此了解不同内植物所需的技术步骤是繁琐但必需的。

在本例中，手术团队忽略或忘记了在近端固定后取出导向器（图 4.5-13）。骨折治疗过程中对所有技术步骤的了解对于正确完成手术至关重要，任何失误都可能导致再次手术。

尽管这种情况似乎不可能发生，但这并不是一个孤立的事件，在其他情况下也发生过类似情况。当主刀医生由术后 X 线片发现失误，必须对患者进行二次手术来取下导向器（图 4.5-14）。

放置 PHILOS 接骨板的技术步骤包括将导向器暂时固定在接骨板上，通过该装置可以引导钻孔、植入螺钉。一旦接骨板固定完成，导向器必须移除，因为它不是最终内植物的一部分，而且占据空间可能会影响关节的灵活性（图 4.5-15）。

最终结果

术后过程良好，皮肤伤口和软组织均愈合，骨与关节功能恢复良好。在术后 6 个月，手腕和手指的伸展恢复，只有桡神经远端区域的感觉障碍是唯一的后遗症（图 4.5-16）。

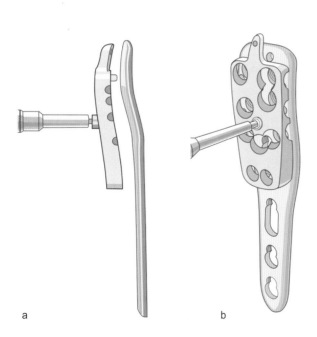

图 4.5-13　PHILOS 接骨板的导向器带有旋紧装置，可以将两者连成一体或者分离。

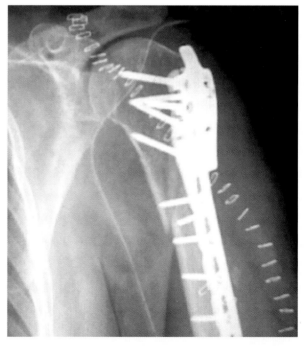

图 4.5-14　另一例由于骨折块之间的剪切力导致肱骨近端骨折需行手术治疗的患者。同样，在初次手术时，PHILOS 接骨板的导向器也没有取下。患者接受了二次手术以拔出导向器。患者骨折愈合，无其他并发症，肩关节活动范围恢复为正常的 80%，Constant 评分为 82 分。

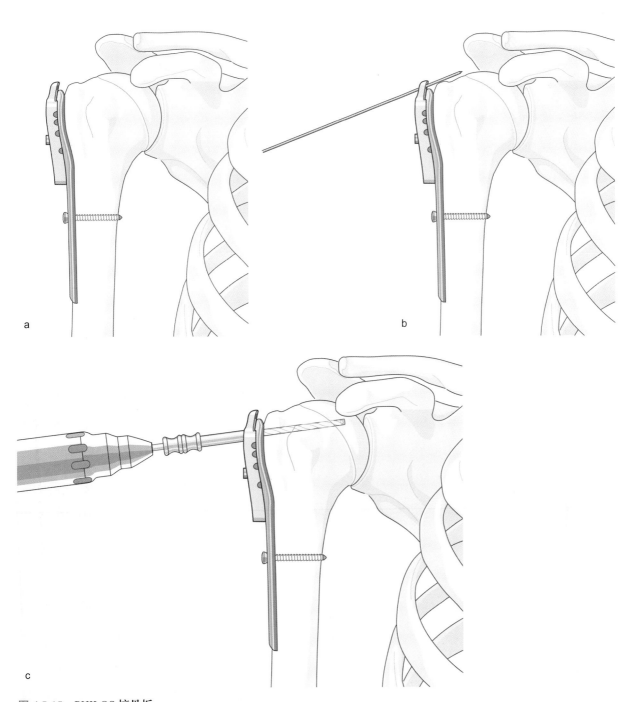

图 4.5-15 PHILOS 接骨板。
a-c. 使用导向器，置入螺钉。

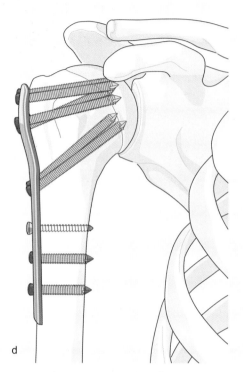
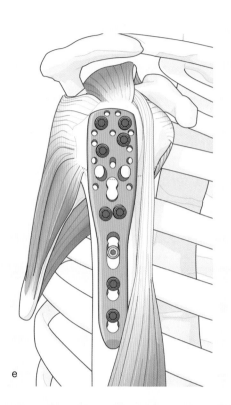

图 4.5-15（续） PHILOS 接骨板。
d-e. 取下导向器。

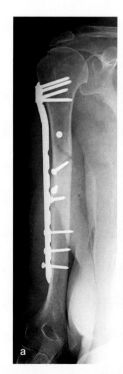
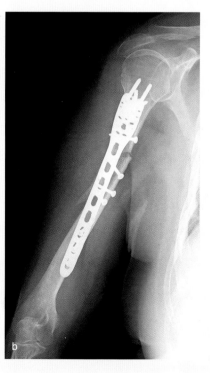

图 4.5-16 术后 6 个月 X 线片，显示骨折连续性良好且朝着愈合的方向发展。

病例介绍

老年男性，82 岁，在家中不慎摔倒，导致左髋骨折，X 线片显示为左侧股骨转子周围骨折，骨折线呈反向斜行（AO/OTA 31A3）（图 4.5-17）。

入院时，患者已经做好术前准备，于次日进行手术治疗。术中，患者平躺于手术台上，患侧下肢牵引，对侧肢体屈曲 90°，复位骨折，置入长髓内钉固定骨折（图 4.5-18）。

由于该患者骨折类型属于不稳定型骨折，故无法通过手法复位来治疗。术中计划经微创手术入路采用附加的复位方法复位骨折。在侧方做两个小切口，一个在骨折近端水平，在此处置入顶棒，以使骨折块内移复位并产生外翻撞击；第二个切口位于骨干骨折的近端，在此处置入一个小骨钩，可以将骨折块向侧方移动，从而实现复位。手术过程在 C 臂机下进行，解剖复位后，置入髓内钉固定（图 4.5-19）。

在保持复位的同时，在转子处做一个侧方切口，以确定髓内钉的进钉点，进行钻孔，并置入髓内钉。髓内钉在穿过骨折部位时，由于手动操作导致复位后的股骨出现移位。如果在骨折处，两骨折断端互相接触，这种情况可以被接受，头颈部螺钉有很好的把持力可以保持断端稳定直至骨折愈合。置入远端锁定螺钉完成手术。

术后 X 线片显示骨折获得稳定固定（图 4.5-20）。

术后 4 周，患者可以在助行器的辅助下行走，但会感到疼痛，而且自主活动性差。术后前后位 X 线片显示骨折存在移位（图 4.5-21a-b）。侧位 X 线片（图 4.5-21c）示髓内钉植入的位置较靠后。在术后 1 个月随访时，患肢缩短，骨折断端移位无变化（图 4.5-21d）。

术后 12 周时拍摄 X 线片，情况没有改善，在行走时仍有疼痛（图 4.5-22）。

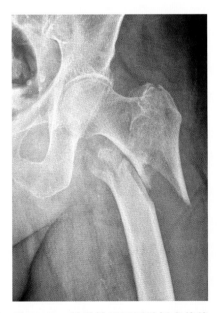

图 4.5-17　股骨转子周围骨折术前前后位 X 线片。

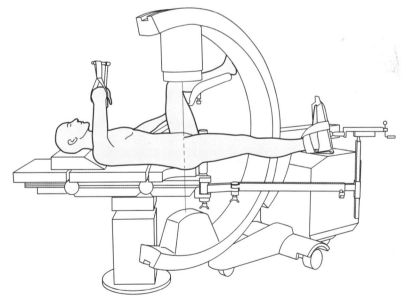

图 4.5-18　手术过程中，患者体位要正确摆放，以便使用 X 线影像增强器（C 臂机）。

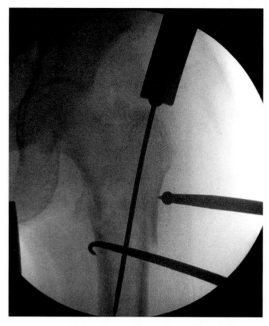

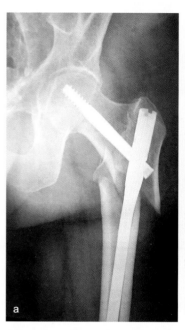

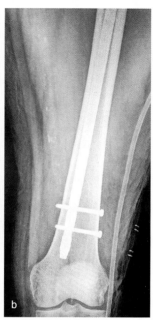

图 4.5-19　C 臂机拍摄图像显示术中复位操作。使用顶棒向内侧复位近端骨折块，使用骨钩向外侧复位骨干骨折块，骨折复位后再植入髓内钉。

图 4.5-20　术后立即拍摄 X 线片，显示骨折部位未复位，可见存在侧方移位。

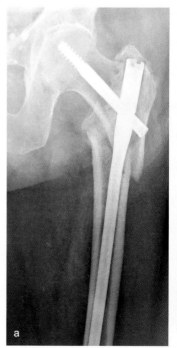

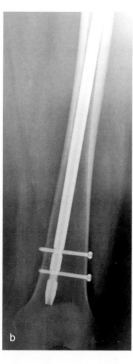

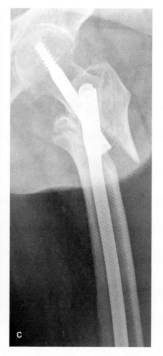

图 4.5-21　术后 X 线片。

a-c. 术后 4 周，在前后位片中骨折仍残存移位（a-b）。在侧位片中（c），可见股骨大转子后方的入钉点。

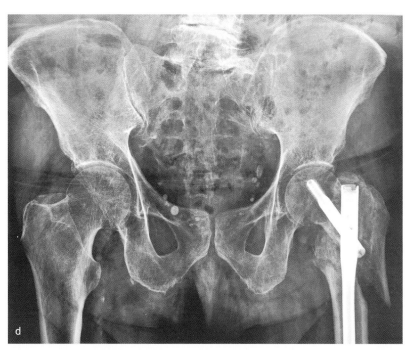

图 4.5-21（续） 术后 X 线片。
d. 术后 1 个月骨盆前后位片。

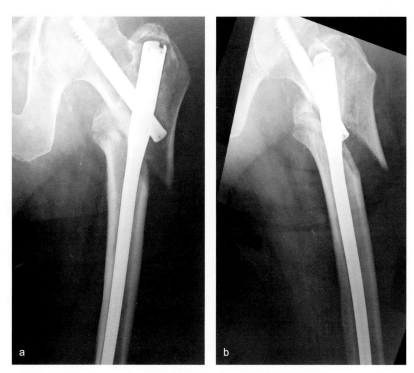

图 4.5-22 术后 12 周 X 线片，移位的骨折断端未见愈合迹象。

失败原因分析与反思

对患者进行 X 线片检查及术前诊断是正确的，对患者采取固定骨折的手术方案也是正确的。在术中决定内植物的类型、患者体位，以及因为术前无法完成而在术后完成的骨折复位都是正确的。转子间骨折往往出现严重的粉碎和移位，从而阻碍骨折的复位和愈合。在这种情况下，对于逆转子间骨折（AO/OTA 31A3），医生通过传统的手术方式难以实现解剖复位，必须使用骨科器械，通过额外的操作复位骨折，然后植入髓内钉。然而在此案例中，也许是由于手术医生的经验不足或者看不清骨折部位等错误，骨折复位完成后，本应在股骨大转子顶端处的入钉孔却出现向后偏移的情况（图 4.5-23）。

髓内钉在大转子的入钉点不当，会使髓内钉通过骨折断端时导致骨折移位。此时医生试图用手来抵消髓内钉所施加的力是徒劳的，同时髓内钉在皮质内，由于杠杆作用被迫产生移位，致使股骨皮质出现进一步的骨折。头颈螺钉在股骨颈中的位置良好，充分把持股骨头部较硬的骨质，因此未发生螺钉切除。如果由于位置不良或者骨质疏松症导致的对头颈部螺钉把持力度不够，螺钉可能会从股骨头中切出（cut out）。

如果手术没有继续，并且进行术中 X 线片透视来检查骨折块是否移位，就有可能纠正髓内钉的入钉点和随后可能出现的移位。由于担心进一步破坏大转子，担心对螺钉的把持力差，或仅仅由于缺乏手术经验，主刀医生认为这种复位是可以接受的，这不可避免会导致二次手术。

笔者在其他病例中也发现了同样的问题，髓内钉入钉点位置不当，有时在内侧，有时在外侧，甚至在前面。在所有的髓内钉植入过程中，都必须特别注意这一技术细节，因为有时计划良好而且骨折复位良好的手术措施也会出现很差的结果。同样的事情也发生在治疗骨干骨折的髓内钉操作中，根据髓内钉的类型，需要植入到一个特定的位置（必须遵守这一要求），因为髓内钉不会发生形变，反而会使骨折断端适应髓内钉的置入而改变位置。因此，就不能达到预期的复位或导致额外的骨折。外科医生的经验是必不可少的，对每个髓内钉的适应证的了解也是必不可少的。

最终结果

鉴于患者的临床预后不佳，疼痛和无法行走的影响较大，主刀医生决定进行二次手术治疗，复位骨折和正确固定骨折直至骨折愈合。术者制订计划取出髓内钉切开复位，纠正股骨近端骨折的外翻弯曲，通过向内加压复位骨折。计划采用接骨板和滑动螺钉固定骨折，将头颈部螺钉经接骨板植入原来钉道的下面，使其与骨干成较小的夹角，骨折复位后，骨折近端外翻有利于支撑骨折水平和较弱的近端区域的载荷。用一个额外的拉力螺钉加强对粗隆前外侧区域的加压，以复位先前的移位并固定（图 4.5-24）。

患者骨折愈合进展良好，在随访后期骨折愈合。术后 3 个月时，患者开始拄着拐杖无疼痛地行走（图 4.5-25）。

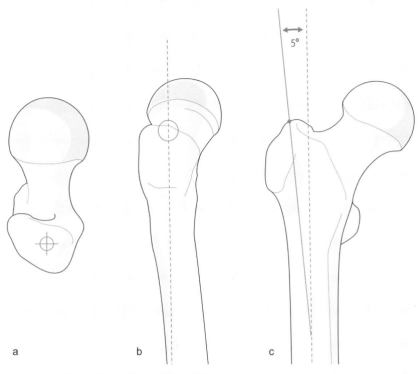

a   b   c

图 4.5-23   大转子髓内钉入钉点的正确位置。

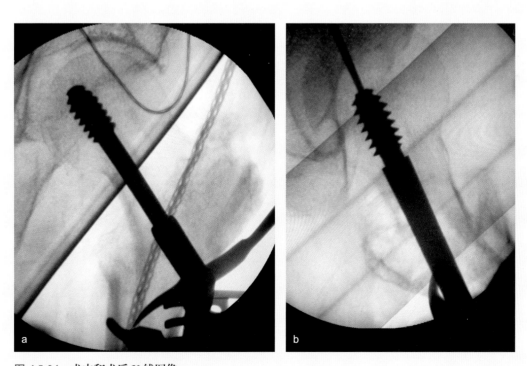

a   b

图 4.5-24   术中和术后 X 线图像。

a-b. 术中 C 臂机透视图像。注意，螺钉应植入股骨头、颈部的下部和后部区域，以使螺钉植入骨松质未被破坏的部分。

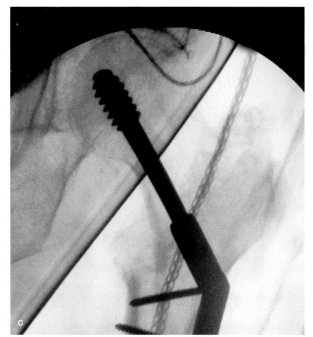

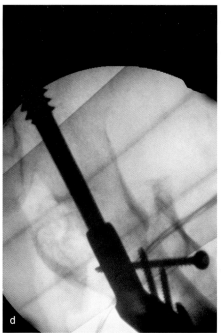

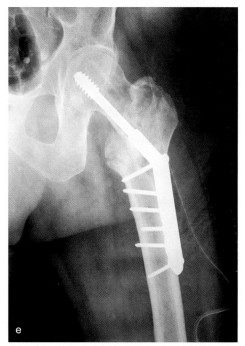

图 4.5-24（续） 术中和术后 X 线图像。

c-d. 术中 C 臂机图像显示接骨板固定后近端骨块出现
外翻。应注意接骨板固定后可能会出现外翻弯曲等
情况。

e. 术后即刻 X 线片显示骨折复位情况和内植物的位置。

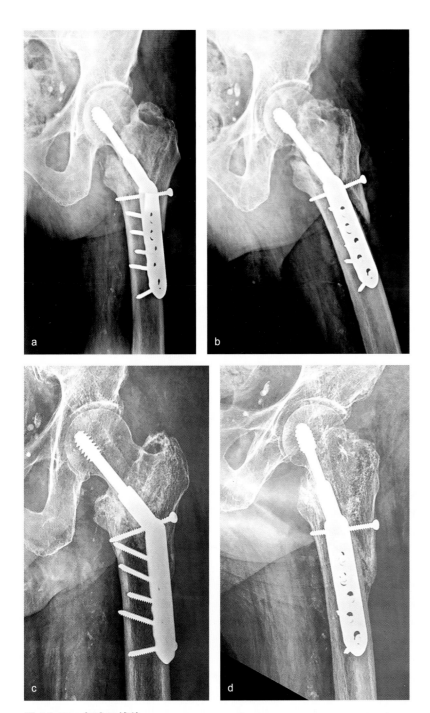

图 4.5-25　术后 X 线片。

a-b. 术后第 6 周的前后位（a）和轴位（b）X 线片。骨折复位维持良好，内
　　　固定保持原位，未穿出股骨头。

c-d. 术后 1 年前后位（a）和轴位（b）X 线片。可观察到骨折愈合迹象，临
　　　床上，患者没有出现妨碍其行走的疼痛。

要点提炼

- 手术治疗骨折的生物学和力学知识是骨折手术治疗的基础。
- 学习需要时间，也需要奉献精神，通过学习才能为患者提供恰当的治疗。
- 对进行的每项操作进行个人批判性审查（自我评估）十分重要，这有助于外科医生理解概念，了解自己的技术能力，认识到自己需要提高的缺陷，并避免犯重复的错误。
- 外科医生必须充分评估结果，以避免重复失败。
- 外科医生的专业知识应涵盖整个治疗过程，包括术前、术中和术后。
- 对患者进行有效的随访，应尽早发现并发症，从而尽早帮助患者进行适当的治疗。

参考文献

[1] **Baumgaertner MR, Curtin SL, Lindskog DM, et al.** The value of the tip-apex distance in predicting failure of fixation of peritrochanteric fractures of the hip. *J Bone Joint Surg Am.* 1995 Jul;77(7):1058–1064.

[2] **De Bruijn K, den Hartog D, Tuinebreijer W, et al.** Reliability of predictors for screw cutout in intertrochanteric hip fractures. *J Bone Joint Surg Am.* 2012 Jul 18;94(14):1266–1272.

[3] **Flores SA, Woolridge A, Caroom C, et al.** The Utility of the Tip-Apex Distance in Predicting Axial Migration and Cutout With the Trochanteric Fixation Nail System Helical Blade. *J Orthop Trauma.* 2016 Jun;30(6):e207–211.

[4] **Müller M, Allgöwer M, Schneider R, et al.** *Manual of Internal Fixation.* 2nd ed. Berlin Heidelberg New York: Springer Verlag; 1970.

[5] **Orozco Delclós R.** Errores en la Osteosíntesis. Barcelona: Masson; 1993.

[6] **Orozco Delclós R.** El ocaso de las placas. ¿Por qué se rompen los implantes? [The demise of plates. Why do implants break?]. *Rev Ortop Traumatol.* 2001;45(3):177–182. Spanish.

[7] **Palm H, Jacobsen S, Sonne-Holm S, et al.** Integrity of the lateral femoral wall in intertrochanteric hip fractures: an important predictor of a reoperation. *J Bone Joint Surg Am.* 2007 Mar;89(3):470–475.

[8] **Vallier HA, Wang X, Moore TA, et al.** Timing of orthopaedic surgery in multiple trauma patients: development of a protocol for early appropriate care. *J Orthop Trauma.* 2013 Oct;27(10):543–551.

第 6 节 | 失败的积累
Accumulation of failures

随机事件往往接二连三地发生。

—— Tylczak's Probability Postulate

通过对一些案例的详细研究，可以发现错误理论和（或）实践的不断累积很可能导致更为严重的后果。微小的不足或者错误有时可以通过自身调节使预后向好的方面发展；相反，不足或错误不断积累达到一定的程度时，则无法通过自身调节给予纠正，例如在某个简单的骨折中累积出现几个这样的错误无疑会导致以后的并发症，并且这些并发症往往很难纠正。

多数的手术失败是由于术前计划不够周密，因此术中即兴发挥就显得尤为重要。如果当第一个难题出现时没有停下来认真考虑当下的处境并找到恰当的解决方案，则其他伴随的错误操作可能接踵而至，其带来的负面影响要比正在治疗的骨折更为严重。有时骨折没有得到充分的复位，内植物植入就不可能达到最佳效果，如继续尝试调整固定到满意的状态则会越来越适得其反，导致更为不利的后果。不遵守有利于骨折愈合的复位、固定、保护血运和实现无痛活动的原则，可能会导致各种问题的发生，我们在本书中已经逐步阐述了这些原因。在研究失败的案例时，通常会发现一系列类似的事件。通过研究错误的案例，理解并找出其问题所在至关重要，同时也具有重要的教育价值。

病例介绍

56 岁男性，体重 140 kg，交通事故导致左股骨转子间骨折（AO/OTA 31A3）。该骨折被认为存在冠状面上的不稳定（图 4.6-1）。

骨折采用股骨近端锁定钢板治疗。治疗后出现内翻畸形 120°，钢板位置太高，这导致螺钉并没有位于骨质坚强的股骨颈下象限，而且 3 枚近端螺钉的长度太短，这些因素都导致了术后内固定不稳定（图 4.6-2）。

患者在术后即刻开始活动，但由于内固定不稳定和患者体重较重，3 周后内植物切出股骨头（图 4.6-3）。

随后计划更换股骨近端防旋髓内钉（proximal femoral nail antirotation，PFNA）固定。矫正内翻畸形（图 4.6-4）。

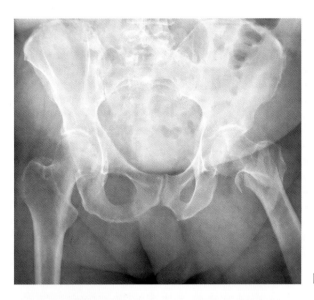

图 4.6-1　左髋股骨转子间闭合性骨折术前 X 线片。

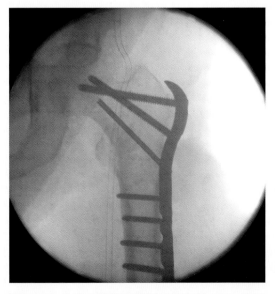

图 4.6-2　术中 C 臂机图像显示髋内翻 120°，接骨板位置太高，螺钉固定不稳。

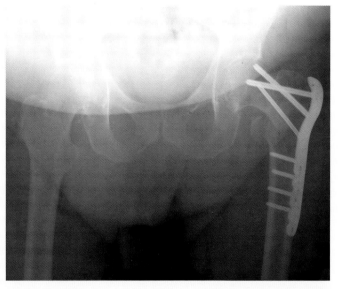

图 4.6-3　固定不稳，患者体重过重，术后 3 周导致股骨头螺钉切出。

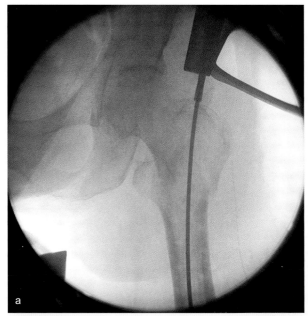

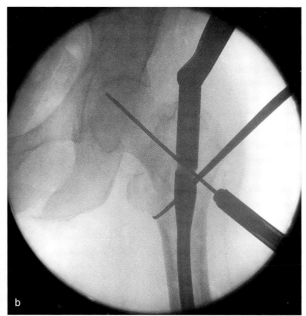

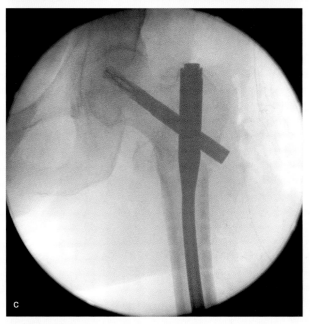

失败原因分析与反思

　　这种失败是由复位不良引起的。由于复位不良、接骨板位置差，致使锁定螺钉位置不合理。理论上，近端螺钉的轨迹应该在股骨头内下 1/4 象限。复位不良和内固定位置欠佳，最终导致治疗失败。

　　股骨转子间骨折复位后的内翻未能得到纠正是术后失败的主要原因，这与所选择的内植物无关。在股骨转子间骨折的内固定术中，正确复位是必要的步骤之一。如果外科医生注意到近端螺钉位置异常，即使钢板的位置良好，也必须在仔细分析原因并纠正错误后，继续后续步骤。

最终结果

　　矫正内翻畸形并应用 PFNA 固定，患者在术后即刻开始康复训练，直到愈合。

图 4.6-4　术中 C 臂机图像。
a. 取出之前的内植物并用股骨 PFNA 固定。图像显示了 PFNA 的进钉点。
b. 通过骨钩牵引矫正和维持内翻复位。
c. 最后用 PFNA 复位固定。

病例 2

病例介绍

52 岁男性，摩托车交通事故导致右胫骨多处骨折。这是一例胫骨多段粉碎性骨折（AO/OTA 42C2），分成近、中、远三段（AO/OTA 4F2B）。

高能量骨折通常伴有软组织损伤，有时需要早期的临时固定。在该案例中，由于软组织条件尚可，未进行临时固定，而是选用扩髓髓内钉进行最终的骨折固定。

第一次手术是用近端锁定的髓内固定。髓内钉太短不足以稳定远端骨折，而且近侧进钉位置不好。这导致了胫骨近端区前壁的断裂和近端骨折部位的复位不足。从生物力学角度来看，由于螺钉的最终位置在胫骨近端骨块的外侧，因此阻碍了骨折复位，螺钉失去固定作用，固定不稳导致近端螺钉断裂（图 4.6-5）。

随后，尝试用一种新型现代化非扩髓髓内钉 [如非扩髓胫骨钉（UTN）] 来修复骨折。这种钉子更长，但仍然存在进钉点不良的技术缺陷，骨折未能复位（图 4.6-6）。

最终，缩短的腓骨愈合，远端畸形愈合。尽管膝关节伸屈功能正常，但由于近端假关节形成，患者仍出现疼痛和功能损害（图 4.6-7）。

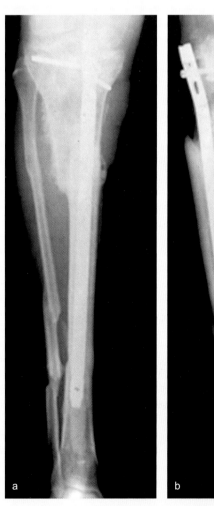
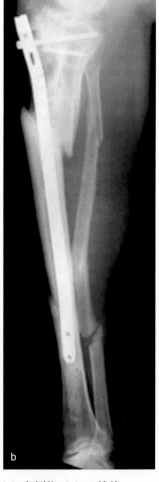
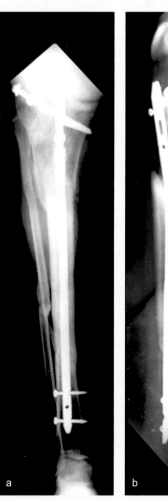

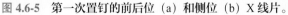
图 4.6-5　第一次置钉的前后位（a）和侧位（b）X 线片。

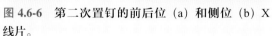
图 4.6-6　第二次置钉的前后位（a）和侧位（b）X 线片。

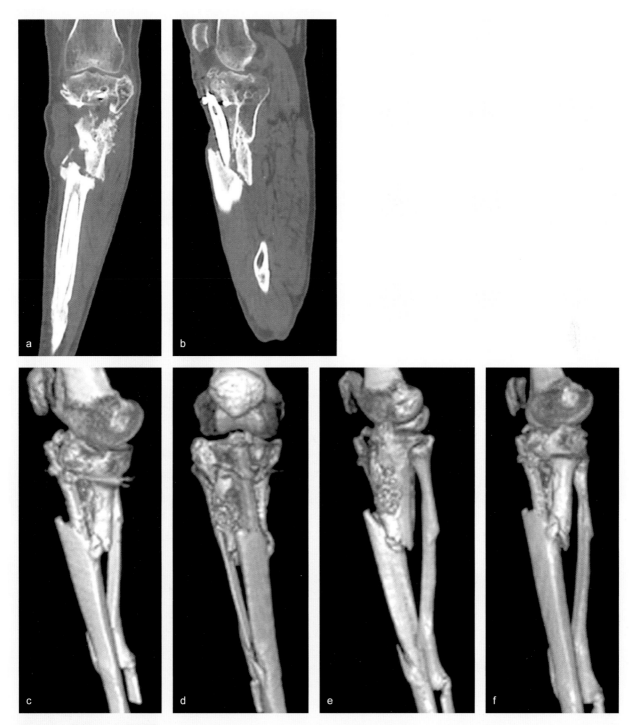

图 4.6-7 骨折 CT 扫描图像。

a-b. 骨折近端假关节的 CT 扫描图像。

c-f. 假关节 CT 三维重建。

失败原因分析与反思

对此种骨折，选择髓内钉是正确的，其有利于复位固定骨折，并引导轴向负载力。髓内钉使用符合手术适应证，置钉技术必须精确，否则可能出现并发症。精确的置钉位置也有助于骨折的复位（图 4.6-8 和图 4.6-9）。

错误的进钉点会导致复位和固定的失败，因此置钉要求很高，需要对手术方案、内植物尺寸等方面制订合理的计划，术中即兴发挥是一种高难度，同时也是一种鲁莽的行为，在手术过程中发生的任何意外事件都必须马上通过预先计划好的替代策略来解决。

在这种情况下，试图用一枚螺钉改善髓内钉之前的不足显然是不够的，因为胫骨皮质缺乏接触将直接影响骨折的固定强度及其功能。用扩髓钉代替非扩髓钉（如 UTN），即使锁定，也不能提供足够的稳定性。在这种情况下，一系列不利因素的累积会导致手术最终走向失败，所以必须仔细分析所面临的问题，并予以正确的解决方案，才可以减少这类问题的发生。

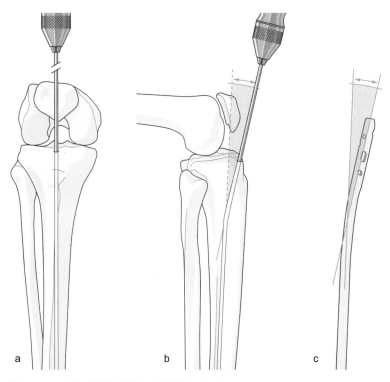

a   b   c

图 4.6-8　胫骨近端髓内钉的正确进钉点。

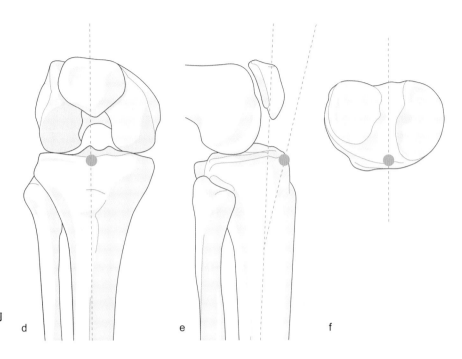

图 4.6-8（续） 胫骨近端髓内钉的正确进钉点。

d　　　　　　　　e　　　　　　　　f

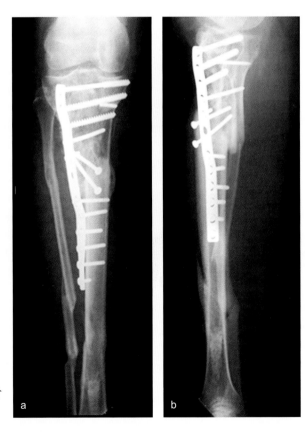

图 4.6-9　治疗后 6 个月的前后位（a）和侧位（b）X 线片显示假关节愈合。

病例介绍

48 岁女性，既往体健，高速公路车祸中受伤。诊断为 C 型骨盆环损伤（图 4.6-10a）、左股骨干骨折（AO/OTA 32C3）（图 4.6-10b）和肺挫伤。

事故发生当天，她在当地医院进行了股骨干骨折髓内钉固定术，在股骨髓内钉植入过程中，原骨折处正下方产生了新的螺旋骨折（图 4.6-11）。

受伤 3 天后，她被转移到笔者所在的骨盆治疗机构，转移当天，患者血流动力学稳定（图 4.6-12），入院时，她左下肢严重内旋畸形（图

4.6-13)，骨盆 CT 扫描影像图见图 4.6-14。

患者在入院 2 天后再次接受手术治疗。首先，采用后路固定治疗骶骨骨折，外固定架固定骨盆前方，然后再次检查股骨扭转畸形的情况（图 4.6-15）。

仔细讨论后决定保留原有髓内钉。将患者置于牵引床上，先解除髓内钉的远端锁定螺钉，纠正旋转畸形，切开复位并使用两根环扎钢丝固定复位的骨块，然后再次将髓内钉远端锁定（图 4.6-16）。

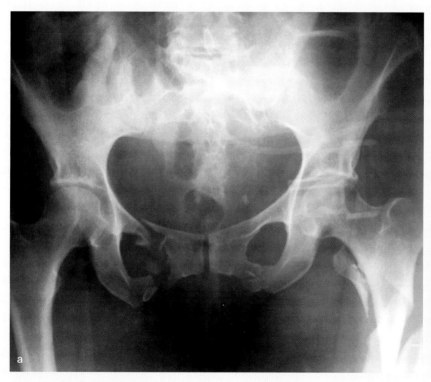
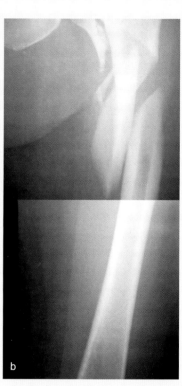

图 4.6-10　最初损伤的 X 线片。
a. C 型骨盆环损伤的 X 线片。
b. 左股骨干近端骨折 X 线片。

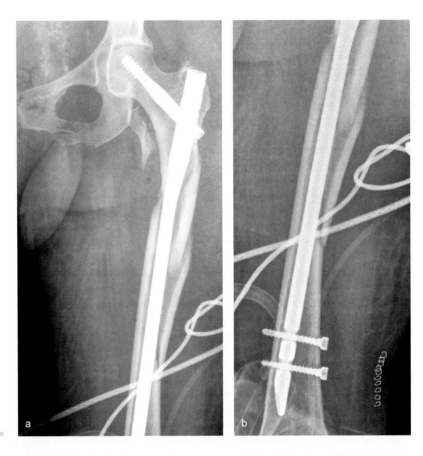

图 4.6-11　左股骨第一次术后的 X 线片。

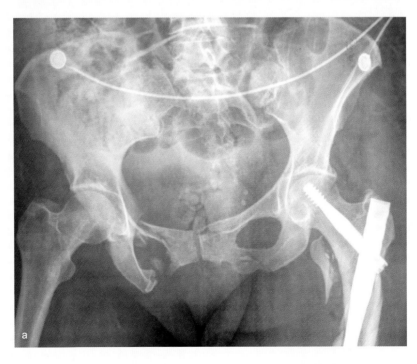

图 4.6-12　转入院当天骨盆 X 线片。

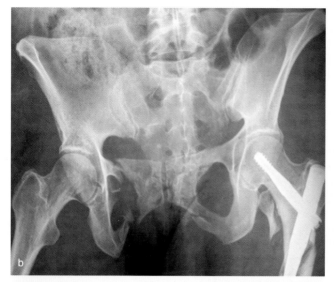

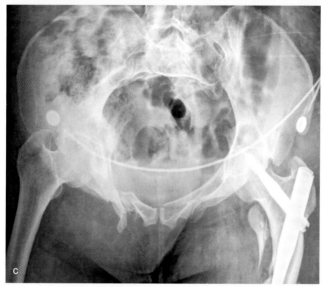

图 4.6-12（续） 转入院当天骨盆 X 线片。

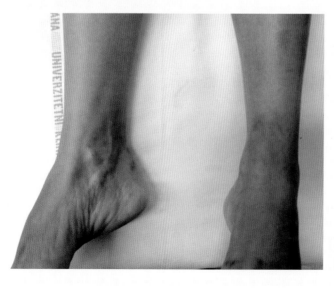

图 4.6-13 左下肢旋转畸形。

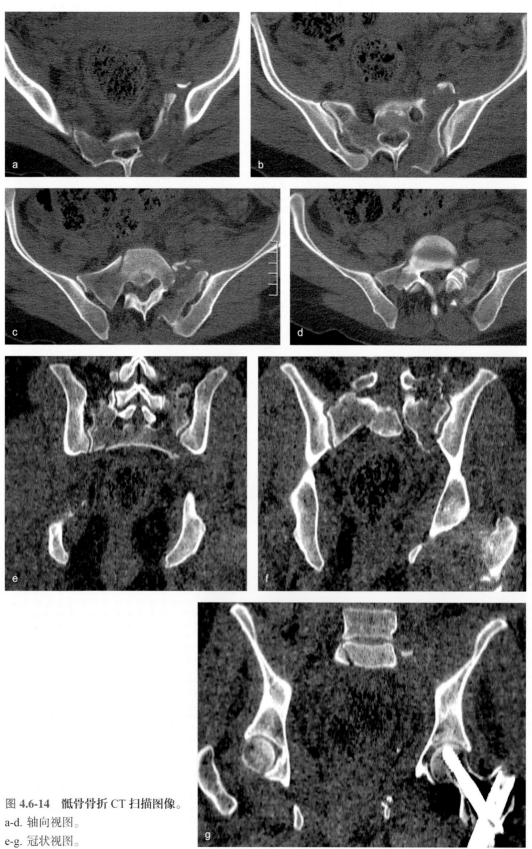

图 **4.6-14** 骶骨骨折 CT 扫描图像。
a-d. 轴向视图。
e-g. 冠状视图。

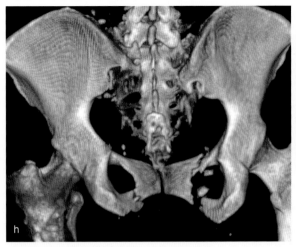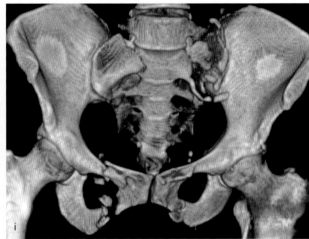

图 4.6-14（续） 骶骨骨折 CT 扫描图像。
h-i. 三维重建。

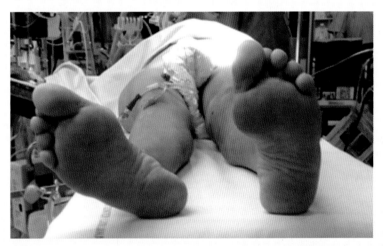

图 4.6-15 骶骨固定后下肢旋转畸形。

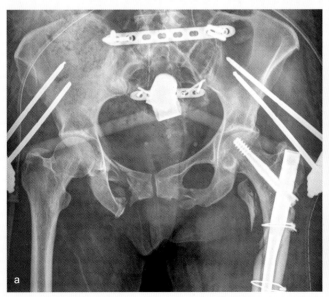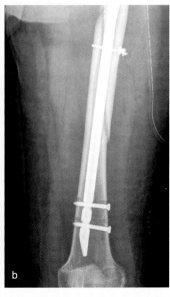

图 4.6-16 第二次术后 X 线片。

失败原因分析与反思

首先，第一次对该患者的治疗就存在不足。患者初始诊断为肺挫伤、骨盆环损伤和股骨干骨折，但初次治疗只对其股骨干骨折进行了稳定处置，对于肺挫伤的患者来说，进行股骨骨折的髓内固定是非常危险的行为，而临时外固定骨盆和股骨则是一个更安全的决策，特别是计划将患者转移到另一家医院进行治疗，先损伤控制，使患者病情稳定，然后再转移才是最安全的。

第二个失败之处是股骨的复位不良。C1 型股骨干骨折要获得完美的闭合复位是极其困难的。如果同时存在由骨盆环损伤引起的畸形，更是如此。在这些情况下，必须考虑切开复位以实现旋转畸形的最佳复位。

最终结果

术后 10 天出院。6 周去除外固定架。最后一次门诊复查是术后 2.5 年。患者能够进行正常的日常生活活动，并对结果十分满意（图 4.6-17）。

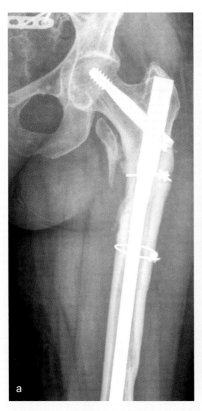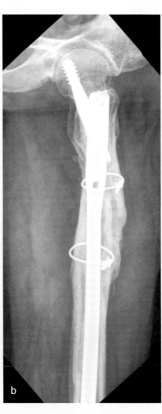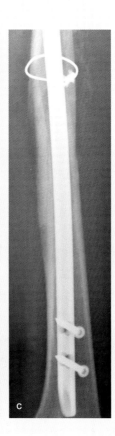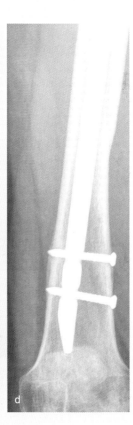

图 4.6-17　最终术后 X 线片。
a-d. 2 年后股骨的 X 线片。

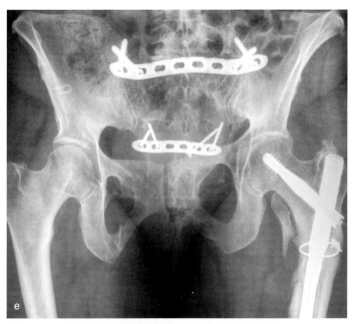

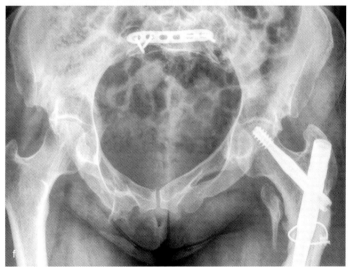

图 4.6-17（续） **最终术后 X 线片。**
e-f. 2 年后骨盆的 X 线片。

病例介绍

此案例已由 Terry Axelrod 授权同意在本章中发表。这个案例的模式和注释与本书中的其他案例不同，本病例仅在前后位 X 线片中就显示了七个严重的错误，因此它可以看作是一种教学展示，具有很高的教育意义。

图 4.6-18 的 X 线前后位片显示了肱骨远端完全型关节内骨折（AO/OTA 13C）。外科医生在进行手术固定时犯了一系列错误，图像显示关节复位是正确的，干骺端在解剖关系上是可以接受的，然而，它也显示了骨折固定过程中的错误，甚至是关于 AO 骨折治疗原则的概念性的错误，这为读者提供了一个"很好的反面实例"，说明手术的失败通常不是一个孤立因素导致的，而是多个失误、一点一点累积而成，正如这个案例所展示的，有多达 7 个错误存在其中（图 4.6-18）。

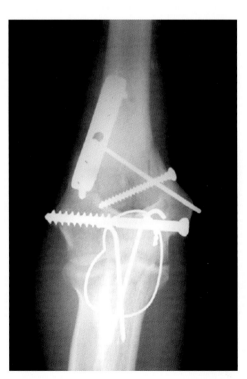

图 4.6-18　前后位 X 线片显示肱骨远端完全型关节内骨折。

失败原因分析与反思

（1）用一个短皮质螺钉固定内上髁。螺钉放置的目的是为了起到拉力螺钉的作用，但在打孔时并没有进一步扩大近端入口，这样，就不能起到拉力螺钉的作用，失去了良好的固定作用。此外，由于螺钉置入的方向占据了肱骨鹰嘴窝的空间，阻碍了肘关节的伸展（图 4.6-19，见 1）。

（2）经皮穿入克氏针以稳定肱骨内上髁。在这种情况下，克氏针在手术过程中起到临时固定的作用，不应该作为最终的固定物。其与螺钉交叉后不能与固定骨碎片的螺钉产生抗旋转的作用。

应通过放置一个内侧钢板，并用拉力螺钉在不侵入鹰嘴窝的方向对滑车上碎片加压固定来解决这两个问题。

（3）应用一枚 6.5 mm 骨松质螺钉固定关节内骨折是另一个错误。加压固定两个关节骨块的设想是正确的，使用半螺纹螺钉实现加压远端骨块也是正确的。然而，为此目的使用直径和长度不合适的螺钉表明缺乏对螺钉的了解。应该使用尺寸更加合适（即 4.0 mm）的螺钉。螺钉的近端位置和外侧轻微突出部会使患者感到不适，甚至可能损伤外侧韧带和（或）髁上肌肉。

（4）应用交叉克氏针和环扎钢丝固定鹰嘴截骨。尺骨鹰嘴截骨以便于关节内骨折的暴露及达到解剖复位。应用交叉克氏针和环扎钢丝的技术不佳，固定达不到加压和防滑效果（图 4.6-20，见 4）。

（5）环扎钢丝呈环形排列，在鹰嘴后部没有交叉。考虑到鹰嘴后侧皮质的三角形解剖特点，环扎钢丝必须交叉从后侧穿过。这样当受力时，钢丝不会向前移位，从而在截骨部位发挥其作为张力带的作用（图 4.6-20，见 5）。

其与髌骨张力带的情况是不同的，因为它前

表面是平坦的，在施加张力时不会出现位移。在髌骨上，环扎丝的放置可以以环形或 8 字形进行，因为它总是位于骨面前侧，而不会侧滑（图 4.6-21）。

（6）在肱骨远端外侧柱上放置了不稳定的钢板，并且没有达到完全解剖复位。而且在放置过程中，一定出现了技术困难，因为在肱骨皮质上可以看到一个多余的钻孔。在实现解剖复位并在干骺端上施加轴向压力后，钢板应足够长，以更好地对关节骨块加压（图 4.6-20，见 6）。

（7）经皮放置克氏针时，虽然术野暴露得比较广泛，但关键的解剖部位并没有暴露清楚，也没有进行必要的保护以避免损伤在尺神经沟里行走的尺神经。在随后的治疗过程中，出现尺神经损伤症状时应该移除克氏针（图 4.6-22）。

最终结果

幸运的是，这个病例通过翻修手术、松解尺神经、去除克氏针，最终结果可控，解决了一系列并发症。

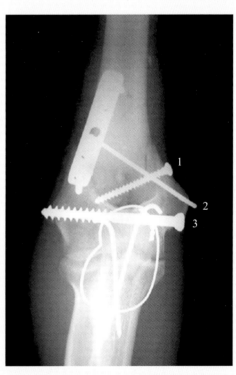

图 4.6-19　X 线片显示一系列错误。

1　皮质螺钉植入来治疗内上髁的骨折。短螺钉对骨折的两个部分施加压力，防止骨折端进一步压缩，但是方向欠佳，占据了肱骨远端后鹰嘴窝的空间。

2　经皮克氏针稳定内上髁骨折端。在手术过程中，克氏针可以暂时维持复位并帮助完成最终的内固定。针对本例患者，不能将克氏针作为骨折最终内固定。

3　植入具有拉力作用的 6.5 mm 螺钉，复位并维持关节面。然而，其过大的直径和长度并不适合这样的骨折。

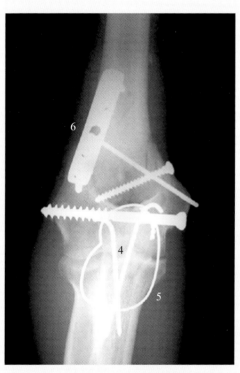

图 4.6-20　X 线片显示一系列错误。

4　应用环扎钢丝结合交叉克氏针复位固定鹰嘴截骨。

5　环扎钢丝环形排列，意味着它对尺骨鹰嘴失去了加压效果。

6　肱骨远端外髁上的钢板太短，无法维持解剖复位。

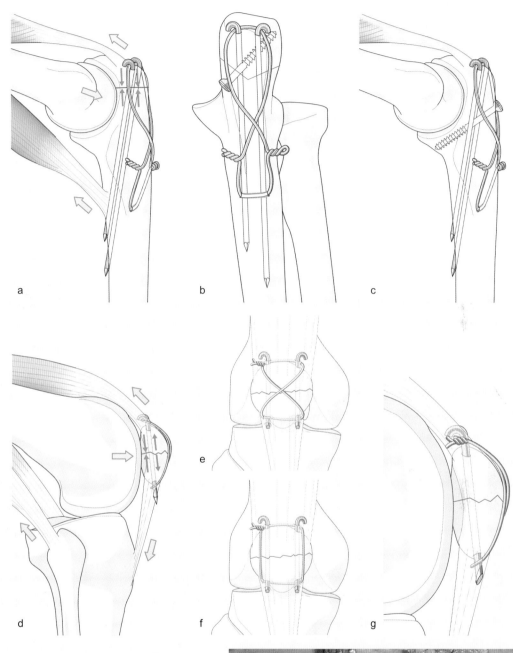

图 4.6-21 尺骨鹰嘴 (a-c) 张力带结构和髌骨 (d-g) [8字 (e) 和环形 (f)] 张力带结构。

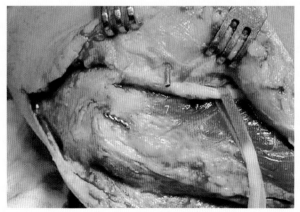

图 4.6-22 翻修手术术中情况。

7 尺神经被纤维瘢痕包裹并被克氏针压迫，说明尺神经与克氏针的距离太近。

要点提炼

在大多数情况下，失败并不会单独存在，它常常会带来新的问题，缺乏周密的计划和手术时过分的即兴发挥通常会导致一连串的失败，并带来严重的后果。

在第一次偏离原则之后便已经开始蕴育着后续一系列的失败，如果不加以纠正，这会导致各种计划外的复杂状况。

计划不充分、复位不充分、内植物选择不当、固定不牢、技术执行不佳均可单独或联合导致并发症的发生。

参考文献

[1] **Bates DW, Gawande AA.** Error in medicine: what have we learned? *Ann Intern Med.* 2000 May 2;132(9):763–767.

[2] **Haidukewych GJ.** Intertrochanteric fractures: ten tips to improve results. *J Bone Joint Surg Am.* 2009 Mar 1;91(3):712–719.

[3] **Jaarsma RL, van Kampen A.** Rotational malalignment after fractures of the femur. *J Bone Joint Surg Br.* 2004 Nov;86(8):1100–1104.

第5章

术后管理

Postoperative management

AO 创伤骨科治疗关键点
从失败中学习
Learning From Failures in Orthopedic Trauma
Key Points for Success

第1节 内固定术后管理总则

General considerations in postoperative management of internal fixation

天才可以开创伟大的事业，但只能通过努力完成。

—— Joseph Joubert

手术完成后，骨科医生、内科医生和护理人员可能会放松警惕，这就可能导致并发症的发生。术后管理是患者综合治疗的一部分，与术前和术中阶段同样重要。因此，应该告知患者每个阶段的情况，还应该告知患者所有必要的步骤，无论是外科手术还是药物治疗，以便他们充分理解其中的含义。

根据骨折治疗的 AO 原则，将内固定术后分为三个阶段。

第一阶段

第一阶段的目标是控制疼痛、早期活动、预防和早期识别术后并发症。

疼痛管理是这一阶段和整个术后阶段的关键。目前有各种各样的方法可以用来控制疼痛，包括夹板、石膏、绷带、药物以及神经阻滞等。骨科医生可以在广泛适用的指南内选择自己偏好的治疗方案。

不合理的镇痛治疗可能导致患者出现严重的心理问题，从而影响和延缓康复的进程。如果骨科医生了解这一点，那他们可以得出如下结论：适当调整止痛治疗方案可以使患者在物理治疗期间状态更好，并加快康复速度。

疼痛管理中应用最广泛和推荐的药物是非甾体类抗炎药（NSAID）、选择性环氧合酶2（COX-2）抑制剂。骨科医生可能会根据自己的喜好，同时参考国际疼痛管理方案和指南使用阿片类药物、神经调节药物或 N - 甲基 - D - 天冬氨酸受体拮抗剂。

骨科医生必须反复向患者和亲属解释所开具的药物以及治疗疗程。这是至关重要的，因为患者既要认识到坚持正确治疗的重要性，包括剂量和持续时间，又要了解避免用药过量和药物的副作用。

外科伤口护理在这一阶段同样重要，必须对每个病例进行个体化处理。伤口的愈合过程必须如实地记录在病历中，只有这样做才能预防并且正确、快速地对并发症做出及时的诊断，如感染、血肿、夹板或石膏引起的继发性损伤、压力性损伤（压疮）、神经损伤、血管损伤或药物不良作用等。

此外，骨科医生也应定期与患者和亲属沟通，告知临床状态、进展和预计的恢复时间。

第二阶段

患者出院后，护理的目标应该是使患者重新融入社会环境，重新获得完全的行动能力。

医疗团队应制订出院后患者随访的方案，其中必须包括临床体格检查、影像学检查、伤口愈合的记录，以及康复治疗的建议和措施。

在这一阶段，医疗团队还应确定患者是否符合术后随访要求，不论是自愿或非自愿的患者（如药物和物质滥用者、精神病患者、老年人或儿童），并制订必要的依从性措施。这一点对于下肢或骨盆内固定的患者特别重要，因为患者不允许负重或只允许下肢部分负重。

在第二阶段，骨科医生必须能正确仔细地诊断出可能发生的严重并发症，如伤口感染、关节僵硬、复杂区域疼痛综合征、二次骨折或骨折不愈合，并做好处理这些并发症的准备。

第三阶段

在这最后的治疗阶段，应使患者尽可能地恢复到他们受伤前的功能状态。

这个阶段可以持续几个月。必须建立一个正确的方案，以使患者重新适应对身体有更高要求的活动（无论是运动还是工作相关的活动），并在必要时设定一个目标。

在大多数情况下，取出内植物代表着患者治疗结束，然而，这必须对每个患者和病例进行正确的评估，骨科医生的团队还必须通过至少两种不同角度的 X 线片来验证骨愈合情况，并百分之百确定是否有必要取出内植物。所有的治疗方案都应该考虑到患者的想法，并正确地告知他们手术取出内植物的好处、风险和可能的并发症。如果患者决定接受取出内植物，与其他骨科手术一样，也必须接受术后的护理和随访。

要点提炼

- 建立完善的个体化的术后检查。
- 熟悉术后管理的所有阶段，并准备好处理可能出现的并发症。
- 告知患者积极参与这一过程对康复至关重要。
- 预防和（或）迅速处理可能的并发症。
- 鉴别术后管理依从性差的患者，并制订方案以帮助患者坚持治疗。
- 定期同患者及其亲属沟通病情、术后进展以及预计康复时间。

参考文献

[1] **American Orthopaedic Foot & Ankle Society.** Removal of Hardware. A step in the right direction. Available at: legacy.aofas. org/ footcaremd/treatments/Pages/Removal-of-Hardware.aspx. Accessed May 2019.

[2] **Bruder AM, Shields N, Dodd KJ, et al.** Prescribed exercise programs may not be effective in reducing impairments and improving activity during upper limb fracture rehabilitation: a systematic review. *J Physiother.* 2017 Oct;63(4):205–220.

[3] **Buckley RE.** Fracture healing: Does hardware removal enhance patient outcomes? *Orthopedic Trauma Directions.* 2009;7(06):1–9.

[4] **Chao EY, Inoue N, Koo TK, et al.** Biomechanical considerations of fracture treatment and bone quality maintenance in elderly patients and patients with osteoporosis. *Clin Orthop Relat Res.* 2004 Aug(425):12–25.

[5] **Colton CL, Orson J.** *Plates—Form and function. Basic Principles of Fracture Management for ORP.* Dübendorf: AOTrauma:2013.

[6] **Gohy B, Ali E, Van den Bergh R, et al.** Early physical and functional rehabilitation of trauma patients in the Medecins Sans Frontieres trauma centre in Kunduz, Afghanistan: luxury or

necessity? *Int Health.* 2016 Nov;8(6):381–389.

[7] **Haidukewych GJ, Lyons S, Bernasek T.** Treatment of periprosthetic fractures around a total knee arthroplasty. In: Scott WN, eds. *Insall & Scott Surgery of the Knee.* 5th ed. Philadelphia: Elsevier Churchill Livingstone; 2012:799–807.

[8] **Hall AJ, Watkins R, Lang IA, et al.** The experiences of physiotherapists treating people with dementia who fracture their hip. *BMC Geriatr.* 2017 Apr 20;17(1):91.

[9] **Hanson B, van der Werken C, Stengel D.** Surgeons' beliefs and perceptions about removal of orthopaedic implants. *BMC Musculoskelet Disord.* 2008 May 24;9:73.

[10] **Jansen H, Jordan M, Frey S, et al.** Active controlled motion in early rehabilitation improves outcome after ankle fractures: a randomized controlled trial. *Clin Rehabil.* 2018 Mar;32(3):312–318.

[11] **Langford JR, Jacofsky DJ, Haidukewydh GJ.** Tibial plateau fractures. In: Scott WN, eds. *Insall & Scott Surgery of the Knee.* 5th ed. Philadelphia: Elsevier Churchill Livingstone; 2012. 773–784.

[12] **Lin CW, Donkers NA, Refshauge KM, et al.** Rehabilitation for

ankle fractures in adults. *Cochrane Database Syst Rev.* 2012 Nov 14;11:Cd005595.

[13] **Lindvall EM, F. IA, Sanders R.** Distal femur fractures. In: Scott WN, eds. *Insall & Scott surery of the knee.* 5th ed. Philadelphia: Elsevier Churchill Livingstone; 2012:762–771.

[14] **Liporace JR, Langford JR, Haidukewych GJ.** Fracture of the patella. In: Scott WN, eds. *Insall & Scott surgery of the knee.* 5th ed. Philadelphia: Elsevier Churchill Livingstone; 2012:786–797.

[15] **Orozco Delclós R, Sales J, Videla M.** *Atlas de osteosíntesis fracturas de los huesos largos. Clasificación y prólogo de M.E Müller, Revisión de 54.280 fracturas.* Barcelona: Masson; 1993.

[16] **Raschke MJ, Kittl C, Domnick C.** Partial proximal tibia fractures. *EFORT Open Rev.* 2017 May;2(5):241–249.

[17] **Rockwood CA, Matsen FA, Wirth MA, et al.** *Fracturas del húmero proximal (chapter 9). Hombro.* 4th ed. Madrid; 2014:273–306.

[18] **Ryf C, Weymann A, Matter P.** Postoperative management: general considerations. In: Rüedi TP, Murphy WM, eds. AO Principles of Fracture Management. Stuttgart New York: George Thieme Verlag; 2001:723–731.

[19] **Sherrington C, Fairhall N, Kirkham C, et al.** Exercise and fall prevention self-management to reduce mobility-related disability and falls after fall-related lower limb fracture in older people: protocol for the RESTORE (Recovery Exercises and STepping On afteR fracturE) randomised controlled trial. *BMC Geriatr.* 2016 Feb 2;16:34.

[20] **Sociedad Española de Cirugía Ortopédica y Traumatología (SECOT).** Hombro. In: SECOT. *Manual de Cirugía Ortopédica y Traumatología.* 2nd ed. Madrid; 2010. Available at: www.medicapanamericana. com/libro/manual-de-cirugia-ortopedica-y-traumatologia-2-tomos. Accessed May 2019.

[21] **Sociedad Española de Cirugía Ortopédica y Traumatología (SECOT).** Brazo. In: SECOT. *Manual de Cirugía Ortopédica y Traumatología.* 2nd ed. Madrid; 2010. Available at: www.medicapanamericana.com/ libro/manual-de-cirugia-ortopedica-y-traumatologia-2-tomos. Accessed May 2019.

[22] **Sociedad Española de Cirugía Ortopédica y Traumatología (SECOT).** Codo. In: SECOT. *Manual de Cirugía Ortopédica y Traumatología.* 2nd ed. Madrid; 2010. Available at: www.medicapanamericana.com/ libro/manual-de-cirugia-ortopedica-y-traumatologia-2-tomos. Accessed May 2019.

[23] **Sociedad Española de Cirugía Ortopédica y Traumatología (SECOT).** Fracturas diafisarias del cúbito y radio. In: SECOT. *Manual de Cirugía Ortopédica y Traumatología.* 2nd ed. Madrid; 2010. Available at: www.medicapanamericana.com/libro/manual-de-cirugiaortopedica- y-traumatologia-2-tomos. Accessed May 2019.

[24] **Sociedad Española de Cirugía Ortopédica y Traumatología (SECOT).** Fracturas distales del radio. In: SECOT. *Manual de Cirugía Ortopédica y Traumatología.* 2nd ed. Madrid; 2010. Available at: www. medicapanamericana.com/libro/manual-de-cirugia-ortopedica-ytraumatologia- 2-tomos. Accessed May 2019.

[25] **Sociedad Española de Cirugía Ortopédica y Traumatología**

(SECOT). Fracturas de metacarpianos y falanges. In: SECOT. *Manual de Cirugía Ortopédica y Traumatología.* 2nd ed. Madrid; 2010. Available at: www.medicapanamericana.com/libro/manual-de-cirugiaortopedica- y-traumatologia-2-tomos. Accessed May 2019.

[26] **Sociedad Española de Cirugía Ortopédica y Traumatología (SECOT).** Pelvis y cadera. In: SECOT. *Manual de Cirugía Ortopédica y Traumatología.* 2nd ed. Madrid; 2010. Available at: www. medicapanamericana.com/libro/manual-de-cirugia-ortopedica-ytraumatologia- 2-tomos. Accessed May 2019.

[27] **Sociedad Española de Cirugía Ortopédica y Traumatología (SECOT).** Muslo. In: SECOT. *Manual de Cirugía Ortopédica y Traumatología.* 2nd ed. Madrid; 2010. Available at: www. medicapanamericana.com/ libro/manual-de-cirugia-ortopedica-y-traumatologia-2-tomos. Accessed May 2019.

[28] **Sociedad Española de Cirugía Ortopédica y Traumatología (SECOT).** Fracturas de la extremidad distal del fémur. In: SECOT. *Manual de Cirugía Ortopédica y Traumatología.* 2nd ed. Madrid; 2010. Available at: www.medicapanamericana.com/libro/ manual-de-cirugiaortopedica- y-traumatologia-2-tomos. Accessed May 2019.

[29] **Sociedad Española de Cirugía Ortopédica y Traumatología (SECOT).** Rotura del aparato extensor de la rodilla. In: SECOT. *Manual de Cirugía Ortopédica y Traumatología.* 2nd ed. Madrid; 2010. Available at: www.medicapanamericana.com/libro/manual-de-cirugiaortopedica- y-traumatologia-2-tomos. Accessed May 2019.

[30] **Sociedad Española de Cirugía Ortopédica y Traumatología (SECOT).** Fracturas diafisarias de tibia y peroné. In: SECOT. *Manual de Cirugía Ortopédica y Traumatología.* 2nd ed. Madrid; 2010. Available at: www.medicapanamericana.com/libro/manual-de-cirugiaortopedica- y-traumatologia-2-tomos. Accessed May 2019.

[31] **Sociedad Española de Cirugía Ortopédica y Traumatología (SECOT).** Fracturas y luxaciones del tobillo. In: SECOT. *Manual de Cirugía Ortopédica y Traumatología.* 2nd ed. Madrid; 2010. Available at: www.medicapanamericana.com/libro/manual-de-cirugiaortopedica- y-traumatologia-2-tomos. Accessed May 2019.

[32] **Sociedad Española de Cirugía Ortopédica y Traumatología (SECOT).** Fracturas y luxaciones de los huesos del tarso. In: SECOT. *Manual de Cirugía Ortopédica y Traumatología.* 2nd ed. Madrid; 2010. Available at: www.medicapanamericana.com/libro/ manual-decirugia- ortopedica-y-traumatologia-2-tomos. Accessed May 2019.

[33] **Sociedad Española de Cirugía Ortopédica y Traumatología (SECOT).** Fracturas de los metatarsianos. In: SECOT. *Manual de Cirugía Ortopédica y Traumatología.* 2nd ed. Madrid; 2010. Available at: www.medicapanamericana.com/libro/manual-de-cirugiaortopedica- y-traumatologia-2-tomos. Accessed May 2019.

[34] **Twaddle B.** Implant removal. Dübendorf: AOTrauma; 2013.

[35] **Voegeli AV, Pericé RV.** Traumatismos del antepié. In: Voegeli AV, Pericé RV, eds. *20 lecciones sobre patología del pie.* Barcelona: Mayo Ediciones; 2009:285.

第 **2** 节 | **物理治疗**
Physiotherapy

一分耕耘，一分收获。

—— Benjamin Franklin

骨折手术治疗的基本原则是解剖复位、妥善固定、保护血运和早期锻炼。理想情况下，活动应该在手术后尽早开始，但这种活动应该是主动的、无痛的，对受伤区域和患者都是安全的，这些原则对骨折患者的完全康复起着至关重要的作用。

物理治疗的主要目的是促进骨折愈合，治疗受损的软组织，减少固定带来的不利影响，预防并避免并发症。

已经证实，在骨折治疗的过程中，患肢长时间制动和不负重会导致关节僵硬、循环障碍，以及肌肉与皮肤的萎缩。

推荐进行早期活动，以最大限度地减少不负重带来的负面影响。早期活动可以使肌肉和血流尽快恢复到正常水平。而长时间制动（超过 6 周）非但不会促进骨折愈合，反而容易引起并发症的出现，如"骨折病"，也称为 Sudeck 骨萎缩或慢性复杂区域疼痛综合征（图 5.2-1）。

术后管理必须由负责患者随访的外科和康复治疗团队共同制订计划，并尽可能满足患者和损伤的需要。在康复过程开始时，必须评估理疗的时间。除非有其他并发症或相关损伤，否则术后第一天就应开始活动。

在准备开始康复时，必须核实受伤软组织的状况。首先要保证手术伤口的顺利愈合。只有伤口愈合后，才能开始积极的物理治疗。

骨折的位置、骨的功能、骨折类型以及复位固定后的稳定性同样应该考虑在内。

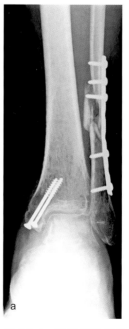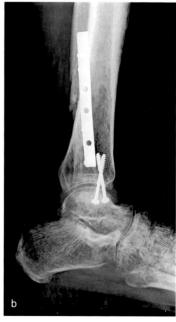

图 5.2-1 踝关节骨折前后位（a）和侧位（b）X 线片可见由于长期固定导致骨量减少。

骨干骨折

在骨干骨折中，不必解剖复位所有的骨折碎片，主要目标是恢复损伤前的长度、骨块的排列和生理旋转。对于下肢，因为不能耐受短缩、成角和异常旋转，生理轴线必须恢复。下肢可以接受的短缩最大为 1 cm，内翻或外翻小于 5°，前后成角不超过 10°。

对于上肢，由于肩关节活动度很大，肱骨干骨折对轴线变化的耐受性更好，但是，桡骨和尺骨骨干是前臂关节复合体的一部分，骨折时需要解剖复位才能恢复其功能。

在骨干骨折的术后阶段，决定是否早期开始活动和承重的指标是骨折固定是否足够牢固，需做出正确合理的评估。骨－内植物界面使负荷转移到骨折部位，是有利于愈合的一种良好刺激。

关节内骨折

我们治疗关节内骨折的目标是解剖复位关节面并予以坚强固定，实现主动和无痛活动（AO/OTA 44B2）（图 5.2-2a-c）。一般而言，这只能通过切开复位内固定实现（图 5.2-2d-e）。

关节骨折后制动会导致关节僵硬。解剖复位与坚强内固定对恢复关节面完整和早期关节活动是至关重要的。在物理治疗师的指导下，可以从主、被动活动和等长运动开始，直到功能逐渐恢复。

下肢骨折、关节内骨折、关节周围骨折和骨盆环骨折通常在一定的时间内不能负重。膝关节周围骨折则推荐持续性被动活动。这样有助于减轻炎症，维持关节平衡。

病理性、骨质疏松性骨折或涉及大量骨组织丢失的骨折患者可从非负重性康复锻炼中获益，在采用髓外固定治疗多段干骺端或骨干骨折时，有必要通过避免负重来"保护"内植物，直至骨折愈合。

关于骨折术后的稳定，在康复过程中将绝对稳定与负重联系起来是错误的，术后达到绝对稳定并不一定能使患者术后立刻负重，应该明确所完成的手术是可以负重还是只允许适度活动。例如，对于

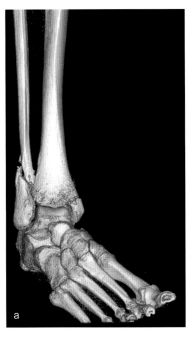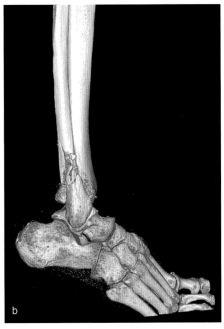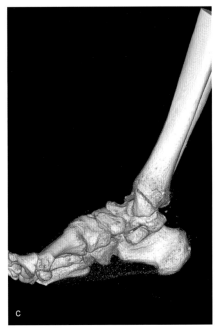

图 5.2-2　踝部骨折的 CT 扫描。
a-c. 前后位（a）、外侧（b）和内侧（c）视图。

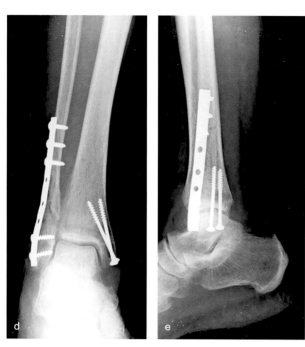

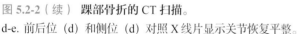

图 5.2-2（续） **踝部骨折的 CT 扫描。**
d-e. 前后位（d）和侧位（d）对照 X 线片显示关节恢复平整。

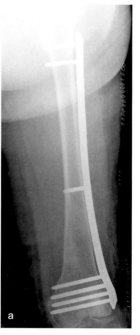
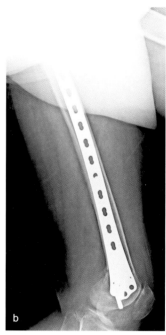

图 5.2-3　**角度稳定钢板固定股骨髁上骨折的前后位（a）和侧位（b）X 线片。骨折稳定性足以满足活动，但不能立即负重。**

股骨髁上骨折（AO/OTA 33C1），用角度稳定钢板固定（图 5.2-3），在解剖复位的情况下，骨折稳定性足以满足活动，但不能立即负重，直到骨折愈合后才能开始完全承重。在某些情况下，经过一段时间恢复后，再评估是否可以部分负重。这一切都取决于患者的需求和 X 线片的结果。

　　相反，一些采用相对稳定治疗方法的手术需要术后负重促进骨愈合，如植入髓内钉的股骨或胫骨骨干骨折，这些变化必须由骨科医生评估，并与患者、家属、康复医生和物理治疗师进行沟通。

　　康复方案必须以患者在一段时间内要达到的目标为基础，通过记录康复期间的进展，汇编相关数据，可以帮助我们发现潜在的问题，也有助于进行随访观察。在接骨术后的康复过程中，影响其恢复的因素很多。康复治疗的目的基本上是相同的，尽管执行的形式可能会有所不同。如肱骨近端骨折的康复方案与踝部骨折的康复方案不同。骨科医生需要注意每一个细节，倾听患者、康复医生和物理治疗师的意见。有必要建立适合每个患者的随访档案，强调遵守既定方案的重要性，并报告每次就诊取得的进展。

　　对虚弱的患者必须给予特别护理，包括老年人和那些长期受到肌肉骨骼系统慢性疾病、多种慢性病和精神疾病影响的患者。

　　让患者及其家属保持一定的积极性是非常有益的，有家属大力支持的患者，在康复过程中肯定会恢复得更好。

　　在术后和康复过程中，患者理解并对自己的治疗负责是非常重要的。患者、康复医生、物理治疗师和骨科医生之间的沟通和反馈更是正确随访和患者完全康复的基础。

病例介绍

89 岁女性，平时和女儿共同生活，既往有高血压和慢性支气管炎的病史，在家中摔倒，右腿着地，导致右侧股骨干远端 1/3 螺旋形骨折伴蝶形骨块（AO/OTA 32B2）（图 5.2-4）。

采用股骨远端微创固定系统（LISS DF）进行切开复位内固定（图 5.2-5）。术后恢复良好，患者无疼痛，膝关节和髋关节的活动正常。出院后进行每日家庭康复。物理治疗师准许完全负重行走。

术后 3 个月随访，患者因大腿疼痛而停止行走。X 线片显示所有骨干部位螺钉断裂，导致钢板失效（图 5.2-6）。

患者在第一次手术后 3 个月再次接受手术治疗（图 5.2-7）。考虑到患者的年龄和合并症，决定采用微创手术，在不移除原来内植物的前提下，利用原钢板重新固定。

此后开始为期 4 周的不负重腿部康复锻炼。翻修手术后 2 个月 X 线片显示股骨远端内侧骨痂形成（图 5.2-8）。

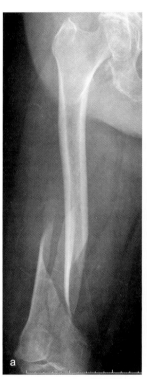
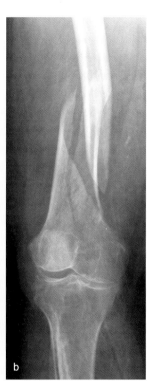
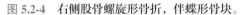

图 5.2-4　右侧股骨螺旋形骨折，伴蝶形骨块。

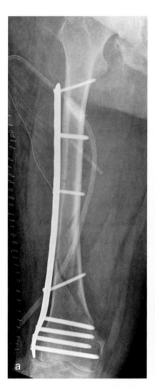
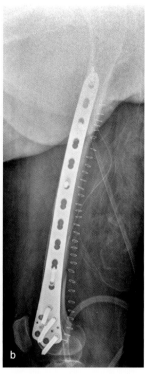

图 5.2-5　术后 X 线片显示复位良好。注意股骨干的钢板和蝶形骨块间的加压螺钉。

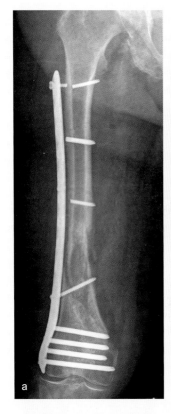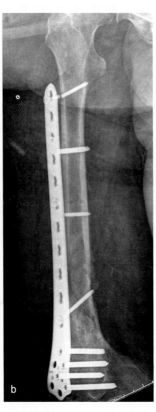

图 5.2-6　术后 3 个月 X 线片显示骨折断端嵌插，对位对线良好，但皮质螺钉和锁定螺钉断裂，股骨远端微创固定系统松动。由于患者膝关节和髋关节功能良好，没有疼痛，同时被允许负重行走，患肢过度承重导致了以上结果。

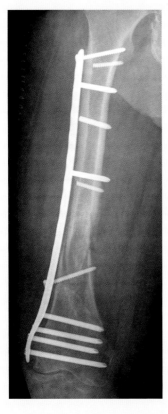

图 5.2-7　翻修手术后（第一次手术后 3 个月）。未取出内植物，通过微创技术在骨干处钢板重新固定。

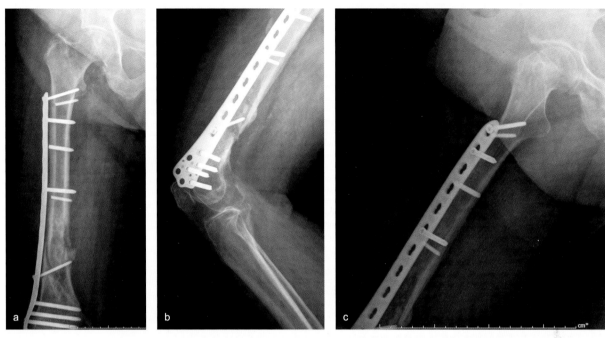

图 5.2-8 翻修 2 个月后 X 线片。通过影像学可以观察到骨折愈合，后内侧骨痂形成和内植物周围骨溶解现象消失。

失败原因分析与反思

尽管骨折固定足够牢固，但不能过早负重。主动活动髋关节和膝关节时没有疼痛，使物理治疗师认为这是一种足够稳定的内固定，可以让患者在负重的情况下进行锻炼。所以才建议在第一次手术后大约 6 周进行负重行走。

年老体弱的患者很难实现部分负重。这种能力的丧失不是主观上的，而是身体客观条件造成的，这就意味着尽管建议患者部分负重，但患者仍不可避免地完全负重活动。

从理论上来说，更换内植物的目的是为了进行有效的、短时间的和损伤更小的手术。所以，对于年老体弱的患者，骨科医生应该尽量降低创伤。例如，不移除所有的内植物，而是通过微创手术将钢板重新固定到骨干上。其优点是新螺钉和断掉的螺钉之间互不影响，断钉可以继续保留。

最终结果

骨折最终愈合，患者恢复了自主能力，并在助行器的辅助下可以正常行走。

病例介绍

25 岁男性，音响技师，被一大且重的扬声器砸伤，造成骨盆不稳定性损伤：耻骨联合分离、右侧耻骨支骨折、左侧骶骨骨折（AO/OTA 61C1）（图 5.2-9）。

完成术前计划后（图 5.2-10），对不稳定的左侧半骨盆行闭合（图 5.2-11）复位内固定治疗（图 5.2-12）。术后 6 天出院，嘱患者挂拐左下肢不负重行功能锻炼。

术后 4 周复查，患者主诉左侧骶部疼痛。拍摄骨盆前后位、入口和出口 X 线片（图 5.2-13），可见左侧半骨盆明显后脱位（图 5.2-13a）。

据患者所言，他一直按照医生的建议使用拐杖，并且在一位物理治疗师的指导下进行功能训练，该物理治疗师建议他进行各种肌肉锻炼，尤其是平板支撑（图 5.2-13c）。

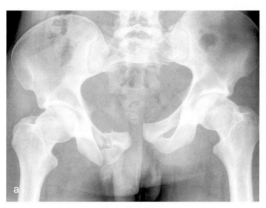

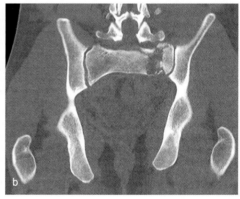

图 5.2-9　X 线片及 CT 扫描显示为不稳定骨盆骨折。
a. 受伤骨盆前后位 X 线片。
b. CT 图像显示左侧骶骨骨折。

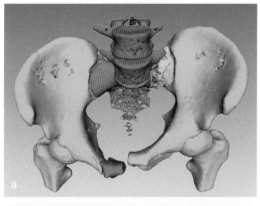

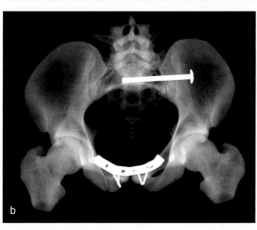

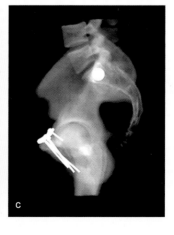

图 5.2-10　术前计划。
a. 分离的骨块。
b. 内固定术后前后位 X 线片。
c. 内固定术后侧位 X 线片。

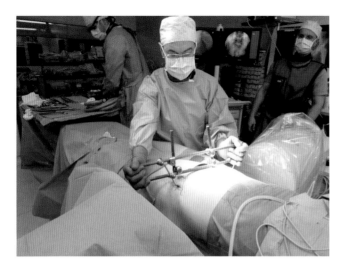

图 5.2-11　使用临时外固定架闭合复位移
位的半骨盆。

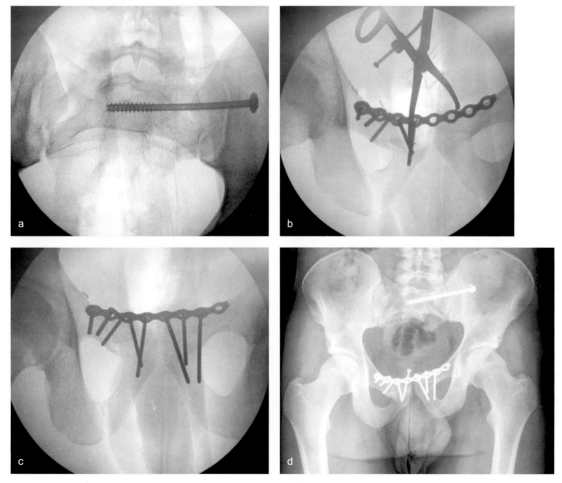

图 5.2-12　术中、术后影像。

a. 骶骨骨折复位固定术中影像。

b. 耻骨联合复位术中影像。

c. 骨盆前环复位固定术中影像。

d. 出院后 4 周骨盆前后位 X 线片。

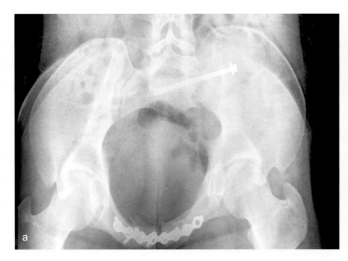
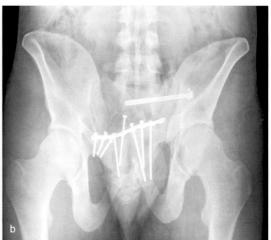

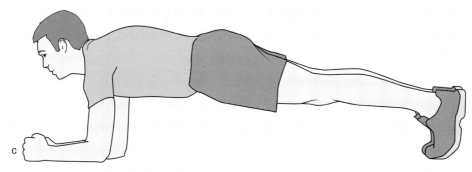

图 5.2-13 术后 X 线片和康复运动。
a. 术后 4 周骨盆的入口位 X 线片。
b. 术后 4 周骨盆的出口位 X 线片。
c. 平板支撑运动。

失败原因分析与反思

骨盆的生物力学作用是将重力从中轴骨传导到下肢，如果骨盆不稳定（C 型损伤），这种传导将完全中断，骨盆骨折复位固定后，应立即用拐杖，避免患侧负重。该患者确实使用了拐杖，并且没有负重，然而，物理治疗师没有意识到做平板支撑对骨盆的负荷与直立负重一样大，而且应力与骨折脱位方向一致。人类的骨盆主要是承受垂直载荷（如行走），并对水平载荷十分敏感，如做平板支撑等。

最终结果

要求患者立即停止做平板支撑运动，此后疼痛逐渐消失。6 周后开始部分负重，12 周后患者可以正常行走。2 年后完全康复，并且恢复到了伤前的运动水平（图 5.2-14）。

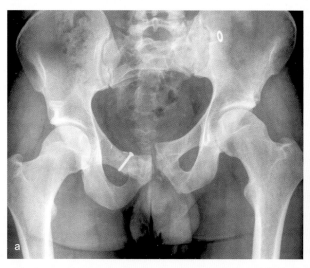
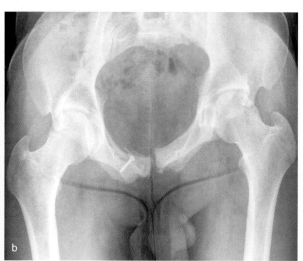

图 5.2-14　2 年后骨盆前后位（a）和入口位（b）影像。

要点提炼

- 对于每一个病例，我们都必须明确骨折内固定术后是仅可以耐受运动还是同时可以耐受运动和承重。
- 患者的术后管理和随访必须由外科团队与康复专家共同制订。
- 康复过程要认识到各种对骨折稳定性产生负面影响的高危因素，如高龄、骨质疏松症、肥胖或精神疾病。
- 建立个体化的康复方案，确保患者术后严格遵守既定方案，以使患者得到良好的恢复。
- 根据患者的具体情况、骨折类型、软组织情况和所用的固定技术，在合适的条件下，尽早和安全地开始活动与负重。
- 病理性或骨质疏松相关的，或涉及大量骨组织丢失的骨折患者，应在最初几周内进行非负重康复，以保持活动能力和肌肉功能。
- 在整个康复过程中应调动患者及其家人的积极性。
- 在骨科医生、康复专家、物理治疗师和患者之间建立有效的反馈机制。

参考文献

[1] **Brink PRG, Verleisdonk E, Blokhuis TJ.** Eerder belast mobiliseren na fractuurfixatie [Earlier weight-bearing mobilisation after fracture fixation]. *Ned Tijdschr Geneeskd.* 2017;161:D1533. Dutch.

[2] **Buckley RE, Moran CG, Apivatthakakul T.** *AO Principles of Fracture Management.* 3rd ed. Stuttgart New York: Thieme; 2017.

[3] **Gangavalli AK, Malige A, Rehman S, et al.** Patient Comprehension and Compliance Survey to Assess Postoperative Pain Regimens in the Orthopaedic Trauma Population. *J Orthop Trauma.* 2017 Jun;31(6):e190–e194.

[4] **Hall AJ, Watkins R, Lang IA, et al.** The experiences of physiotherapists treating people with dementia who fracture their hip. *BMC Geriatr.* 2017 Apr 20;17(1):91.

[5] **Kuyucu E, Kocyigit F, Ciftci L.** The importance of patient compliance in nonunion of forearm fracture. *Int J Surg Case Rep.* 2014;5(9):598–600.

[6] **Meinberg EG, Agel J, Roberts CS, et al.** Fracture and Dislocation Classification Compendium-2018. *J Orthop Trauma.* 2018 Jan;32 Suppl 1:S1–s170.

[7] **Orozco Delclós R.** *Errores en la Osteosíntesis.* Barcelona: Masson; 1993.

[8] **Sirkin M, Sanders R, DiPasquale T, et al.** A staged protocol for soft tissue management in the treatment of complex pilon fractures. *J Orthop Trauma.* 2004 Sep;18(8 Suppl):S32–38.

第 **3** 节 ｜ **内植物的取出**

Implant removal

有时治疗比疾病本身更糟糕。

—— Virgil, The Aeneid, Book Ⅻ，16

内植物的取出是指取出因治疗外伤而植入在骨中的一切装置。其主要目的是预防因内植物而引起的疼痛、不适等中远期并发症。起初，内植物取出术被认为是一个简单、快速的手术，对于经验丰富的医生来讲吸引力较弱，故这类手术往往由团队中资历最浅的医生主刀。内植物取出术的适应证并不确切，其科学依据尚存在空白。对于儿童来说，内植物取出是必要的，以免影响骨骼的生长发育和将来发生不必要的重建手术的风险。

纵观历史，对于内植物取出的必要性引发过广泛争论。每个国家、地区或医院可能都有着不同的规章制度，并无统一标准。并且不是全部的内植物都需要被取出。法律、文化和个体差异都影响着最终决策。当结合这些个性化因素时，每个医院都应有自己的规章制度去指导治疗。

内植物取出术和钓鱼的鱼钩相似，即咬钩容易脱钩难。在做这类手术时还有一种常见的说法就是：你知道什么时候进入手术室，但不确定何时能离开。这些话的意思是内植物取出术绝不能被低估。

对于部分患者来说，内植物的取出标志着治疗进入到最后阶段。必须注意患者的预期，手术的成本，手术的有效性，以及拆除内植物的风险，其中包括采取激进手术的可能性。所有这些因素都应该被全面评估并与患者详细沟通。

术前，必须获得患处至少两个位置的 X 线片以确定骨折愈合，并评估内植物的位置、类型和局部条件。术前准备充分与否是手术成功的关键。手术团队的全部成员均应知悉操作步骤并为突发情况做好准备。

在初次行接骨术时，就应该考虑到将来内植物取出的问题。应完全按照复位固定的原则进行手术，如果使用角度稳定锁定系统，正确定位螺钉和充分锁定螺钉是至关重要的（图 5.3-1）。必须注意内植物和器械之间的连接区域，正确使用植入材料，并为其固定施加必要的力。这些细节有助于避免器械和内植物的磨损、形变或损坏。所有这些前期工作都是为后期内植物取出提供便利、减少不必要的麻烦。

术者需牢记取出某种特定材料的常规操作有时可能不起作用，首次尝试失败后的即兴操作可能会造成手术失败。所以，手术开始前有一个 B 计划是很有必要的。

必须正确地告知患者，骨科医生有可能进行激进的手术来取出内植物。这种手术很有可能出现轻微并发症，偶尔也会出现严重的并发症，在某些情况下，会延长患者的预期恢复时间，或造成永久性损伤。

对于骨科医生来说，拥有和掌握所有必要的手术器械和要取出的内植物的信息是至关重要的。然而，经验丰富的骨科医生经常有他们自己的或非常规的工具来完成取出手术。

骨科医生必须详细分析每一个病例，并提前为手术做好准备。以下五个问题可能对内植物取出术的术前计划有所帮助（图 5.3-2）：

（1）哪个内植物必须取出？

（2）为什么必须取出？

（3）它是何时植入的？

（4）内植物的位置在哪？

（5）谁来进行手术？

一般来说，第一个问题的答案是显而易见的。骨科医生必须清楚需要取出的材料的特征、尺寸、合金类型和商业品牌，因为某些取出器械是公司专门设计和制造的。

许多因素可以证明取出内植物是正确的。对于影响负重或骨折愈合的内植物需要在植入后 6~8 周之内取出，例如位置螺钉、下胫腓螺钉或髓内钉中用于骨折断端加压的静态锁钉。

一般来说，在急性感染的病例中，内植物最多留置 4 周，当感染控制后，内植物通常不需要取

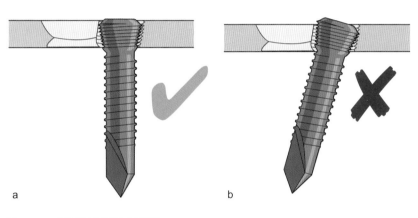
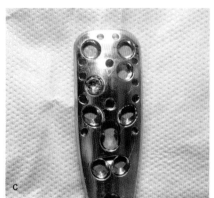

图 5.3-1　螺钉和角度稳定钢板。
a-b. 锁定螺钉必须小心放置。最佳的角稳定性是螺钉与钢板呈 90°（a）。
c.　变形螺钉的术中照片。

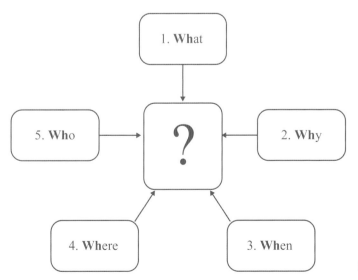

图 5.3-2　"wh-"规则。

出。但是，如果内植物出现松动，在任何阶段都必须取出。在大多数情况下，稳定性比内植物对宿主防御机制的负面影响更重要。例如，只有在铜绿假单胞菌引起的某些感染中，内植物才必须被取出。

延迟取出内植物在年轻患者中更为普遍，以下肢为甚，特别是髌骨、踝关节等部位。而在上肢，通常不必要也不推荐取出内植物。对于医源性损伤风险较高部位（如前臂、肱骨干、骨盆）的内植物，则不建议取出。对于老年患者，普遍的准则是除非出现感染或不稳定，否则不轻易取出。

因内植物的存在导致软组织损伤，进而造成的疼痛是其最常见的并发症，其他的并发症包括迟发性感染、损伤或神经压迫（图 5.3-3）、对内植物出现免疫排斥反应、内植物周围骨折、延迟愈合或假关节。延迟愈合和假关节常常伴发内植物疲劳性断裂（图 5.3-4）。

金属沉积是另一个内植物取出的原因：即在某些患者中，材料中的镍、铬和钴离子会随时间延长逐渐释放到血液中（图 5.3-5）。尽管有潜在的毒性，但这种副作用尚未在临床实践中得到证实。

由于取出内植物必须以骨折愈合为前提，所以手术时机很重要。如果需要通过取出髓内钉的静态锁钉，以使骨折部位获得早期的压力刺激，那么必须保证局部受压情况良好，而这通常是在术后三个月前。

如果建议取出钢板和（或）植入长骨的钉子，如关节周围钢板或髓内钉，至少需要等到初次手术后 18 个月。由于内植物与骨的融合、腐蚀和瘢痕组织等原因，骨折内固定的时间越长，内植物的取出就越困难，尤以钛制内植物为著。

术前了解内植物的位置至关重要。内植物的位置直接影响着患者的手术体位和医生手术入路的选择。理想情况下是由初次手术的医生负责后期随访，决定并实施内植物取出术。首诊医生了解此手术是否存在困难以及该患者的局部解剖结构。

在进入手术室前，术者必须想到如果术中出现任何难题应当求助于谁。决策错误的后果可能是轻微的，也可能对患者产生重大影响，如伤口愈合困

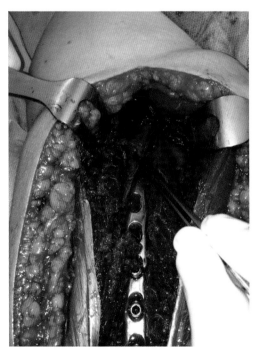

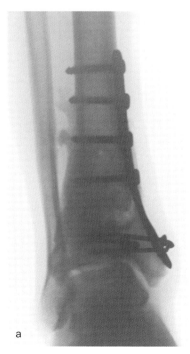

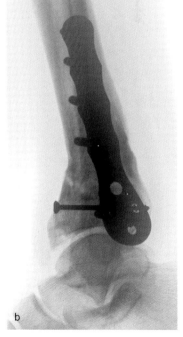

图 5.3-3　肱骨干骨折接骨术术中照片，可见钢板和其毗邻的桡神经。

图 5.3-4　踝关节正侧位片示胫骨 Pilon 骨折假关节形成，需要取出内植物。

难、软组织血供不足或感染、血管神经损伤或再骨折。

手术取出内植物后，一旦软组织愈合，就可以重新开始功能和承重锻炼，具体时间取决于取出的内植物的位置和类型。通常情况下，下肢髓外的内植物取出后，建议先行一段时间的部分负重锻炼。

尽管不容易明确，但评估每个患者的风险和收益是很重要的。正如古希腊医学之父希波克拉底所说的"primum non nocere"，即首要之务便是不可伤害。

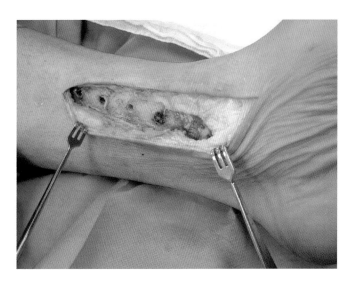

图 5.3-5　术后 15 个月取出内植物，可见局部金属沉积。

病例
1

病例介绍

男性，58 岁，建筑工人，在工作时受到直接暴力导致右侧胫骨干骨折，腓骨完好（Gustilo Ⅰ型，AO/OTA 42A2）。当日，患者在作者所在医院接受了钛制非扩髓胫骨髓内钉固定治疗，该术式采用标准的经髌韧带入路，未进行扩髓，并采用静态锁定。术后 2 个月，取出近端静态锁钉进行动力化，骨折愈合良好（图 5.3-6）。

骨折固定 25 个月后，患者诉膝前疼痛，医生决定取出髓内钉。在取出锁定螺钉后试图拔出髓内钉时，取出装置的连接部位断裂，术者将其留在原位。尝试所有拔出髓内钉的方法均未成功（图 5.3-7）。

当内植物生产厂家被告知出现这种情况后，他们告知医生应该从患者身体中取出残留部件，因为这是"不可植入的器械"，并且两种不同材料的组合可能会产生不良反应。厂方派出专家携带最新研发的取出器械前往，但当他们分析患者 X 线片时意识到无法用取出器将其取出，因为断裂部分卡在了动力孔中（图 5.3-7）。

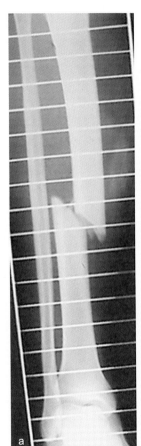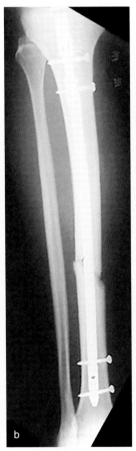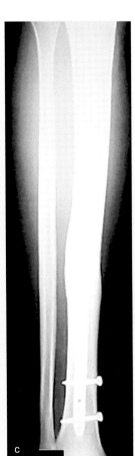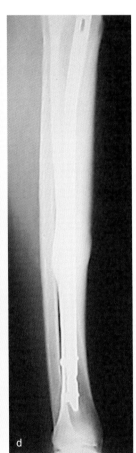

图 5.3-6 Gustilo Ⅰ型胫骨干斜行骨折。
a. 斜行 Gustilo Ⅰ型胫骨骨折。
b. 术后前后位 X 线片。
c. 术后 25 个月前后位 X 线片示骨折愈合。
d. 术后 25 个月侧位 X 线片示骨折愈合。

在患者被告知病情并与医院达成协议后，内植物生产厂家的顾问和患者的律师一致决定无论如何都要取出钉子。首次尝试取出的 6 个月后，医生们进行了二次手术，（术前）他们设计了多种手术方案并坚持必须取出髓内钉。第一种方法是借助髓内钉近端锁定孔，配合为本次手术专门设计的取出器械。然而结果以失败告终（图 5.3-8）。

第二项术前计划是采用一种新技术，将钛制髓内钉近端与定制的胫骨髓内钉锁定。这一次不仅没有成功，反而使情况更糟。因为反复的锤击导致不锈钢钉断裂，并牢牢地连接在髓内钉上（图 5.3-9）。

经过 3.5 小时的尝试后，髓内钉被卡在骨中。最后，用摆锯锯下几乎全长的胫骨前内侧柱并将其取出，保持近端干骺端完整（图 5.3-10）。取出可见髓内钉与周围骨组织存在骨性连接。必须用骨凿将髓内钉从骨干和远端骨质中取出。为避免对胫骨近端造成进一步的损伤，先拆除 2 根髓内钉之间的交锁螺栓。从远端取下非扩髓胫骨髓内钉，然后从近端切口取下定制的不锈钢髓内钉（图 5.3-11）。复位锯下的胫骨壁后以 4 枚不锈钢拉力螺钉固定（图 5.3-12）。取出髓内钉后发现动力孔内有骨质长入（图 5.3-13）。

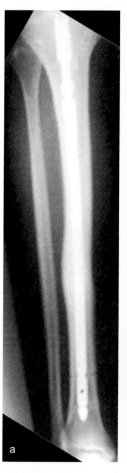
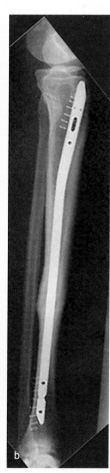
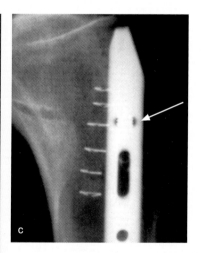

图 5.3-7　首次尝试取出髓内钉术后 X 线片。
a. 内植物取出困难，仅锁钉被取出。
b. 取出装置的连接部位断裂，髓内钉未能取出。
c. 胫骨髓内钉近端取出器械连接部位的侧位 X 线片。

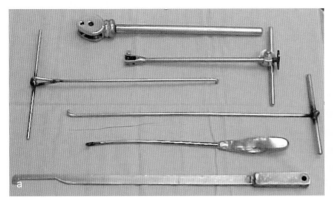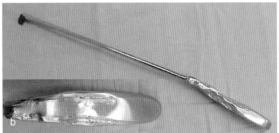

图 5.3-8

a. 第一次尝试失败时所用的部分器械，这些器械都是专门为内植物取出而设计的。

b. 取出过程中对器械造成损坏。

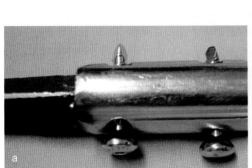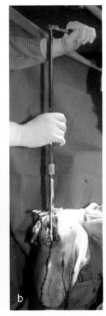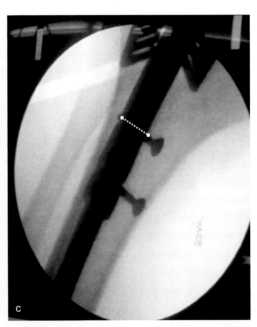

图 5.3-9　使用定制的胫骨髓内钉将钛钉近端交锁（第二方案）。

a. 术前所设计的两种内植物锁定后的情况。在定制的胫骨髓内钉远端钻取新孔并与非扩髓胫骨髓内钉匹配。

b. 反复锤击不锈钢交锁钉的术中图像。

c. 术中 C 臂机透视虚线显示定制胫骨髓内钉（近端交锁孔）断裂部位，其远端仍与原髓内钉连接。

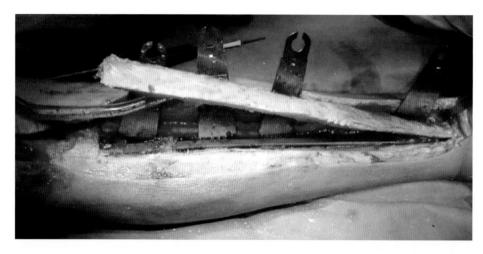

图 5.3-10 将除了接近髓内钉尖部的近端干骺端以外的胫骨前内侧切开。可见钛钉与周围骨组织的骨性连接。

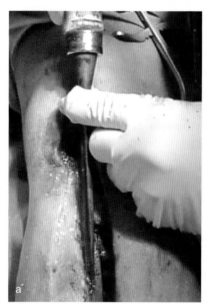

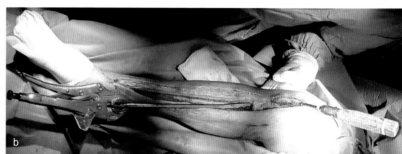

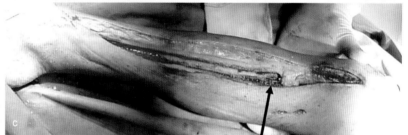

图 5.3-11 取出髓内钉。

a. 用骨凿将未扩髓胫骨髓内钉与骨干骨皮质分离。

b-c. 在取出近端锁钉后，髓内钉从远端取出，其余断裂的定制不锈钢钉从近端取下（b）。c 为近端残余断钉。

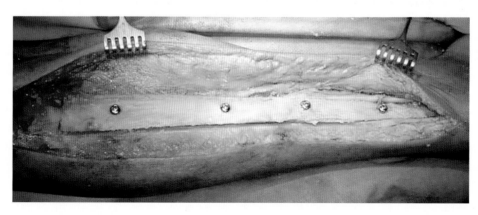

图 5.3-12 将锯下的胫骨骨瓣复位并用 4 枚拉力螺钉固定。

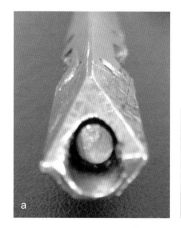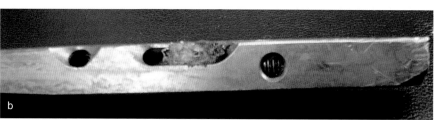

图 5.3-13　取出的钛钉的细节。动力孔中剩余的骨质和钉内取出装置的破损部分。

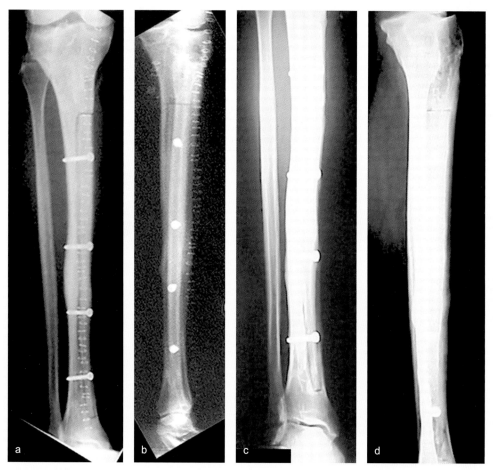

图 5.3-14　随访 X 线片。

a-d. 术后 1 天（a-b）和术后 3 个月（c-d）的 X 线片显示骨折逐渐愈合。

失败原因分析与反思

本病例证实钛钉在胫骨骨折中存在与骨连接的情况。术者应该知悉，如果发生局部骨连接，标准的内植物取出操作可能会失败。

正确使用取出装置可以避免出现后续问题。本例之所以需要取出是由于不可植入的取出装置断裂在体内，而与患者本身膝关节疼痛无关。如果髓内钉不得不取出，则有可能施行激进手术，这一点必须提前告知患者。与翻修手术一样，打开髓腔是完整取出内植物的唯一方法，尽管这不是内植物取出手术的标准方法。

最终结果

患者临床病程良好，无伤口并发症，最终胫骨骨折愈合（图 5.3-14）。

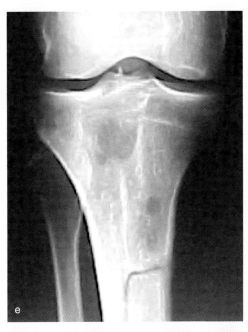
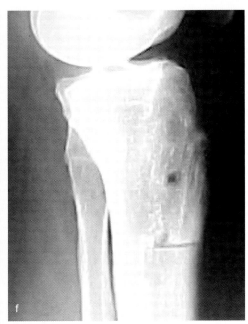
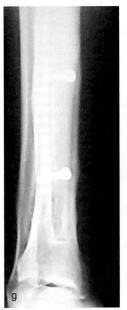
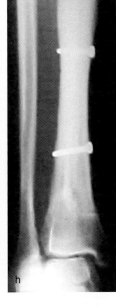

图 5.3-14（续）　随访 X 线片。

e-h. 术后 1 年的 X 线片显示取钉时在近端的干骺端形成骨空洞（e）、与髓内钉交锁钉相对应的骨孔（f），以及胫骨骨窗的骨折线（g-h）。

病例介绍

男性，在校期间是一名运动员，在 2005 年发生一起高能量摩托车交通事故。左下肢因受到直接撞击导致股骨远端闭合性骨折（AO/OTA 33C2），不伴有神经血管损伤。患者于本院接受微创治疗，采用拉力螺钉固定股骨髁间骨折，使用钛制微创固定系统（LISS）钢板桥接固定复杂的干骺端骨折。最终骨折愈合，取得了良好的临床效果（图 5.3-15）。

术后 2 年患者开始大学生涯。患者左膝活动度良好，但是伴有患膝近瘢痕处侧方疼痛。患者大腿前侧有一巨大肿块，与股骨前方已愈合骨块相对应，但未诉疼痛（图 5.3-16）。患者想增加运动强度，故要求取出内植物。

初次手术后第 26 个月，患者取标准仰卧位，未使用止血带，在全身麻醉下行内植物取出术。手术入路同初次手术。当使用六角改锥拧取螺钉时，远端部分锁定螺钉"滑扣"，必须使用为此情况设计的锥形取出装置（滑钉取出器）（图 5.3-17）。在成功取出部分螺钉后，术者发现剩余螺钉很难取出，而且将改锥从卡紧的螺钉上拔出需要很大的力量。结果，因锁定螺钉头部被硬金属材料堵住而造成取出改锥的断裂（图 5.3-18）。

由于该材料是不锈钢所制，球形金刚石磨钻无法将其取出。最后的取出方法是用金刚石锯把钢板锯断（图 5.3-19）。第一次切割旨在去除这个堵塞的钢板钉孔。由于其他螺钉也无法取出，术者决定取下钢板的远端部分，在板上进行第二次切割，以取出可能导致疼痛的远端 1/3 部分（图 5.3-20）。为防止进一步的并发症，对近端骨干上的螺钉不再尝试取出。在操作过程中，尽管已经在钢板周围使用敷料隔绝，但仍需对周围软组织进行清理以避免金属碎屑扩散（图 5.3-21）。

将卡住的螺钉从螺钉杆（紧挨着钢板处）上切割下来，并使钉帽固定在钢板上，这样就可以通过电子显微镜分析二者交界面。借助标准技术和特殊工具（根据实际情况选择相应器械）将这些螺钉杆取下并非难事。由于有些取出装置断裂，有些则卡在螺钉里面，所以使用了数个取出器（图 5.3-22）。

术后 1 年随访时的 X 线片显示未出现并发症。患者恢复伤前活动水平，且未诉膝关节疼痛。患者膝关节活动范围无变化（图 5.3-23）。西班牙卡塔赫纳理工大学机械工程系对取下的钢板进行了分析，研究了接骨板与螺钉头部（钛－钛）的交界面，螺钉头部与仍残留在螺钉内的金属件的交界面，以及混合钛（螺钉头）和不锈钢（改锥）的交界面。

电子显微镜下见内植物间接触面几乎融合，进而导致取出困难。钛制螺钉钉帽由于取出装置的作用力而形变，这也可能是其断裂的原因。接骨板－锁定螺钉钉帽之间的钛接触面之间没有空隙，形成临床上的冷融合（图 5.3-24 和图 5.3-25）。

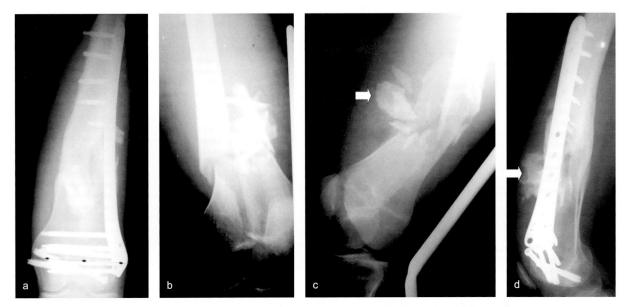

图 5.3-15　X 线片显示初始骨折和术后 25 个月最终骨折完全愈合。骨折使用微创稳定系统（LISS）进行微创治疗。白色箭头（c-d）标注的是未行干预的股骨干前方骨块。

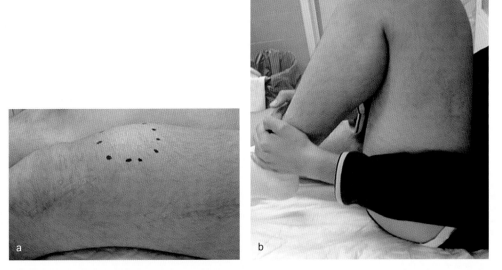

图 5.3-16　临床体格检查：患者大腿前侧可见巨大肿块。屈曲至手术瘢痕（髂胫束）附近时，会出现膝关节外侧相关性疼痛，这与图 5.3-15 c-d 所示的白色箭头对应。

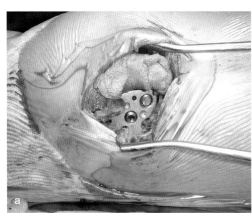
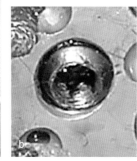
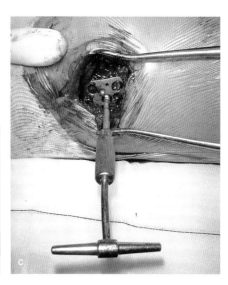

图 5.3-17 术中照片。

a-b. 螺钉从钢板远端取下时，改锥头部在螺钉孔内"滑扣"，将其表面磨损，改锥无法使用。

c. 为取出损坏的螺钉，必须逆时针旋转滑钉取出器。远端的部分螺钉成功取出。

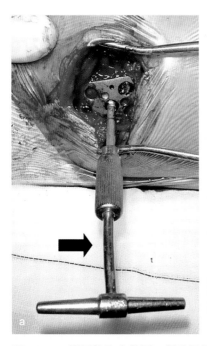
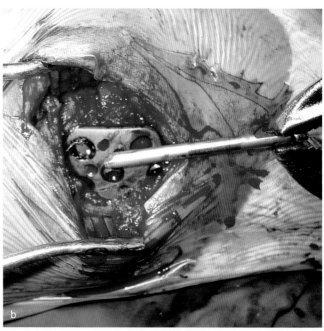

图 5.3-18 损坏的取出装置。部分远端锁定螺钉取出时用力过大。T 形柄扳手变形（a 中黑色箭头）。滑钉取出器断裂，其尖端卡在螺钉钉帽内，无法取出。

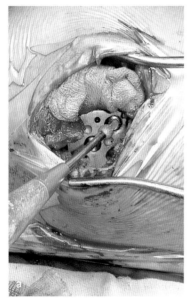
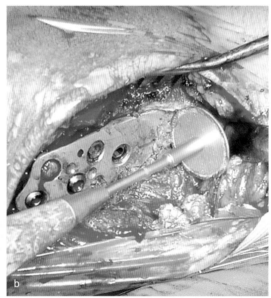

图 5.3-19　由于不锈钢材质的残留部分不能被金刚石磨钻（a）取出，所以最终用金刚石锯锯下钢板（b）。

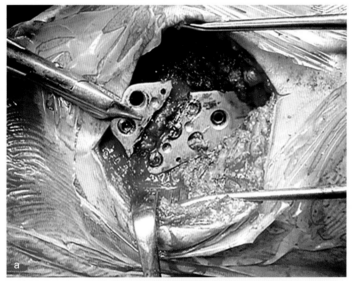
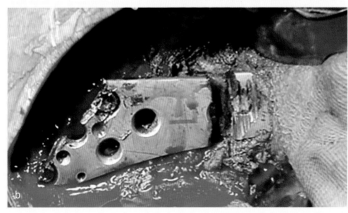

图 5.3-20　术中照片显示钢板被切成两部分取出。
a. 首先把钢板切开，取出螺钉。
b. 于近端再次切断钢板，取出导致疼痛的钢板远端部分。为避免进一步出现并发症，没有尝试取出近端骨干螺钉。

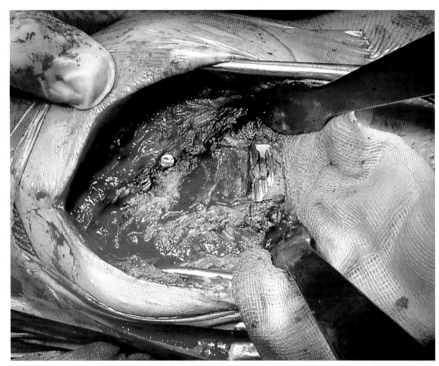

图 5.3-21　部分钢板取出后的软组织情况。尽管局部使用了敷料隔绝，但仍可见金属碎屑。一些螺钉在钉干部被切断，维持其头端卡在钢板中，以便日后分析。

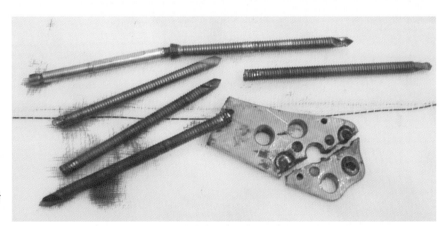

图 5.3-22　取出内植物。可见滑钉取出器仍残留在螺钉之中。

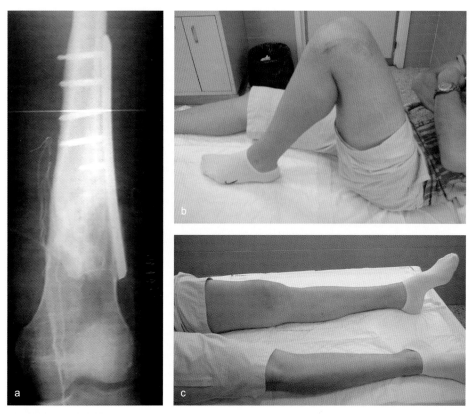

图 5.3-23 最终术后 X 线片 (a) 示钢板切断的部位。随访 1 年 (b-c)：患者无膝关节疼痛，达到预期的运动水平。

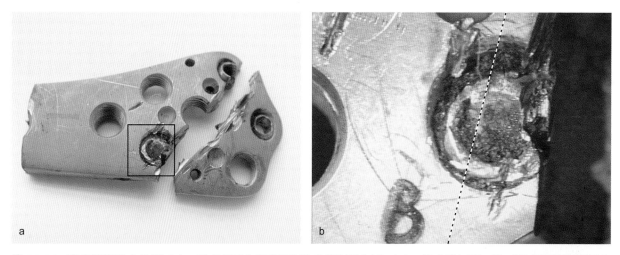

图 5.3-24 取出钢板的大体照 (a)，重点在于分析残留有取出器械的钉孔 (b)。经虚线切割，进而研究钢板和螺钉头部接触面 (钛－钛)、螺钉头部与取出装置残留部分的接触面 (钛－不锈钢)。

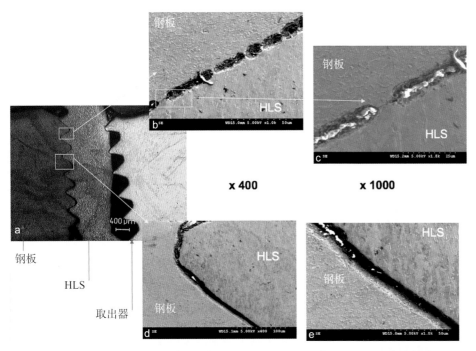

图 5.3-25　电子显微镜下图像 [放大 400 倍（b、d）和 1000 倍（c、e）] 研究内植物之间的接触面，放大的图像（b-c）显示了钢板和锁定螺钉头部（HLS）之间钛接触面的一些融合区域。图像（a）显示了不锈钢的滑钉取出器如何使钛制锁定螺钉头部的内表面变形。

失败原因分析与反思

本病例展示了在取出钛制锁定钢板时可能出现的一些问题，并介绍了自从在西班牙首次应用 LISS 系统后出现的一种并发症。当时推荐使用自钻自攻螺钉。六角锁定螺钉也是标准配置。这样的临床病例报道可能会对推动行业研发新的内植物取出器械起到一定作用。如今，星形改锥的设计大大降低了内植物取出过程中的并发症发生率。取出装置的改进为手术提供了便利（例如，更坚强和更好握持 T 形手柄，硬质合金钻头）。

骨科医生在取锁定螺钉时需要注意避免出现并发症。预防是至关重要的。当选用角稳定接骨板时，螺钉必须严格垂直于其轴线（标称角度）植入。在使用自钻螺钉时应该避免穿透对侧皮质，因为会加重螺钉损伤以及在螺钉尖端周围骨膜成骨。手动拧入螺钉可以降低内植物间产生冷融合的风险。扭矩限制工具应始终在低速下使

用。因为钛制内植物与骨更容易结合，从而导致更难取出，所以一些医生选择使用不锈钢内植物。

使用全新的改锥或取出装置，切勿暴力操作，否则将出现上述后果。为避免将来出现问题，必须正确使用取出装置。强烈建议准备一个金刚石锯。现在，硬质合金钻头已经被研发出来以应对上述这种特殊情况，骨科医生可以借助硬质合金钻头破坏卡在锁扣里的残存金属，但操作费时并会产生大量的金属碎屑。

术前谈话必须告知患者，如果需要取出钢板，则有可能采取损伤性较大的手术方法。在取出内植物过程中出现并发症时应做进一步研究，尽可能协调临床和力学分析，进一步研究冷融合过程。

最终结果

术后 1 年，患者恢复伤前活动状态。膝关节无疼痛且关节活动范围也没有变化（图 5.3-23）。

病例介绍

患者男性，44 岁，不稳定骨盆环损伤 [Young-Burgess 分型中的前后挤压型损伤（APC）Ⅲ 型；AO/OTA 61C2]，行双侧经皮骶髂螺钉固定和耻骨联合钢板固定（图 5.3-26a-b）（Dalal 等，1989）。术后 8 个月，患者主诉右腿无力，严重跛行。X 线片显示 2 枚骶髂螺钉断裂，耻骨联合钢板失效（图 5.3-26c）。

虽然我们以骨盆后方骶髂螺钉固定失败作为例证，但我们要解决的问题与骨盆内固定失败无关，而是如何取出残留的断裂空心螺钉和垫片。取出既困难又耗费时间，尝试多次均失败，这令手术团队倍感挫败。

此处展示了两种技术：一种用于取出空心螺钉，另一种用于取出垫片。技术 1 使用反螺纹环钻（图 5.3-27 和图 5.3-28），技术 2 使用大

号 Kocher 钳（图 5.3-29）。C 臂机透视得到完美的入口位和出口位图像。将 2.7 mm 的导针置入 7.3 mm 的空心螺钉头端。因为空心钉内有骨痂及瘢痕组织，所以这步操作难度很大。在每根导针上安装一枚空心改锥，通过轻轻敲击空心改锥尾端，使之插入螺钉头内部后，再将断裂的螺钉头逐一退出（图 5.3-28a-b）。

螺钉倾向在骨内旋转。用一个大于 0.5 cm 的骨凿剥离增生骨质。近端螺钉被取出后，在骨盆入口位和出口位的引导下，Kocher 钳尖端伸入垫片后钳夹（图 5.3-29）并顺势取出。

随后，在 C 臂机引导下，螺钉取出装置插入到各个空心螺钉顶端（图 5.3-28c-d）。接触牢靠后将环钻的末端敲入螺钉头部，这样它就能将残端"切割并抓牢"，然后在用力推的同时将其逆向翻转。

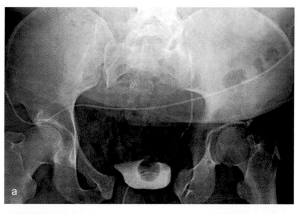

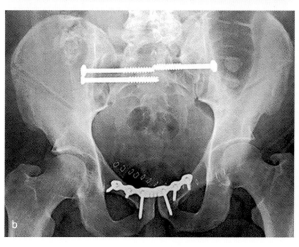

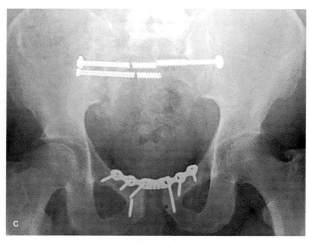

图 5.3-26 X 线片显示病例的演变。

a. 初始骨盆前后位 X 线片证实患者为前后挤压损伤 Ⅲ 型（APC Ⅲ）骨折。

b. 8 个月骨盆前后位 X 线片显示患者双侧后方骶髂螺钉和前方耻骨联合钢板。

c. 随访显示右后侧骶髂螺钉断裂，前方耻骨联合钢板失效。

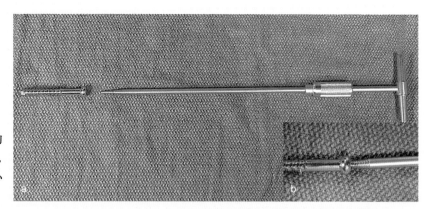

图 5.3-27　组合的反螺纹环钻（a），其尖端插入空心螺钉头部（b）。

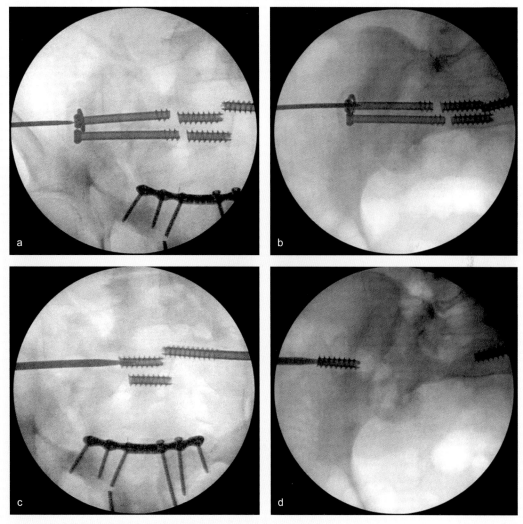

图 5.3-28　技术 1：术中 C 臂机透视显示用反螺纹环钻将断裂的空心螺钉取出。

a. 环钻插入骨盆中，校准后对准螺钉头部。

b. 环钻插入螺钉头部。

c. 环钻插入断裂的空心螺钉尖端。

d. 用环钻将断裂的螺钉由臀部软组织中退出。

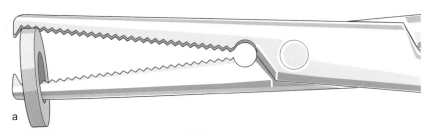

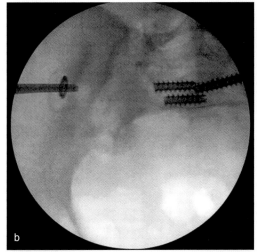

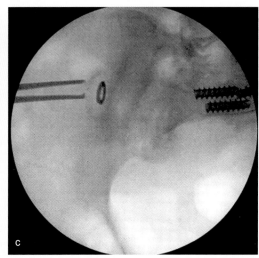

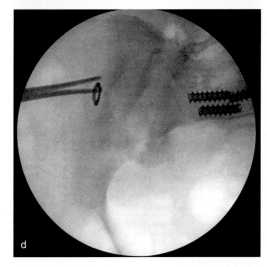

图 5.3-29 技术 2: 使用 Kocher 钳取出存留的垫片。

a. 用 Kocher 钳夹住垫片。

b. 如果螺钉头部已经被取出而垫片残留，将 Kocher 钳尖端在透视引导下穿过垫片。

c. 然后将 Kocher 钳在垫片的边缘缩回，向上倾斜 15°，打开钳口，由钳子的一个臂将垫片向后拉。

d. 最后，用钳子钳夹垫片并将其取出。

失败原因分析与反思

不稳定骨盆骨折的手术治疗需要妥善的复位和固定，为骨折愈合提供最佳的条件（Georgiadis等，2004）。伴随技术的进步和对骨盆环解剖的深入理解，经皮骶髂螺钉置入逐步流行（Hinsche等，2002）。通常，这些螺钉都配有垫片，用于加压和避免螺钉置入过度。即使在透视引导下经皮固定，畸形愈合和内植物失效等情况仍有发生。报道显示螺钉位置不良发生率为 2%~15%（Matta等，1989；Pattison 等，1999 年），翻修率高达19%（Routt 等，2000 年）。虽然螺钉取出技术逐渐发展（Templeman 等，1996；Weil 等，2007；Zwingmann 等，2013）；然而，目前尚无关于经皮取出骨盆内垫片及骶骨内断钉的相关技术报道。

这例患者由于内固定失效和骨盆畸形愈合而转诊至我院，但是我们所想展示的技术与内植物取出相关。这是一项非常耗时和困难的工程，并且通常最终会将内植物遗留在原处。

因此，我们提出了一种借助术中透视引导和Kocher 钳取出断钉及垫片的有效方案，这两种方法在大多数手术室都可使用。这是一种安全可靠的垫片取出方法，具有出血量少、手术时间短、无相关并发症等优势。

最终结果

在为期 2 年的随访中，患者已恢复工作，无疼痛，大便正常，双下肢力量正常，末梢感觉正常。骨盆前后位 X 线片显示骨盆对线良好且双侧对称，没有内植物松动的迹象（图 5.3-30）。

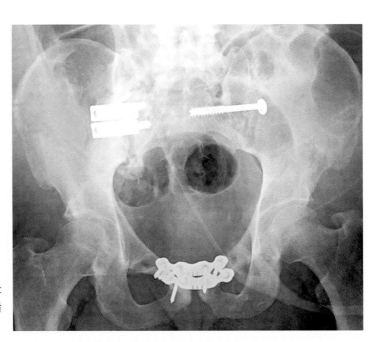

图 5.3-30 取出后，医生采用右骶髂关节和耻骨联合双钢板切开复位内固定术。该骨盆前后位 X 线片拍摄于术后 6 个月。

要点提炼

- 所有内植物取出必须考虑到疼痛、活动范围受限或内植物周围骨折等风险，不能因为美观或患者的主观意愿而取出。
- 根据手术指征和目的，确定合适的时机进行取出手术。
- 向患者及其家属阐明治疗方案，并告知相应的手术风险、可能的并发症以及内植物有可能无法取出。
- 按照常规时间保留内植物，可在术后 18~24 个月行取出术。
- 尽可能多地获取关于内植物的手术相关信息

（例如，手术入路、骨折类型、内植物的使用、意外情况、并发症）。

- 制订一个全面的术前计划，包括拍摄两个位置的 X 线片以确认内植物的位置、材质、是否完整以及骨折的愈合情况。
- 了解取出的相应技术。提前计划好其他的取出方案以防"A 计划"失败。
- 手术必须由专业的手术团队指导和实施。
- 确保备有内植物取出术所需的常规和特定器械，以及让手术操作更便捷的非常规或定制的器械。
- 评估一个复杂的内植物取出手术的风险与获益，适时终止手术。

参考文献

[1] **Brown OL, Dirschl DR, Obremskey WT.** Incidence of hardwarerelated pain and its effect on functional outcomes after open reduction and internal fixation of ankle fractures. *J Orthop Trauma.* 2001 May;15(4):271–274.

[2] **Buckley RE, Moran CG, Apivatthakakul T.** *AO Principles of Fracture Management.* 3rd ed. Stuttgart New York: Thieme; 2017.

[3] **Buckley RE.** Fracture healing: Does hardware removal enhance patient outcomes? *Orthopedic Trauma Directions.* 2009;7(06): 1–9.

[4] **Dalal SA, Burgess AR, Siegel JH, et al.** Pelvic fracture in multiple trauma: classification by mechanism is key to pattern of organ injury, resuscitative requirements, and outcome. *J Trauma.* 1989 Jul;29(7):981–1000; discussion 1000–1002.

[5] **Georgiadis GM, Gove NK, Smith AD, et al.** Removal of the less invasive stabilization system. *J Orthop Trauma.* 2004 Sep;18(8):562–564.

[6] **Golbakhsh M, Sadaat M, Noughani F, et al.** The Impact of Psychological Factors on Device Removal Surgery. *Trauma Mon.* 2016 May;21(2):e25871.

[7] **Hinsche AF, Giannoudis PV, Smith RM.** Fluoroscopy-based multiplanar image guidance for insertion of sacroiliac screws. *Clin Orthop Relat Res.* 2002 Feb(395):135–144.

[8] **Matta JM, Saucedo T.** Internal fixation of pelvic ring fractures.

Clin Orthop Relat Res. 1989 May(242):83–97.

[9] **Meinberg EG, Agel J, Roberts CS, et al.** Fracture and Dislocation Classification Compendium-2018. *J Orthop Trauma.* 2018 Jan;32 Suppl 1:S1–s170.

[10] **Orozco Delclós R.** *Errores en la Osteosíntesis.* Barcelona: Masson; 1993.

[11] **Pattison G, Reynolds J, Hardy J.** Salvaging a stripped drive connection when removing screws. *Injury.* 1999 Jan;30(1):74–75.

[12] **Routt ML Jr, Nork SE, Mills WJ.** Percutaneous fixation of pelvic ring disruptions. *Clin Orthop Relat Res.* 2000 Jun(375):15–29.

[13] **Templeman D, Schmidt A, Freese J, et al.** Proximity of iliosacral screws to neurovascular structures after internal fixation. *Clin Orthop Relat Res.* 1996 Aug(329):194–198.

[14] **Twaddle B.** *Implant removal.* Dübendorf: AOTrauma; 2013.

[15] **Weil YA, Nousiainen MT, Helfet DL.** Removal of an iliosacral screw entrapping the L5 nerve root after failed posterior pelvic ring fixation: a case report. *J Orthop Trauma.* 2007 Jul;21(6):414–417.

[16] **Zwingmann J, Sudkamp NP, Konig B, et al.** Intra- and postoperative complications of navigated and conventional techniques in percutaneous iliosacral screw fixation after pelvic fractures: Results from the German Pelvic Trauma Registry. *Injury.* 2013 Dec;44(12):1765–1772.

第6章

患者的依从性

Patient compliance

AO 创伤骨科治疗关键点
从失败中学习
Learning From Failures in Orthopedic Trauma
Key Points for Success

第 **1** 节 ## 除医疗因素外，与患者依从性相关的不良事件

Failures unrelated to the healthcare team but related to patient compliance

> 我决定做自己喜欢的事情，因为它对我的健康有益。
>
> —— Voltaire

患者在骨折愈合过程中起着重要的作用，但这往往被忽视。患者在术后积极负责地参与康复过程，对于实现令人满意的预后是必不可少的。

但由于患者缺乏对骨折愈合过程的了解，以及对骨折术后的稳定性抱有过度的信心，因此通常会在不自觉的情况下在护理和保护骨折愈合方面犯下"错误"。

在骨折部位、骨折类型、固定方式等方面，每个骨骼、每处骨折和每个接骨术都有其自身的演变过程，需要遵循其特征进行充分的保护，只有外科医生才能评估骨折治疗后其部位所能承受的重量和负荷类型，并有必要对此建立个性化的治疗方案。康复过程的所有阶段都必须完全清晰地告诉患者，并且必须向患者或家属解释可能存在的任何疑问。重要的是要清楚阐明患者必须做什么和不应该做什么，并确保其对此有所了解。在整个康复期间，患者、家庭成员、康复医生、物理治疗师和外科医生之间应建立有效的交流和反馈。

患有精神疾病或残疾的患者以及有吸毒或酗酒史的患者，骨愈合可能会停止。对儿童、老年人、肢体残疾和截肢患者应当进行适当的骨愈合评估。在决定术后的治疗方案时必须考虑这些因素，例如

年龄、骨质疏松症和肥胖症。对于老年患者，当指导部分负重康复时，必须采取特殊的防护措施。因为这些患者可能由于高龄而导致的衰弱使身体活动受到限制，无法有效完成这些动作，并且可能会导致严重的并发症或跌倒，有时甚至需要进行新的手术干预，这对于他们来说可能是灾难性的。肥胖患者由于无法控制体重，可能难以行走或进行一些运动。

患者对术后管理的依从性通常会影响将要进行的手术。文献中有许多文章旨在将依从性差的患者与骨折治疗后的最终结局联系起来。Fong 等在 2007 年发表的一项研究结果表明，符合康复规则患者的接骨术的感染和失败率为 0。

在创伤和骨外科，患者不遵守术后管理仍然是一个普遍的问题。缺乏密切的跟进随访与患者缺乏对康复的依从性有直接相关性。男性、吸烟者、没有医疗保险的患者以及非法吸毒者极有可能放弃康复计划并退出随访。尽早识别不太可能在恢复过程中遵循准则的患者，采取其他措施以保证他们正确遵守康复方案并预防并发症。

对患有精神疾病的患者，必须制订更具限制性的监测计划，因为通常必须将他们重新送往急症护理

医院，以便进行康复或治疗并发症。有必要制订策略，最大限度地提高这些患者积极参与术后康复和复诊的出勤率。对患者和家庭环境的鼓励是主要的。

物理治疗师必须根据痴呆症患者的康复潜力来调整治疗方法。对于物理治疗师而言，这是一个挑战，并且结果可能会令人沮丧，因为康复并不会如预期的那样进行。Hall 等（2017）报道，多达 40% 的痴呆症患者在髋部骨折术后无法进行物理治疗。

在治疗开始时，物理治疗师必须花时间赢得患者的信任，建立积极的关系并用简短的句子清楚地表达自己。非语言交流是另一种工具，适当使用肢体语言和视觉接触有助于患者（尤其是痴呆症患者）与理疗师之间的互动，并减少交流困难和危险性行为。标准的物理治疗指南不适用于智障患者，因此评估表不适用于该人群。

正如第 5 章第 2 节物理治疗中所讨论的，患者参与自己的康复过程对于获得满意的预后至关重要。在患者自愿或非自愿地不承担治疗责任的情况下，监测他们的治疗对医疗团队来说可能会变得繁琐，除了与治疗任何并发症相关的高昂费用外，后果对所有人都可能是严重的。

病例介绍

48 岁男性，在滑雪中受伤，在当地一家医院接受了左胫腓骨远端骨折的治疗（AO/OTA 42B2，4F2A）（图 6.1-1）。入院时皮肤无破损，神经血管无异常。使用干骺端锁定加压钢板（LCP）对胫骨远端进行微创钢板骨固定术（MIPO）（图 6.1-2）。

术后 5 天，患者意外将超过允许的部分重量施加到手术肢体上，导致钢板变形（图 6.1-3）。使用相似的接骨板并添加螺钉以提供稳定性，再次进行了手术（图 6.1-4）。

术后 3 个月在门诊复查，患者出现症状，外翻畸形愈合（图 6.1-5）。

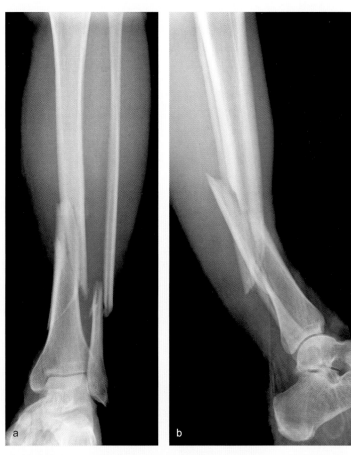

图 6.1-1　X 线片显示胫骨远端和腓骨的关节外骨折。请注意胫骨的内侧楔形骨折块。

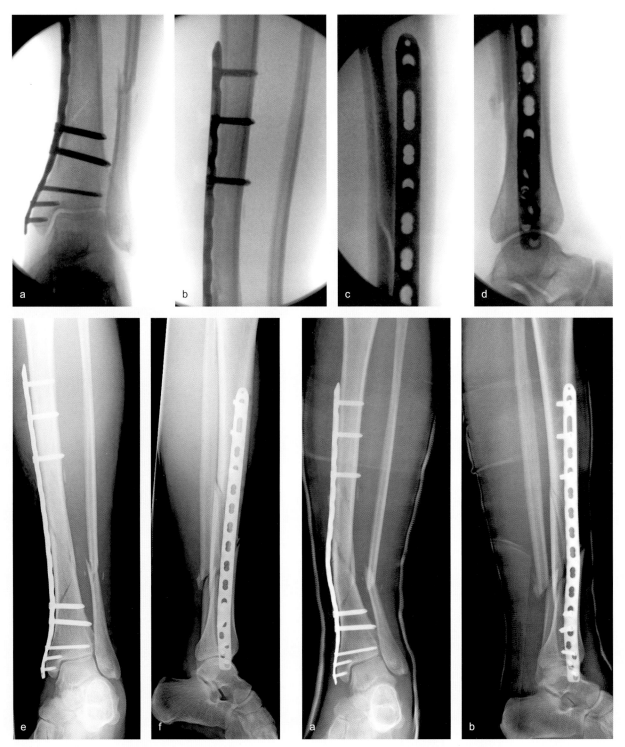

图 6.1-2　术中和术后图像。

a-d. 术中 C 臂机图像在影像增强器下拍摄，显示了胫
　　骨远端的 MIPO。胫骨远端内侧的干骺端锁定加
　　压板用于桥接骨折区域。

e-f. 术后 X 线片显示 MIPO 技术结果满意。

图 6.1-3　在术后第五天拍摄的 X 线片，显示了由于手术肢体
过度负重导致的钢板变形。

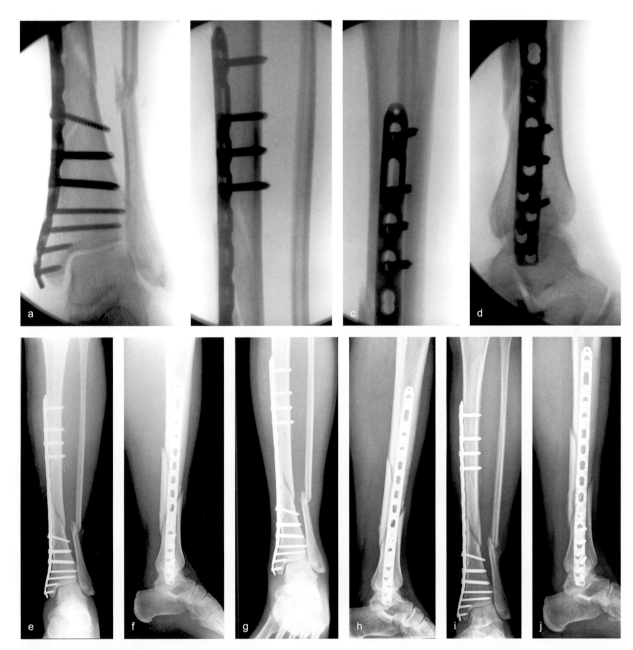

图 **6.1-4　翻修手术的术后 X 线片。**

a-d. 翻修手术使用相同的钢板进行。为了增加稳定性，将拉力螺钉穿过接骨板放置，以施加碎片间压力，从而将楔形骨片的远端固定到干骺端。此外，在近端和远端都使用了附加的锁定螺钉。注意腓骨的外翻，也表明胫骨的力线存在问题（a）。

e-f. 注意骨折的外翻移位超过 10°。

g-h. 术后 6 周，腓骨可见骨痂。未发生二次移位。

i-j. 术后 10 周，腓骨骨折已愈合，并有桥接骨痂。胫骨远端骨折线也有骨痂形成的迹象。

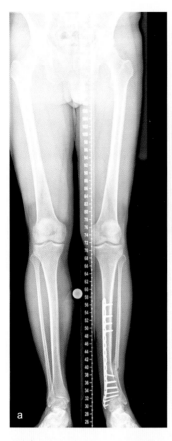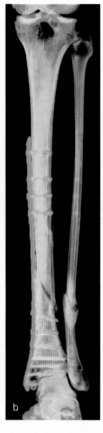

图 6.1-5　术后 12 周，患者出现骨折部位持续性疼痛。站立位 X 线片清晰显示（a）小腿外翻错位 12°。小腿 CT 显示腓骨和胫骨远端骨折愈合（b），近端骨折线模糊。根据影像学结果，计划去除钢板，截骨纠正腓骨移位，胫骨髓内钉扩髓，以修正外翻畸形，并促进骨愈合。

失败原因分析与反思

对于胫骨远端多节段骨折，微创桥接接骨板固定是一种合理的方法（图 6.1-6）。如 Gautier 和 Sommer（2003）所述，接骨板的长度和螺钉的位置都足够。由于髓内钉的愈合时间长，建议术后至少 6 周承受局部负重（图 6.1-7）。但是，较大的粉碎性骨折区由稍柔软的内植物桥接，并且由于腓骨骨折没有固定，因此没有提供额外的侧向支撑。

在这种情况下，初次手术后 5 天，患者依从性较差。因此，翻修手术中的另一种方法应该提供更高的稳定性，甚至可以承受全部身体重量。翻修手术仅通过在远端碎片中应用拉力螺钉来减少螺钉的工作长度，从而部分解决了该问题。但是，未获得骨折近端的绝对稳定性。在近端和远端放置其他锁定螺钉会增加板螺钉的密度。但是，它不会增加轴向刚度（Stoffel 等，2003），

因此是不必要的。另外，钢板变形清楚地表明内植物在这种骨折结构中固定强度不够，腓骨没有被固定以增加整体结构的稳定性。固定腓骨可防止因翻修手术造成的胫骨外翻畸形超过 10°。

最终结果

为了解决骨折的外翻错位和延迟愈合或即将发生的骨不连，去除内植物，对腓骨进行截骨术并进行随后的钢板固定，并完成了扩髓的胫骨髓内钉固定。为了校正对准，在远端放置了一个阻挡螺钉，以保持计划的钉子在胫骨远端的位置。截骨后对腓骨进行接骨板固定，以提供额外的支撑来抵抗外翻变形力。通过髓内扩髓，避免了骨折区域的潜在生物力学不稳定。

翻修接骨术后 12 周，骨折已愈合（图 6.1-8），患者无需步行助行器即可承受全部体重，并且能够进行不受限制的日常生活活动（图 6.1-9）。

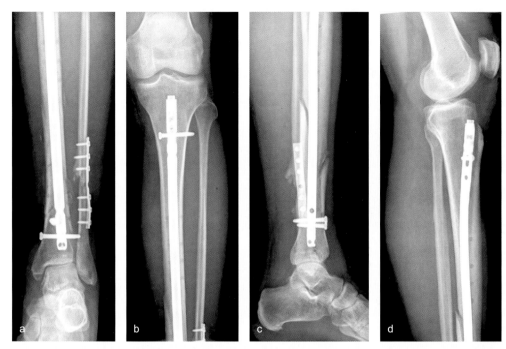

图 6.1-6　术后 X 线片显示小腿完全矫正。放置一枚远端锁定螺钉作为阻挡钉，以使髓内钉位置居中校正轴线。腓骨的接骨板固定可为外翻变形力提供支撑。

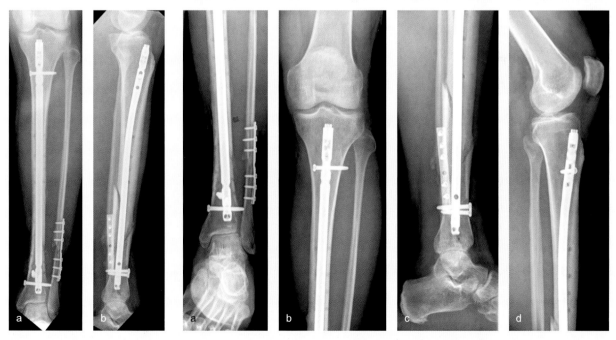

图 6.1-7　术后 6 周。

图 6.1-8　翻修术后 12 周骨折愈合的 X 线片，显示所有骨折线上都形成了骨痂。

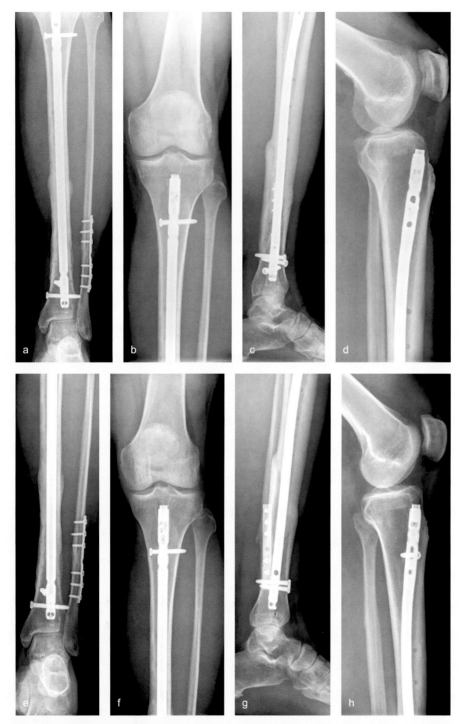

图 6.1-9　翻修术后的随访 X 线片。

a-d. 翻修手术后 6 个月。

e-h. 翻修手术后 1 年和事故发生 17 个月后的随访结果。

病例介绍

42 岁男性，有强迫性吸烟和严重双相亚型精神分裂症的病史，多次入住精神病院。该患者先前曾做过几次自杀尝试。

再次自杀时，他从 8 m 的高处摔下，导致头部外伤、肋骨骨折、多处挫伤以及胫骨和腓骨远端的 Gustilo Ⅱ 型骨折（AO/OTA 43B2）（图 6.1-10）。

急诊对伤口进行清洁，并实施清创术、腓骨骨折和内踝骨折的切开复位内固定以及胫骨远端骨折的外固定。医生制订了不负重的治疗方案。

术后，患者的心理健康恶化，表现出偏执、躁动和缺乏纪律，将其转移到重症精神病学中心（图 6.1-11）。该患者不遵从不负重的建议，尽管仍戴着外固定架，但走路时完全负重。小腿远端表现为进行性内翻和前屈畸形。

首次手术后 8 周，患者接受了再次干预（图 6.1-12）。移除外固定架，并在膝盖下方行石膏固定 2 个月（图 6.1-13）。在此期间，患者的精神状况没有改善，并且继续负重行走，且没有完成医生建议的后续随访。由于胫骨远端、腓骨的内翻畸形和前屈畸形继续发展，禁止其行走并使用轮椅活动（图 6.1-14）。

第一次手术后 8 个月（图 6.1-15），他因腿部畸形和无法行走而咨询了另一家医院。此时他的精神病得到了控制。

该患者计划进行手术，以取出折断的腓骨板，胫骨远端进行三平面截骨术，用锁定压板（LCP）3.5/4.0 固定腓骨，胫骨远端截骨，用 LCP 固定胫骨远端内侧（图 6.1-16）。他接受了个体化的康复计划，并严格控制负重和步态训练。随访时间安排在手术后 6 周、4 个月和 1 年（图 6.1-17）。

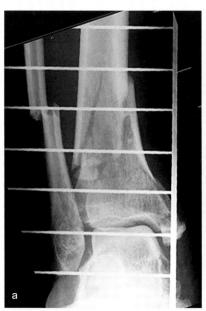
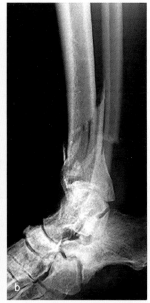

图 6.1-10　Gustilo Ⅱ型粉碎性胫骨远端和腓骨骨折的前后位（a）和侧位（b）X 线片。

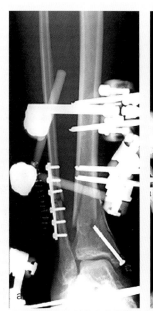
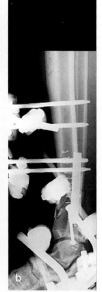

图 6.1-11　术后 X 线片显示腓骨骨折复位不良，导致踝中度内翻畸形，并导致胫骨内踝轴向内翻畸形。

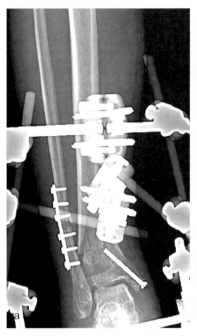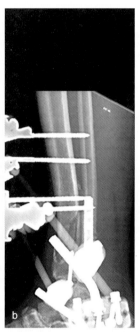

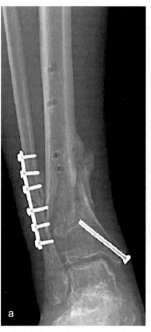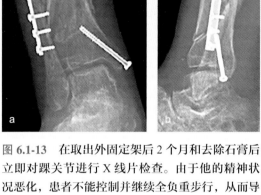

图 6.1-12　术后 8 周的 X 线片检查显示，腓骨和胫骨内踝内翻畸形增加，固定移位，这是由于患者精神障碍，在治疗过程中缺乏依从性，使下肢完全负重。

图 6.1-13　在取出外固定架后 2 个月和去除石膏后立即对踝关节进行 X 线片检查。由于他的精神状况恶化，患者不能控制并继续全负重步行，从而导致踝内翻（即弓形腿）和愈合畸形。

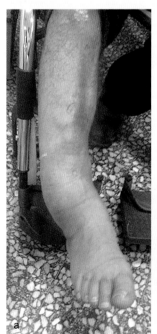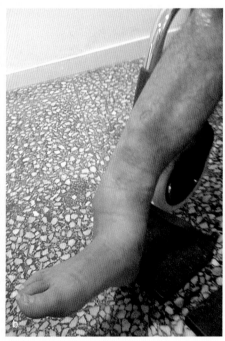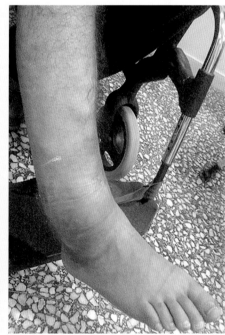

图 6.1-14　腿部畸形导致无法走路，要求患者使用轮椅进行活动。

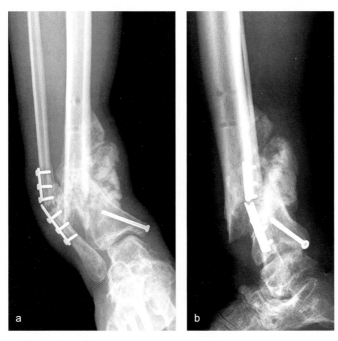

图 6.1-15　事故发生后 8 个月的前后位（a）和侧位（b）X 线片。在胫骨和腓骨的内侧与后侧面上观察到踝内翻和远端骨不连，并伴有大量骨痂。X 线片还显示腓骨板断裂。

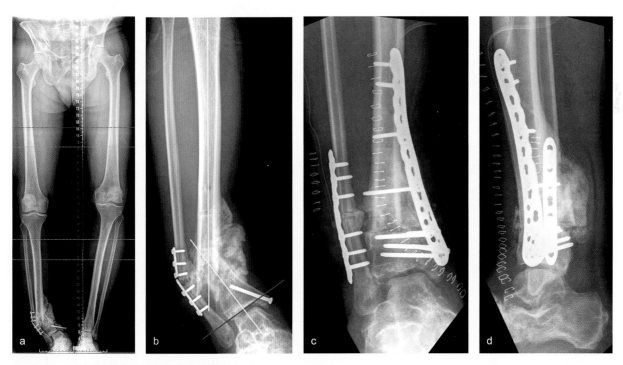

图 6.1-16　X 线片显示右腿畸形和术后矫正截骨。

a.　电脑测量，由于右胫骨内翻畸形而缩短，显示右下肢不对称。

b.　规划计算矫正截骨角度。

c-d. 在翻修术后的 X 线片中，外科医生取出断裂的腓骨板，胫骨远端三平面截骨和腓骨截骨并用 3.5/4.0 锁定加压钢板（LCP）固定，胫骨远端内侧截骨并用 LCP 固定。

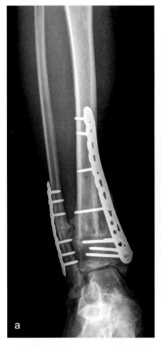
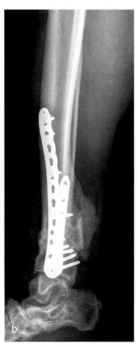

图 6.1-17　患者在截骨后 1 年的放射学检查结果显示内固定未见疲劳。观察到不影响肢体功能的中度内翻畸形，这是由于在截骨矫形术中计划的矫形程度不足导致。

失败原因分析与反思

在确定骨折治疗的类型时，必须对患者进行全面评估，既要评估身体的合并症，还要评估术前和术后的心理状况、依从性和合作程度。在这种情况下，对于高能量多发伤患者而言，损伤控制是不容置疑的，因为它是从超过 8 m 高处跌落的。但是使用一个稳定性不佳的外固定作为最终治疗方法会受到质疑。

在软组织的第一个控制阶段之后，应该考虑对胫骨关节内 Pilon 骨折进行彻底治疗。在骨折第一阶段的系列治疗过程，建议腓骨重建以避免短缩，同时清创、处理软组织，并用外固定架固定胫骨骨块。一旦软组织条件达到可以允许手术切开时，则在第二阶段重建骨折的内侧部分

（Sirkin 等，2004）。

切开复位内固定术是治疗胫骨 Pilon 骨折的"金标准"。新一代的髓内钉在内植物的末端带有极远侧的锁定孔，可将其用于治疗胫骨远端骨折，效果良好。这些髓内装置在不影响骨折复位的情况下可以更好地承受负荷。因此，对于依从性不佳或不愿进行负重控制的患者，这是一种治疗选择。

最终结果

最终，在截骨手术后 1 年，骨折愈合，力线恢复，并且踝关节的功能和行走能力得以恢复（图 6.1-18）。因术前计划不当而导致的中度残余内翻对疼痛或临床畸形没有影响。

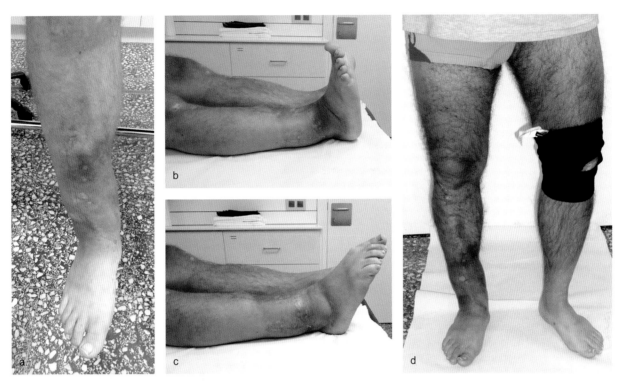

图 6.1-18　在矫正截骨术后 1 年进行的对照访视中，患者的踝关节活动范围为 0°~40°。

a.　腿部力线矫正后的图片。

b-c.　截骨术后 1 年的踝关节功能显示可运动范围，仅少量限制了跖屈。

d.　截骨术后 1 年的临床图像。患者可以轻松承受双足负重，步行时无需助行器。

病例介绍

85 岁女性，4 年前右股骨颈头下型骨折并接受了假体置换，在养老院跌倒，导致左髋受伤。X 线片检查显示左股骨转子间（AO/OTA 31A3）骨折（图 6.1-19），没有进一步的创伤。

为了排除骨折是否影响股骨头区域，进行了 CT 扫描（图 6.1-20）。

计划用髓内钉进行手术。术后对照 X 线片显示骨折区域未完全复位，头颈螺钉居于股骨颈中心区域（图 6.1-21）。

鉴于螺钉居中，允许拐杖行走并能承受全部重量。伤口愈合令人满意，但患者在夜间出现精神躁动，术后 6 周再次跌倒，疼痛和功能障碍加重。X线片检查显示股骨头上部有螺钉切割（图 6.1-22）。

计划进行再次干预，取出髓内（IM）钉，复位骨折，实现骨折近端的外翻矫正，并使用滑动动力髋螺钉（DHS）和钢板固定。在 X 线监控手术过程中，将近端板螺钉插入并居中于头部和颈部区域。该螺钉比以前的螺钉长，并且在股骨头中具有良好的把持力度。术后 X 线片检查显示复位效果满意、内植物位置正确（图 6.1-23）。

建议进行身体约束以避免进一步跌倒，直到躁动症状得到控制，但患者家人拒绝。该患者在恢复期间又跌了三次。去年秋天之后，患者返回医院，并表现出疼痛和无法行走的症状。拍摄了新的 X 线片，显示了头部螺钉再次切出（图 6.1-24）。

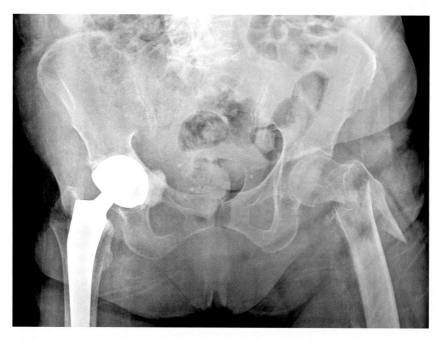

图 6.1-19 术前骨盆的前后位 X 线片。骨折部位有一条反转子间的骨折线，累及左股骨转子间位置。右髋部显示先前植入的髋关节假体。

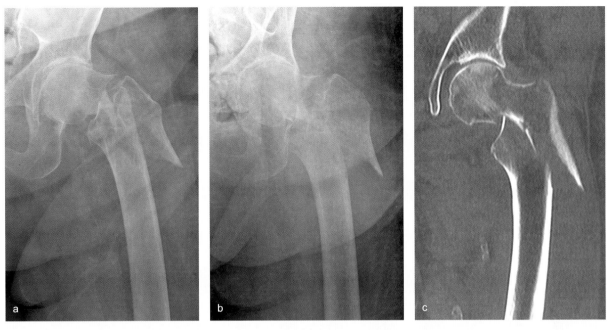

图 6.1-20　术前检查，左髋 X 线检查（a–b）和 CT 扫描以排除股骨颈区域的合并骨折（c）。

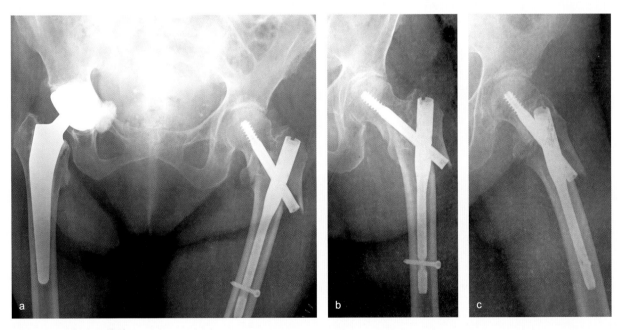

图 6.1-21　术后 X 线片。

a.　术后立即进行骨盆前后位 X 线检查。

b-c. 手术干预后 1 个月，左髋关节的前后位（b）和侧位（c）X 线片。

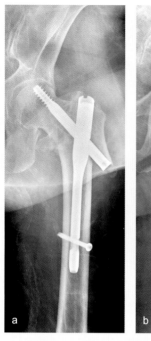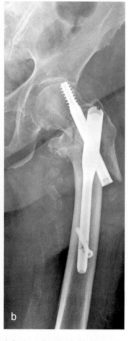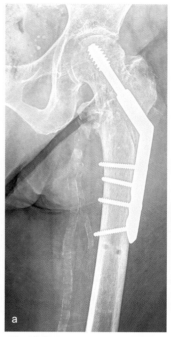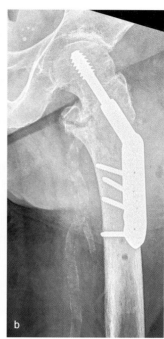

图 6.1-22 患者第二次跌倒后，左髋关节前后位（a）和轴位（b）的对照 X 线片。发现在股骨头上方区域螺钉切出。

图 6.1-23 进行再次干预的术后对照 X 线片（去除髓内钉，头颈部外翻复位，滑动动力髋螺钉钢板固定）。X 线片显示通过外翻完美复位骨折，头颈螺钉位置正确。

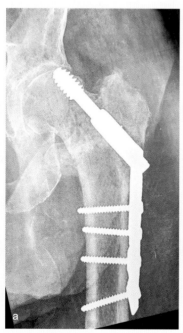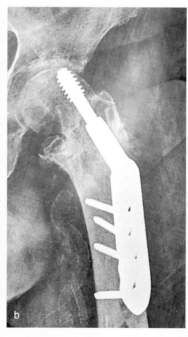

图 6.1-24 又经过第三次新的跌倒后左髋的 X 线片；尽管骨折仍保持复位，但股骨头上部出现了新的螺钉切割。

失败原因分析与反思

该患者的诊断是正确的，并且进行了 CT 扫描后，医生排除了股骨颈部和转子区域的合并骨折（Videla-Cés 等，2017）。如果在同一节段中发生两个骨折，则治疗必须考虑到不稳定性会因骨折范围增加而增加。

骨折固定是在未完全复位的骨折处进行的，因此骨折段不稳定，内植物必须承担全部负荷。对于异常活动的患者，应进行髓内钉接骨术，因为在未复位的骨折中，螺钉钢板需要承受全部负荷，这可能会导致螺钉断裂或固定减弱。

第一次取出切割的髓内钉是正确的，可以切开断端使近端外翻复位，以改善生物力学状况。

如果头钉切割而导致股骨头穿孔，则不应使用骨水泥加强技术（骨水泥注入骨中以改善或提高骨质量），因为骨水泥会渗入关节。即便如此，面对可能发生的患者不依从情况，对患者进行正确的评估仍然至关重要。

最终结果

由于股骨头区域骨质缺损，并且由于切割使骨水泥加强技术成为禁忌，因此决定移除内固定，使用骨水泥长柄全髋关节置换术。这避免了在以前的干预中由于多次钻孔而被削弱的股骨干出现新的骨折。患者的精神状况稳定，可以借助助行器或拐杖行走（图 6.1-25）。

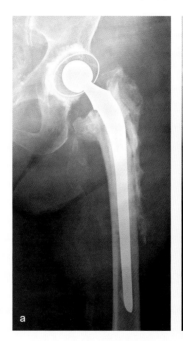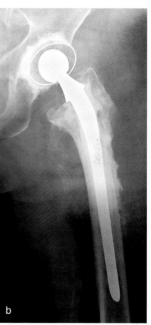

图 6.1-25 进行新的干预后，取出动力髋螺钉和钢板，并使用长柄假体全髋关节置换术。

病例介绍

49 岁男性，踢足球时摔倒伤及右肩。右锁骨骨干骨折（AO/OTA 15.2B）（图 6.1-26）。按照绝对稳定性标准行切开复位内固定，在锁骨上表面使用加压螺钉和预弯保护钢板。手术时间为伤后 7 天，术后 X 线片清楚地显示，由于测量螺钉时出错，最内侧的螺钉太长（图 6.1-27）。

由于患者无痛且术后无功能障碍，因此他决定骑摩托车，但在第 4 周时出现疼痛症状和右臂功能障碍。X 线片显示由于钢板松动和螺钉移动而导致复位丢失（图 6.1-28）。

第一次手术后 6 周，患者再次接受手术干预。取出内植物，再次进行骨折端清理和复位，应用自体髂骨植骨，并在锁骨的前方应用新的锁定加压板（LCP）（图 6.1-29）。患者吊带固定 3 周后开始积极康复。

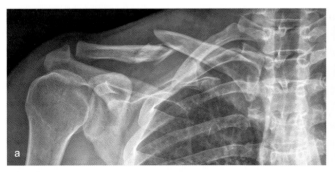
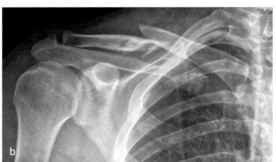

图 6.1-26　右锁骨（优势侧）粉碎性骨干骨折的前后位（a）和头位（b）X 线片。

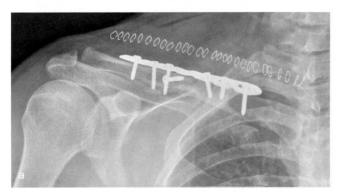
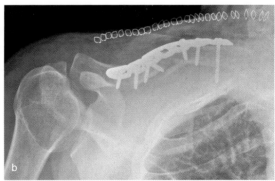

图 6.1-27　术后 X 线片可以观察到良好的复位。请注意，最内侧的螺丝过长，可能是由于测量误差所致。

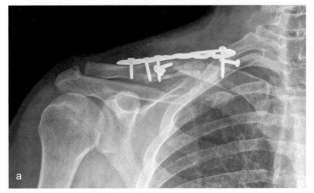
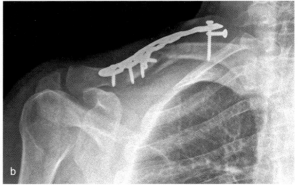

图 6.1-28　术后 4 周时的 X 线片显示内固定松动，这是由于患者过度活动所致，患者在术后 2 周骑乘大型摩托车。

失败原因分析与反思

尽管测量钢板中最内侧的螺钉时存在技术错误，但仍认为骨折处足够稳定。因此患者在术后没有进行制动。

主动活动手臂后没有出现疼痛，这使患者认为骨折处足够稳定，可以进行承重锻炼。伤口缝合线拆除后，患者开始骑大型摩托车。

尽管锁骨不是承重骨，但它作为上肢运动链的一部分，确实承受轴向载荷。在机械上讲，锁骨绕其轴线进行旋转运动。在骨折未愈合的情况下，这种微动传递到内植物上，使其松动，从而导致接骨失败和复位丢失。

最终结果

经过长时间的康复，骨折最终愈合，手臂功能得以恢复（图 6.1-30）。在骨折远端，钢板与肩锁关节接触，建议术后 18 个月再取出内植物。

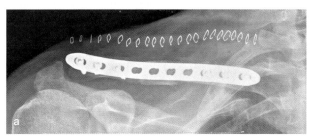
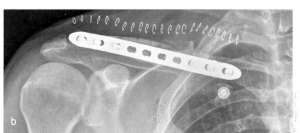

图 6.1-29　首次手术后 6 周进行翻修手术，取出内固定材料，再次进行复位，行骨痂剥离和自体髂骨植骨，并应用锁定加压板进行新的内固定术。

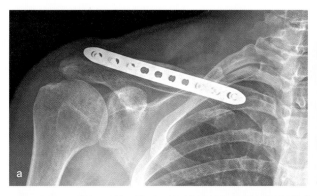
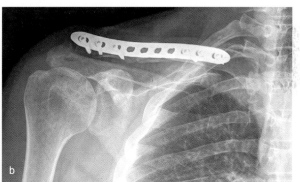

图 6.1-30　干预后 6 个月的对照 X 线片显示骨折的影像学愈合。

病例介绍

76 岁患有肥胖症的女性，在家中摔倒。该患者独自生活，生活可以自理。进入急诊室后，进行了 X 线检查和 CT 扫描，显示前柱和后柱髋臼骨折（AO/OTA 62C）（图 6.1-31）。患者有明确切开复位内固定术的手术指征，并且外科医生通过髂腹股沟入路用 14 孔重建钢板进行了前柱钢板接骨术。术中 X 线片显示解剖复位，单个向后的螺钉固定髋臼后柱（图 6.1-32）。

术后左腿外旋。X 线片和 CT 扫描显示骨折固定失败（图 6.1-33）。告知患者有必要进行第二次髋臼手术。该手术中，在左髋关节进行了带有翻修杯的全髋关节置换术。

第二次干预发生在初次手术后 12 天。第二步通过左髋前外侧入路进行。髋臼侧用髋臼螺钉（即使用螺钉将臼杯的金属衬垫或金属链环固定到髂骨上）将髋臼杯固定在髂骨上。髋臼杯的内部组件以稳定的角度连接到金属环上，侧面嵌体提供了更好的髋关节偏心距的外移。术中使用 9 号髋柄完成全髋关节置换术（图 6.1-34）。

第二次手术后，患者开始与物理治疗师一起练习负重。第二次手术后 8 天，患者已出院并转入康复科。出院后 6 周，患者未报告任何疼痛或任何其他问题。左髋屈曲 / 伸展度为 110°/ 0°/ 20°，步态正常，无跛行。左髋关节的内旋与外旋均可完成。双侧肢体长度没有差异。

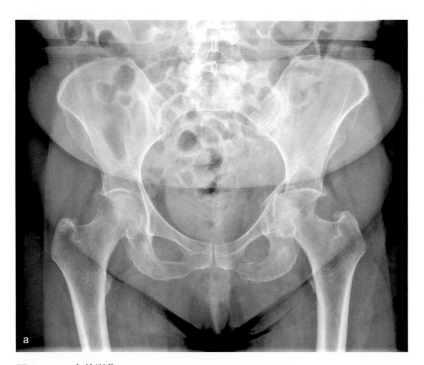

a

图 6.1-31　术前影像。
a. X 线片显示左侧髋臼骨折合并左股骨头向盆腔内移位。

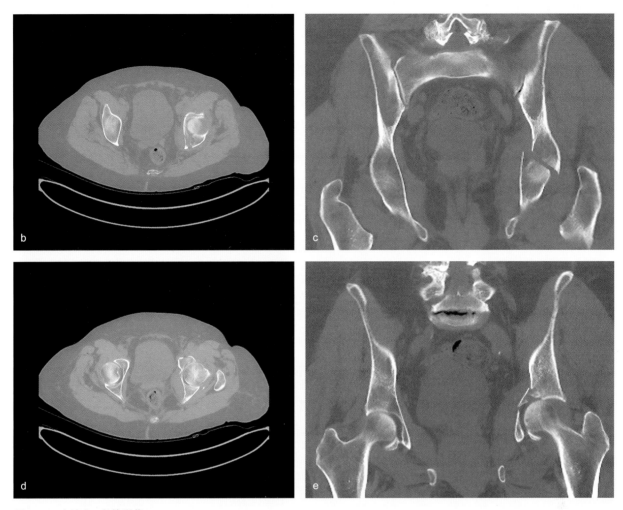

图 **6.1-31**（续）　**术前影像。**
b-e. CT 扫描显示左髋臼的前柱骨折和后柱骨折（前柱伴后半横行骨折）。

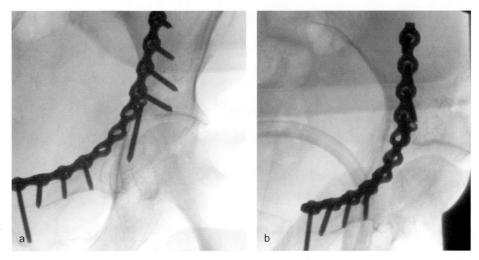

图 **6.1-32**　首次手术的术
中 C 臂机图像。

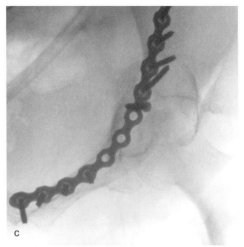

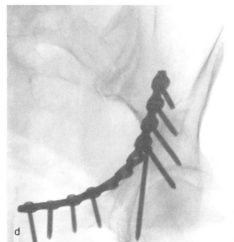

图 6.1-32（续） 首次手术的术中 C 臂机图像。

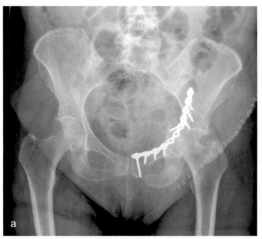

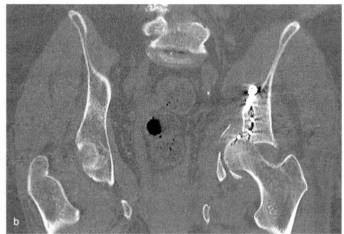

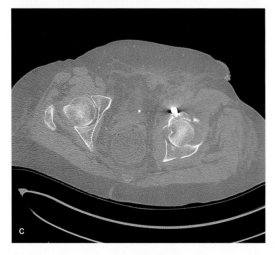

图 6.1-33 首次手术后的 X 线片（a）和 CT 扫描（b-c）显示左髋关节向内移位和后柱拉力螺钉固定失败。

失败原因分析与反思

医生的治疗方案的首要问题在于没有考虑到患者在首次手术后无法控制局部负重，从而导致固定失败。此外，骨质疏松症和肥胖症也会影响固定效果。

单螺钉内固定不能完全稳定髋臼后柱骨折。首次手术时，髋臼骨折应达到解剖学复位标准（图 6.1-32）。对于能够部分负重的患者，进行骨折复位和固定即可。但是该患者在住院期间依从性差，并且还有其他导致骨愈合不良的危险因素（肥胖、严重骨质疏松症）。

因为仅用拉力螺钉固定不能为这种髋臼复合骨折提供足够的稳定性，髋臼后柱骨折处本应该用钢板进行固定，以防止继发性脱位。使用前钢板接骨术和 1 枚拉力螺钉无法防止股骨头髋臼方形区进入盆腔。

该案例表明，有必要提前评估每个患者导致手术失败的高危因素，以确定稳定性最高的手术方案。也许应该立即对老年患者进行稳定的接骨术，以允许完全负重，尤其是对于肥胖且依从性差的患者。对于老年髋臼骨折患者，全髋关节置换术稳定性最佳。

最终结果

出院 1 年后，患者可以正常生活，通过使用拐杖可长距离行走和进行日常活动。

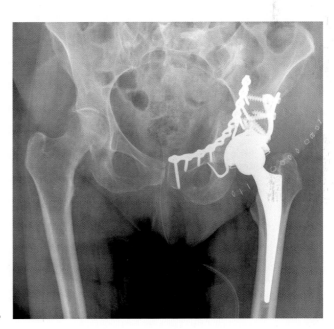

图 6.1-34　第二次手术后的 X 线片。

要点提炼

- 识别对于术后治疗方案依从性差的患者。

- 对于上述患者，无论是自愿还是非自愿，应评估手术可行性，考虑其他可能发生的风险。

- 选择合适的手术方案，以使患者可立即活动并承重。

- 确保患者理解其在术后阶段积极和负责任地参与是完全康复的基础。

- 建立个性化的术后康复方案，并向患者详细说明各阶段方案。告知患者允许行为以及禁止行为清单。

- 针对不同情况，采取其他措施以确保患者坚持治疗和防止并发症。

- 针对依从性差的患者以及老年患者、肥胖患者、患儿以及合并精神病患者和被截肢患者，并据此调整术后管理。

参考文献

[1] **Basamania CJ, Rockwood CA Jr.** Fractures of the Clavicle. In: Rockwood CA Jr, Matsen FA, eds. *The Shoulder.* 4th ed. Philadelphia: Saunders Elsevier; 2009:381–452.

[2] **Bisaccia M, Meccariello L, Rinonapoli G, et al.** Comparison of Plate, Nail and External Fixation in the Management of Diaphyseal Fractures of the Humerus. *Med Arch.* 2017 Apr;71(2):97–102.

[3] **Brink PRG, Verleisdonk E, Blokhuis TJ.** Eerder belast mobiliseren na fractuurfixatie [Earlier weight-bearing mobilisation after fracture fixation]. *Ned Tijdschr Geneeskd.* 2017;161:D1533. Dutch.

[4] **Buckley RE, Moran CG, Apivatthakakul T.** *AO Principles of Fracture Management.* 3rd ed. Stuttgart New York: Thieme; 2017.

[5] **Fong W, Acevedo JI, Stone RG, et al.** The treatment of unstable ankle fractures in patients over eighty years of age. *Foot Ankle Int.* 2007 Dec;28(12):1256–1259.

[6] **Gautier E, Sommer C.** Guidelines for the clinical application of the LCP. *Injury.* 2003 Nov;34 Suppl 2:B63–76.

[7] **Hall AJ, Watkins R, Lang IA, et al.** The experiences of physiotherapists treating people with dementia who fracture their hip. *BMC Geriatr.* 2017 Apr 20;17(1):91.

[8] **Hall RF Jr.** Treatment of metacarpal and phalangeal fractures in noncompliant patients. *Clin Orthop Relat Res.* 1987 Jan(214):31–36.

[9] **Kuyucu E, Kocyigit F, Ciftci L.** The importance of patient compliance in nonunion of forearm fracture. *Int J Surg Case Rep.* 2014;5(9):598–600.

[10] **Lin CW, Donkers NA, Refshauge KM, et al.** Rehabilitation for ankle fractures in adults. *Cochrane Database Syst Rev.* 2012 Nov 14;11:Cd005595.

[11] **Meinberg EG, Agel J, Roberts CS, et al.** Fracture and Dislocation Classification Compendium-2018. *J Orthop Trauma.* 2018 Jan;32 Suppl 1:S1–170.

[12] **Orozco Delclós R.** *Errores en la Osteosíntesis.* Barcelona: Masson; 1993.

[13] **Seitz DP, Gill SS, Austin PC, et al.** Rehabilitation of Older Adults with Dementia After Hip Fracture. *J Am Geriatr Soc.* 2016 Jan;64(1):47–54.

[14] **Sirkin M, Sanders R, DiPasquale T, et al.** A staged protocol for soft tissue management in the treatment of complex pilon fractures. *J Orthop Trauma.* 2004 Sep;18(8 Suppl):S32–38.

[15] **Snowdon DA, Leggat SG, Taylor NF.** Does clinical supervision of healthcare professionals improve effectiveness of care and patient experience? A systematic review. *BMC Health Serv Res.* 2017 Nov 28;17(1):786.

[16] **Stoffel K, Dieter U, Stachowiak G, et al.** Biomechanical testing of the LCP—how can stability in locked internal fixators be controlled? *Injury.* 2003 Nov;34 Suppl 2:B11–19.

[17] **Videla-Cés M, Sales-Pérez JM, Girós-Torres J, et al.** A retrospective cohort study of concomitant ipsilateral extra-capsular and intra-capsular fractures of the proximal femur. Are they casual findings or an undervalued reality? *Injury.* 2017 Jul;48(7):1558–1564.

[18] **Zelle BA, Buttacavoli FA, Shroff JB, et al.** Loss of Follow-up in Orthopaedic Trauma: Who Is Getting Lost to Follow-up? *J Orthop Trauma.* 2015 Nov;29(11):510–515.

第7章
失败的识别与补救时机
Failure recognition and timing

AO 创伤骨科治疗关键点
从失败中学习
Learning From Failures in Orthopedic Trauma
Key Points for Success

第 1 节 早期识别失败

Early recognition of failures

如果你做的事情有效，继续进行。如果你做的事情无效，那就及时停止。如果你不知道自己在做什么，那就什么都不要做。

——匿名

骨折的治疗并未随着患者离开手术室而结束。整个治疗过程是从患者进入急诊室开始，直至骨折完全愈合才算结束。对患者进行综合评估，制订一个正确的治疗计划可以避免许多失败。在进行治疗前，必须先评估患者的一般情况、骨骼及软组织条件。一个失败的计划意味着计划走向失败。

医生既要仔细分析临床和影像学资料，也要重视患者的意见，因为"患者也要有发言权"（Orozco Delclos，1993:199），同时还要谨慎、批判性地观察影像学结果及其演变。参考动态影像学变化，骨折愈合过程中的任何临床变化都必须引起重视。医生在分析一个有问题的 X 线片时几乎总能发现其他问题。早期认识到问题至关重要，因为至少在某些情况下，这比后期发现问题更容易挽救。

在接骨术中使用的某些内植物出现松动，例如一个或多个螺钉在髓外固定中出现周围骨溶解，或者螺旋刀片、动力螺钉在股骨近端出现移动并伴随骨折复位的丢失，是短期内可能出现骨折内固定失败的警告信号。髓内钉远端螺钉断裂也可能是一种警告信号，或者可以理解为髓内钉自发动力化的表现。

肢体长度和旋转的问题可以在术后被立即发现，并需要予以解决，否则会导致邻近关节超常负荷。处理关节内骨折需要更加严格，因为遗留的骨折"台阶"会导致创伤后骨性关节炎。

硬骨痂形成需要通过一系列反映骨折愈合演变过程的动态 X 线观察，同时硬骨痂的形成取决于骨折断端的稳定性。任何异常，如连续两次 X 线检查发现硬骨痂演变停止或无进展，抑或在骨折块间加压后出现云雾状或"激惹"骨痂，都是愈合进展不佳的征象，很可能会发生假关节。

令骨科医生感到沮丧的就是他不得不告知患者手术结果无法达到预期必须进行二次翻修。在很多情况下，患者很难理解，但从医学角度则需要重新手术以获得最佳结果。

病例介绍

女性，76岁，无严重合并症，在家中从站立高度跌倒致股骨转子间骨折（AO/OTA 31A3），计划采用股骨近端防旋髓内钉（PFNA）治疗（图 7.1-1）。

术后 X 线片提示螺旋刀片处在中心位置，其尖端与股骨头端距离略大于 2.5 cm。股骨颈的旋转力和螺旋刀片产生影响，导致螺旋刀片可能继续向骨内移动，进而造成骨质丢失、螺旋刀片松动，最终导致切割（图 7.1-2）。

术后 2 周随访显示，螺旋刀片开始松动，PFNA 向头端移位，术者综合考虑，认为二次手术要好过保守治疗（内植物可能继续切割）（图 7.1-3）。

在初次手术 6 周后患者接受了二次手术。更换螺旋刀片，并将其置于股骨颈较低位置。为了增强螺旋刀片对骨的把持力，予以骨水泥填充。术者通过术中透视以确保内植物的位置正确，避免其进入关节并保证骨水泥填充正常（图 7.1-4）。患者在二次手术后即刻可以完全负重。

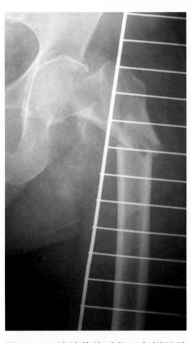

图 7.1-1 髋关节前后位示左侧股骨转子间骨折。

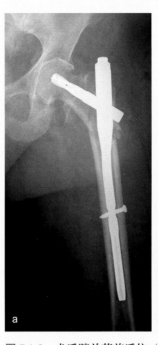
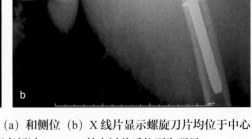

图 7.1-2 术后髋关节前后位（a）和侧位（b）X 线片显示螺旋刀片均位于中心位置，刀片尖端与股骨头端距离超过 2.5 cm，其中以前后位更为明显。

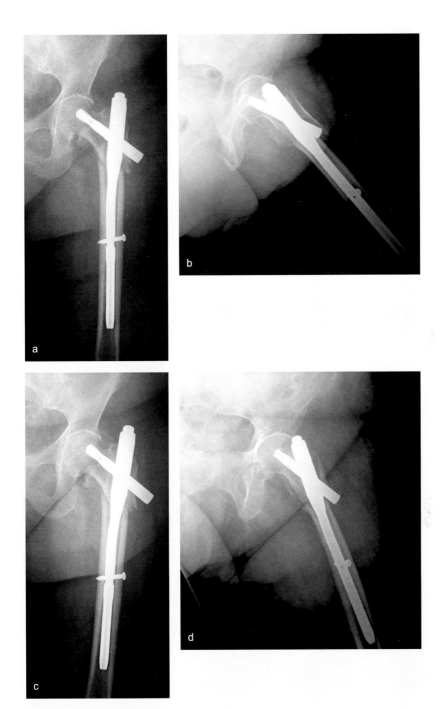

图 7.1-3　术后 X 线片。
a-b. 术后 2 个月随访髋关节前后位（a）和轴位（b）。
c-d. 术后 6 个月随访髋关节前后位（c）和轴位（d）。

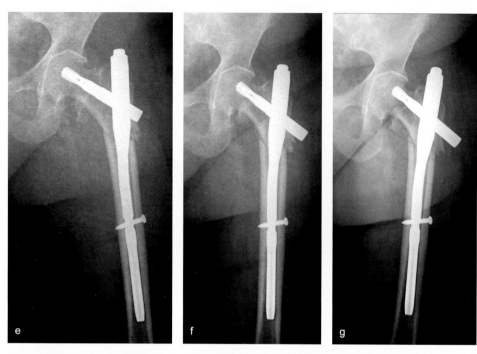

图 7.1-3（续） 术后 X 线片。

e-g. 对比术后即刻（e）、术后 2 个月（f）、术后 6 个月（g）X 线片示股骨近端防旋刀片向外侧和头侧移位。

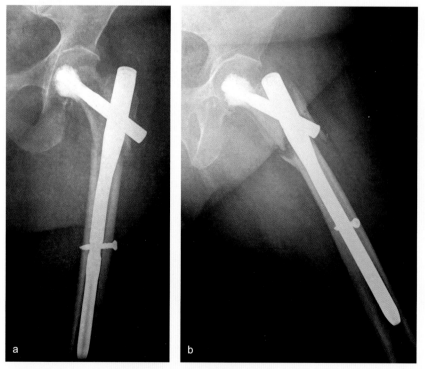

图 7.1-4 二次手术后髋关节前后位（a）和侧位（b）X 线片。

将股骨近端防旋螺旋刀片置于软骨下和股骨颈后下方，股骨头内骨水泥填充。

失败原因分析与反思

股骨头颈的骨质差可能是螺旋刀片无法稳固把持的原因。推荐通过锤击将螺旋刀片打入骨质疏松的骨中。对于骨质优良的年轻患者，则只建议仅使用钻头。

在最初几周的 X 线片检查中，PFNA 刀片向外侧和头侧偏移，提示二次手术要优于保守治疗（内植物可能继续切割）。

填充技术是非常有帮助的。具体材料可以选用骨水泥、自体或同种异体移植物。其目的是填补空缺部分以便刀片或螺钉更好地把持。计划翻修手术不一定会增加不良事件发生率。反而发现问题后推迟二次手术的时间并不会改善现有不利状况。

最终结果

骨折完全愈合。患者恢复不拄拐行走的能力，并在骨折后的第一年完全恢复了功能和生活质量（图 7.1-5）。

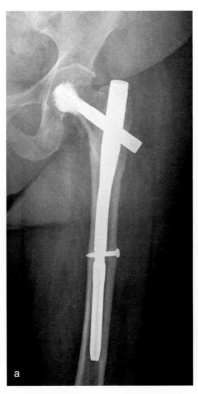
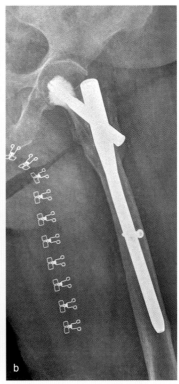

图 7.1-5 前后位（a）和轴位（b）X 线片示 PFNA 螺旋刀片无松动。

病例 2

病例介绍

男性，49 岁，因工作意外造成右侧胫腓骨闭合性骨折。这是一个简单的胫骨（AO/OTA 42A2）和腓骨（AO/OTA 4F2B）的斜行（>30°）骨折。

骨折用扩髓髓内钉并锁定远、近端进行固定。手术过程顺利，但术后 X 线片发现骨折复位丢失，骨折断端分离，踝关节外翻畸形（图 7.1-6a-b）。体格检查同样发现胫骨远端力线不正（图 7.1-6c）。

随后进行手术翻修。术者取出髓内钉远、近

端的锁定螺钉。将装配瞄准装置的髓内钉抽至骨折断端（图 7.1-7 和图 7.1-8a-b）。在透视下对外翻进行手法复位。确定胫骨远端骨块的轴线和骨折角度，并在靠近骨折部位成角的凹侧面临时打入两枚斯氏针，以避免再次将导丝和髓内钉置入错误位置（图 7.1-8c-d）。通过这种方式，将髓内钉置于中心并与胫骨轴线相对应。最终将两枚斯氏针更换为两枚螺钉，以避免二次移位（图 7.1-8e-h 和图 7.1-9）。

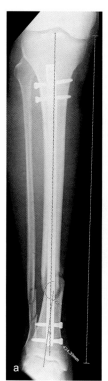
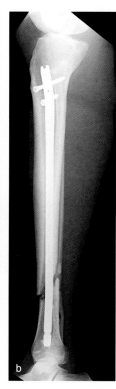
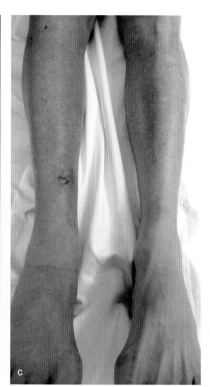
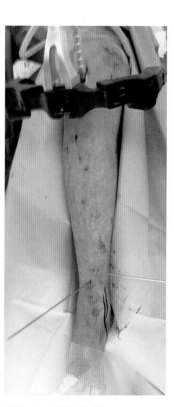

图 7.1-6　术后 X 线片。

a-b. 术后即刻胫腓骨前后位（a）和侧位（b）X 线片。

c.　术后大体像见踝关节外翻畸形。

图 7.1-7　翻修手术。

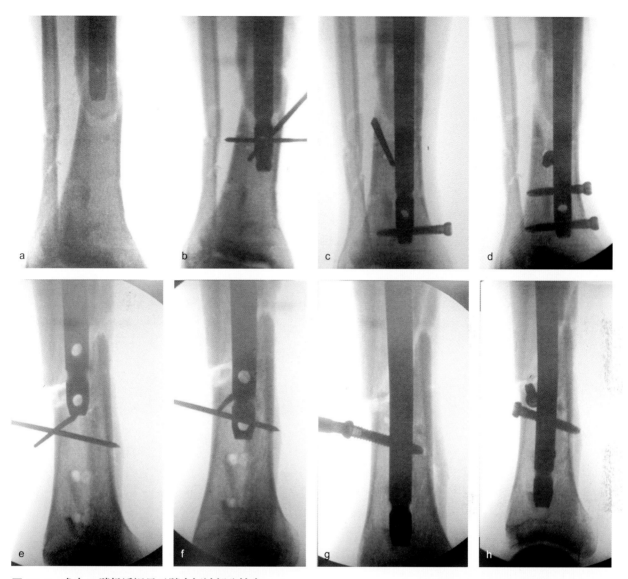

图 7.1-8 术中 C 臂机透视显示髓内钉被部分抽出。

a-b. 前后位和侧位。

c-d. 前后位和侧位。

e-f. 前后位和侧位。

g-h. 前后位和侧位。

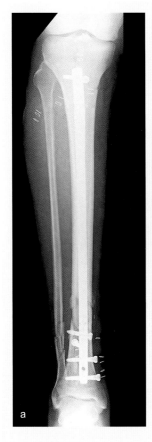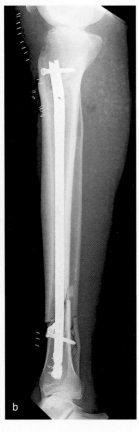

图 7.1-9　二次手术后即刻胫腓骨前后位（a）和侧位（b）X 线片。

失败原因分析与反思

由于胫腓骨在同一平面骨折，故胫骨骨折不稳定。治疗选择扩髓髓内钉，将胫骨远、近端分别锁定。在胫骨横行、斜行骨折中，髓内钉与远、近端骨折块的髓腔内表面接触，这使骨折在承重时，骨折的复位、稳定和轴向动力加压得以保证。当骨折发生在远端骨干时，增宽的髓腔可能不与髓内钉接触，这使得骨和内植物之间相对于轴线成角，造成骨折移位，无法获得满意的复位效果。

这些骨折必须锁定远端，以保证在胫骨最宽的部分获得足够的把持力。在锁定髓内钉远端前，必须防止踝关节内、外翻，以避免胫骨远端骨折复位固定不良。辅助螺钉（如：阻挡螺钉）可以限制髓内钉置入成角，防止踝关节内、外翻，这是术者必须掌握的骨折复位技巧。这些辅助螺钉可以在两个平面上有效控制骨折复位，需在植入髓内钉前置于钉旁，且与髓内钉在骨干骺端中移位的方向垂直。它们可以缩小通道，增加系统的稳定性，通过避免成角和二次移位来减少任何向前方和侧方的移动。

如果术后发现力线不正，必须予以重视并尽早干预，以正确复位和纠正力线。

如果软组织条件允许，根据绝对稳定的原则，解剖复位使用拉力螺钉固定后，辅以预塑形钢板保护也适用于这类骨折。但在这种情况下就需要延迟负重。

最终结果

骨折得以复位并获得轴向稳定，最终愈合，患者能够早期负重（图 7.1-10 和图 7.1-11）。

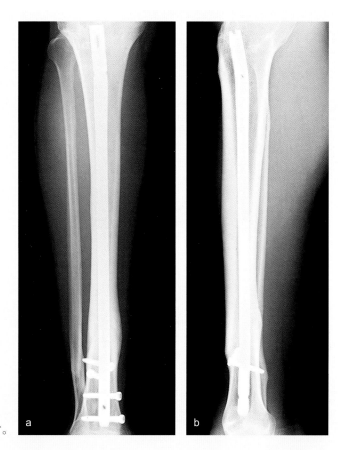

图 7.1-10　最终胫腓骨前后位（a）和侧位（b）X 线片。

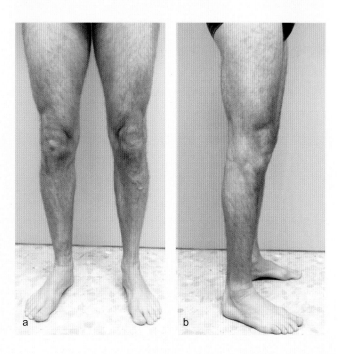

图 7.1-11　最终大体像见结果满意。

病例介绍

男性，45 岁，从 2 m 高处坠落，导致右股骨转子下骨折。该骨折包括一条逆股骨转子间骨折线，该骨折线与大转子方向上的另一条骨折线相关，小转子水平有一后内侧骨皮质块分离（AO/OTA 31A3）（图 7.1-12）。

本病例最初使用一枚长髓内钉固定，近端通过髓内钉向股骨头颈拧入两枚螺钉，远端则使用一枚静态螺栓和一枚动态螺栓锁定。术中充分保护软组织（图 7.1-13）。

术后初始临床阶段进展顺利，患者很快便可以借助拐杖负重行走，但负重时股骨近端出现疼痛。X 线片显示骨折部位的骨块间没有接触，截至术后 3 个月，影像学上仍未见骨折愈合迹象（图 7.1-14）。

鉴于疼痛持续存在，决定通过取出两个远端螺栓来实现动力化（图 7.1-15a-b）。影像学上可以观察到骨折区域存在压缩，但临床中在患肢旋转和负重时仍有疼痛，这表明局部仍不稳定（图 7.1-15c）。

骨折 5 个月后，手术团队决定手术干预，以期实现更好的骨折稳定性，并改善局部的生物学环境。在二次手术中，术者暴露骨折断端，通过骨皮质剥削术改善局部生物环境（图 7.1-16）。

采用能够轴向加压的股骨近端锁定加压钩板，钢板远近端分别用锁定辅助钢板和单皮质螺钉固定（图 7.1-17）。取自体髂骨移植到骨折断端，术毕。

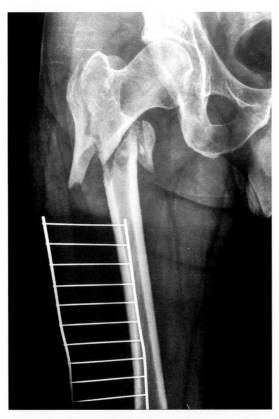

图 7.1-12　X 线片示右股骨转子下骨折。

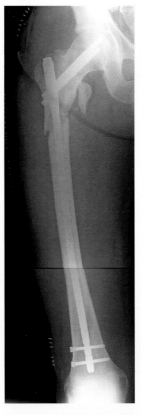

图 7.1-13　术后即刻 X 线片。

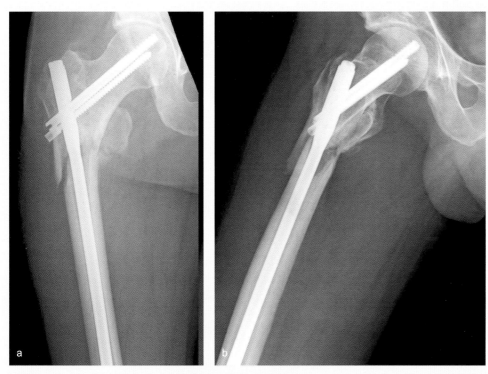

图 7.1-14　术后 4 个月前后位（a）和侧位（b）X 线片。

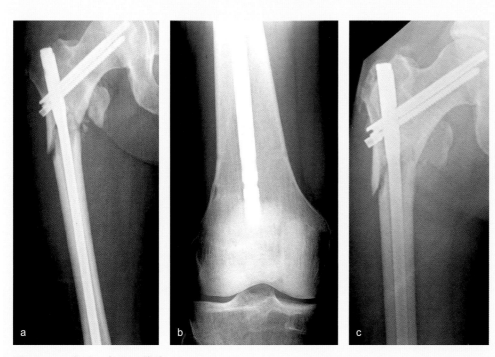

图 7.1-15　术后 5 个月 X 线片。

a. 股骨近端动力化前。

b. 远端螺栓取出后。

c. 负重后动力化对股骨近端的作用。

失败原因分析与反思

股骨近端不稳定骨折如果手术指征明确，可采用髓外或髓内固定治疗。由于生物力学的原因，本例选择髓内钉固定，该方法涉及股骨头和股骨颈的固定。髓内钉由于靠近股骨机械轴线，具有生物力学优势，相对于髓外钢板固定手术花费更低，载荷传递可以更加有效，可以减轻内植物疲劳。并且骨折稳定，愈合通常伴随着硬骨痂的形成。

要实现股骨骨折对线良好，必须保证骨折部位的骨块尽可能相互接触。在髓内钉远端锁定前，必须完成骨折块的复位，以实现骨折块间的轴向加压。如果动力化没有实现骨块之间的接

触，提供轴向加压，则骨折表面的摩擦系数不会增加，骨亦未对其自身的稳定性做出贡献。这种情况下，骨科医生尝试进行动力化处理，将锁钉的静态稳定转换为动态稳定，但是股骨远端髓腔致密，髓内钉无法滑入，并且骨折断端塌陷，同时也失去了旋转稳定。

较短的髓内钉或不太致密的髓腔可能会有利于髓内钉向远端区域的插入，对骨折断端产生较大影响，增加局部稳定性，促进骨折愈合。

最终结果

患者疼痛逐渐减轻直至完全消失，X 线片可见骨痂形成，骨折愈合（图 7.1-18）。

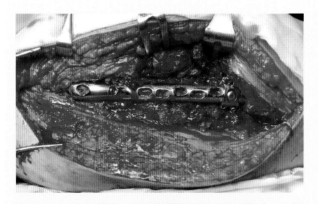

图 7.1-16　术中照片：骨折断端进行骨皮质剥削术，钩钢板置入获得轴向加压。

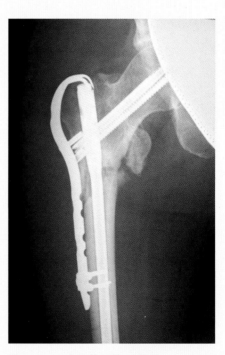

图 7.1-17　术后前后位 X 线片。

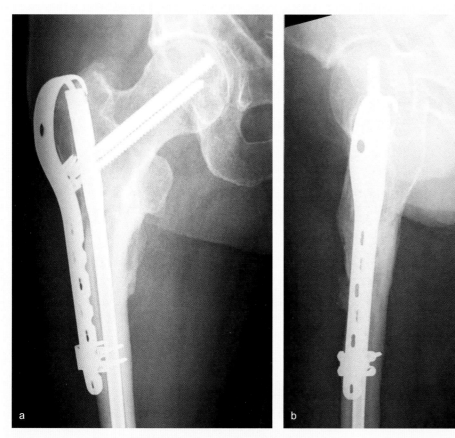

图 7.1-18　最终 X 线片可见骨痂形成，骨折愈合良好。

要点提炼

- 临床评估和正确的术前计划必不可少。
- 术后 X 线检查和大体像拍摄对早期发现手术失败至关重要。

- 内植物周围骨溶解提示内植物失效。
- 一旦发现手术失败，必须尽早纠正、处理。
- 随访 X 线骨痂组织的非正常演变表明存在着力学或生物学问题。

参考文献

[1] **Gautier E, Sommer C.** Guidelines for the clinical application of the LCP. *Injury.* 2003 Nov;34 Suppl 2:B63–76.

[2] **Müller ME, Allgöwer M, Schneider R, et al.** *Manual of Internal Fixation: techniques recommended by the AO-ASIF Group.* 3rd ed. Allgöwer M, ed. Berlin Heidelberg: Springer-Verlag; 1991.

[3] **Orozco Delclós R.** *Errores en la Osteosíntesis.* Barcelona: Masson; 1993.

[4] **Perren SM.** Evolution of the internal fixation of long bone fractures. The scientific basis of biological internal fixation: choosing a new balance between stability and biology. *J Bone Joint Surg Br.* 2002 Nov;84(8):1093–1110.

[4] **Rüedi TP, Murphy WM.** *AO Principles of Fracture Management.* Stuttgart New York: Thieme; 2000.

[5] **Wagner M, Frigg R.** *Internal Fixators—Concepts and Cases Using LCP and LISS.* New York: Thieme; 2006.

第 8 章

学习曲线

The learning circle

AO 创伤骨科治疗关键点
从失败中学习
Learning From Failures in Orthopedic Trauma
Key Points for Success

第1节 | 学习曲线：避免失败的技巧和诀窍

The learning circle: tips and tricks to minimize failures

> 预测、认识和理解错误是智慧的根本。
>
> ——Maurice E Müller (1993)

概述

在过去的几十年里，医疗实践中的差错和并发症一直是一个被广泛关注的问题，包括其原因、处理、成本和结果等。当前社会认为，医学的进步和新技术的出现将减少疾病的并发症，如果发生并发症，则可能是由于医疗的过失和不当引起的［包括普外科、骨外科、（创伤外科）医生以及内科医生］。大量的具体病例信息被公开（例如通过网络），同时媒体对这些病例的关注，通常会对骨科医生和医疗机构带来负面影响。

特别是在骨外科（创伤外科）领域，在医学院及培训课程中这些问题都没有受到重视。在许多情况下，与传授肌肉骨骼系统创伤、畸形（疾病）的手术与非手术治疗的原则和基础知识相比，关于医疗产品的培训活动更有意义。在治疗一名患者时，骨科医生有时会盲目地选择内植物，而欠缺宏观考虑，这包括了解损伤的类型、能量大小、软组织损伤、患者本身、相关的损伤以及"第一次打击"（即损伤本身）可能带来的并发症。

医学生、住院医生和专科医生必须熟知患者安全规程，而医学院校、医疗机构、医院和科学团体有义务支持医学继续教育项目，以使学习者对在当前文献和医院中常规使用的不同术语有正确的理解与正确的定义。错误、并发症、不良事件及其对患者安全产生的后果必须成为学习过程的一部分。我们必须提供尽可能高的成功率以实现医疗安全。

正如 Grober 和 Bohnen（2005）所指出的那样，医学受益于医疗机构和极度重视安全的行业（如航空业和其他行业）之间的跨学科合作，这些行业建立了良好的制度，对错误进行保存并分析。诸如"意外"和"事故"之类的术语很好地表达了医学的"近失误""不良事件"和"失败"。无论是人为失误还是与疾病相关的并发症引起的不良事件都可能造成严重的行政或法律后果。医学和航空专家的联合论文（Münzberg 等，2018）表明，保证安全不仅仅意味着要遵循重要的规章制度。人与人之间的行为，即人与人之间的关系，可能避免或促进危险情况的发生。医疗安全需要考虑时间、沟通能力不足、人员短缺、压力过大、需求过多、团队合作能力差等人为因素。

Walshe（2000）总结了不同研究人员对不良事件的定义以及三个不同的关键特征：

- 负面影响：对于患者或医疗过程而言，是令人不适的、意外的或有害的事件。
- 涉及患者或对患者有影响：它肯定涉及或对患

者有一些负面影响，并有潜在的伤害。

· 因果关系：该事件是医疗过程中某些环节的结果。

多年来，医疗差错的定义范围非常广泛，缺乏标准化的命名方法导致了多个重复的定义。读者可以在 Grober 和 Bohnen (2005) 的论文中找到对不同定义和替代术语的详细分析。

世界卫生组织 (2016) 有超过 26 个术语表示"医疗差错"。但是，他们建议使用美国国家医疗差错报告和预防协调委员会的定义 (2015)：

当药物在医务专业人员、患者或消费者手中时，任何可预防事件都可能导致药物使用不当或对患者造成伤害。此类事件可能与专业实践、保健产品、程序和系统有关，包括处方、订单沟通、产品标签、包装和命名、合成、分配、分发、管理、教育、使用监督。

我们可以很容易地将这种定义的不同术语应用到我们的创伤和矫形外科实践中，例如"医疗产品"＝内植物，"程序"＝手术技术，"系统"＝表示不同的选择和治疗方式，"教育"＝获取和传授合理、可靠且行之有效的原理与技术的科学基础知识。还可以依据差错的来源进行分类，如源于计划错误（基于知识或规则）还是实施错误。此外，尤其是在创伤和矫形外科领域，错误可以根据违反公认的原则进行分类，即适应证或手术技术错误、入路错误、未复位的骨折中植入内植物，内植物的尺寸、类型和生物力学功能上的选择错误，早期内植物松动导致不稳定，以及骨折部位延迟或不愈合导致的失败。

重视安全将对不良事件、失败和并发症有重大影响。它将促进沟通，加强相互信任并能降低风险。而在这种情况下，教育显得至关重要。

在急诊室

骨折诊疗中最大的问题之一是未诊断或漏诊"隐匿"的损伤，这可能给患者带来灾难性的后果

并造成骨科医生被法律诉讼。患者在医院首次就诊检查时，骨折、复杂的韧带损伤、骨和软组织严重联合伤常常会被漏诊，而其中一些损伤在患者出院后则被诊断出来。合并多发骨折的多发伤患者就是最好的例子。通常情况下，急诊科人满为患，住院医生和工作人员每天都忙于繁琐的日常工作，并且可能没有高年资骨科医生，在急诊科经常被忽视的损伤包括肩关节后脱位、肩胛骨骨折、颈椎骨折脱位、胸锁关节脱位、与高能股骨干骨折相关的股骨颈骨折、膝关节后脱位、与胫骨骨干骨折相关的后踝骨折、韧带损伤以及与桡骨头骨折相关的肘关节脱位。在高能创伤中，必须关注神经血管损伤，在复苏阶段必须对受伤的肢体进行反复的体格检查。

根据笔者的经验，最常见的错误之一就是在病历中没有详细描述患者的一般状况和（或）包括神经血管状态在内的完整的、准确的体格检查以及对损伤的描述。在昏迷的患者中，可能难以评估神经和四肢的特定功能，但是必须记录在案，并在以后进行彻底检查。与患者及其亲属进行交流并使其知情对于建立医患之间的信任和信心至关重要。与此同时，还必须将医疗状况的解释分析和进一步的讨论仔细记录在案。

团队和导师在学习过程中的价值

像其他组织、医院和机构一样，AO 组织很久以前就认识到通过导师制进行教育和培训的价值，并具有向外科实习医生提供短期和长期进修计划的悠久传统，使他们可以加入著名大学和（或）机构中训练有素的骨科医生团队。这为外科实习医生提供了建立特殊人际关系的机会，如果能够维持这种关系，则可以把人际关系由信息主要从导师流向学员的单向关系演变成通过相互交流信息而建立的双向关系。导师传授智慧，分享知识，激励和教导学生，最重要的是分享导师在预防和早期发现错误与并发症以及如何避免它们方面的经验。当然，这也

可以在实习阶段进行，但是实习医生在这个阶段适应能力强，此时远离了家人和个人的日常工作，有大量的思考、分析和改进的时间。大学、科学团体和组织（如 AO）需要不断努力，为学习者提供最好的教育机会，在识别导致并发症、错误和失败的因素方面，增长相关的知识和技能，改进预防和管理方法。最重要的是，要像音乐学校那样，发现新的人才，在对年轻医生的指导过程中，发掘那些有希望成为知识传播者的领导者，以造福患者。而这必然会提高实习骨科医生的表现，强化他们的技能、知识以及对如何处理复杂病例的理解，同时避免失误。

术前计划，远不止是一幅漂亮的草图

尽管近年来的文献已经重点强调了术前计划的价值（Mast 等，1989），但值得注意的是，术前计划不仅仅意味着绘制一幅漂亮的草图来显示预期的最终结果。

实习医生，甚至是经验丰富的骨科医生，往往都是在急诊科看了 X 线片后，就决定使用他们在大会展位上看到的最新内植物，或者是行业代表在产品培训中展示的最新内植物。我们观察到，这种普遍的做法不仅仅存在于创伤骨科病例的决策制订过程中。当骨科医生看到有退行性改变的髋或膝部病例的 X 线片时，他们首先要问的问题是："哪种假体最适合这个病人？"而对患者及其个人的需求，例如期望值、活动水平、临床检查结果、畸形、活动受限情况和疼痛等，通常不进行讨论。也很少讨论其他治疗方式是否可能更可取，例如保留关节的方法、关节镜检查、截骨，或者只是通过药物、物理疗法和改变某些习惯。

术前计划是一个需要精细设计的过程，从第一眼看到患者就应该着手准备。患者类型、损伤类型、骨骼质量、软组织状况和神经血管状态都是决定正确诊断和治疗初始步骤的因素。正确的 X 线和 CT 检查有助于得出正确的分型，不仅可以确定损伤的机制，还可以根据型态的复杂性确定预后。计划随之实施，并建议骨科医生采取第一步行动，即采用适当的方法临时固定，同时在治疗方式之间做出最终决定。正如 Gawande（2011）所言，在所有行业中，关注小细节并制订明确的目标最终都会有一个良好的结果。但是，骨科医生还必须对问题有一定预见性，准备替代计划，并为意外情况做好心理准备。在医学教育活动中，学者们一再表示，计划失败就是计划着失败。

参考文献

[1] **Gawande A.** Personal Best. Top athletes and singers have coaches. Should you? *The New Yorker.* October 3, 2011.

[2] **Grober ED, Bohnen JM.** Defining medical error. *Can J Surg.* 2005 Feb;48(1):39–44.

[3] **Mast J, Jakob RP, Ganz R.** *Planning and reduction technique in fracture surgery.* Berlin: Springer-Verlag; 1989.

[4] **Müller ME. Foreword.** In: Orozco Delclós R, ed. *Errores en la Osteosíntesis.* Barcelona: Masson; 1993:Ⅷ.

[5] **Münzberg M, Russeler M, Egerth M, et al.** Sicherheitskultur in Orthopädie und Unfallchirurgie – wo stehen wir heute? [Safety Culture in Orthopaedic Surgery and Trauma Surgery—Where Are We Today?]. *Z Orthop Unfall.* 2018 Oct;156(5):579–585. German.

[6] **National Coordinating Council for Medication Error Reporting and Prevention.** *What is a Medication Error?* New York; 2015. Available at: www.nccmerp.org/about-medication-errors. Accessed October 14, 2018.

[7] **Walshe K.** Adverse events in health care: issues in measurement. *Qual Health Care.* 2000 Mar;9(1):47–52.

[8] **World Health Organization.** *Medication Errors: Technical Series on Safer Primary Care.* Geneva: World Health Organization; 2016.

第 9 章
匪夷所思的失败
Bizarre failures

AO 创伤骨科治疗关键点
从失败中学习
Learning From Failures in Orthopedic Trauma
Key Points for Success

第 1 节 | 难以分类的病例
Difficult to classify

这些是我的原则；如果你不喜欢，我还有其他的。

——Groucho Marx

当一个过程的各方面都做得正确时，结果总是相似的。但是我们必须记住，有意识的学习变成了潜意识的认知，这并不能使外科医生变得万无一失，也会偶尔犯一些无意的错误。大多数失败是可以解释的，因为任何外科医生在他们的职业生涯中都犯过或几乎犯过错误。在评估失败的过程中，以一定的容差评估可能导致失败的环境和条件。然而，有一些失败很难从技术和（或）医学的角度进行分类和证明。这些错误被那些故意不遵守内固定原则的人用来诋毁这些原则。幸运的是，这种错误并不常见，但当发现时，它们可以被用作诋毁和否认一项技术的理由。

从技术角度来看，无理错误是指一名外科医生没有接受过适当的培训，没有遵循任何建议或推荐就开始进行内固定的冒险，从而犯下了错误。不幸的是，这种类型的失败经常发生。这通常是由于外科医生独立和自负的个性，以及很难说服他们考虑把握最好的适应证或利用最好的技术资源。即兴创作通常是他们的操作方法，例如，它虽然不能与专业爵士音乐家的即兴创作相提并论，但也类似于一个几乎没有受过训练的街头音乐家进行的即兴创作（Orozco Delclós，1993）。

在手术中，如果没有良好的技术基础，没有遵循技术原则，医生可能会犯严重的错误。有一句关于外科医生的谚语，实际上是一种斥责："毫无疑问，有时会错（Sometimes wrong, never in doubt）。"也就是说，信息是不充分的，科学是模棱两可的，人的知识和能力永远是不完美的。即使是最简单的手术，也不能想当然地认为患者会恢复得很好。手术技能可以得到传授，而一丝不苟的品格不能被传授（Gawande，2002：11-34）。当更令人担忧的问题是医疗和手术的失败被嘲笑的时候，医生不愿意公开承认和讨论这些问题，然而，对失败进行分析和评估是非常重要的。《可预防的麻醉事故：人类因素的研究》（*Preventable anesthesia mishaps: a study of human factors*）一书的作者杰弗里·库珀说，1978 年（Cooper 等，2002），他使用了一种称为"关键事件分析"的技术来努力了解导致错误的因素。这项技术自 20 世纪 50 年代以来一直被用于分析空难，灾难不是无缘无故发生的，相反，它们通常是在一个过程中逐渐发展起来的，大错通常是由于小失败的积累。

具有不同临床意义的大多数错误都是在不可避免的学习曲线周期内犯下的。这突出了内植物的潜在问题、测量的不准确性（例如，与内植物的长度和厚度相关的尺寸误差），以及材料之间缺乏一致性和兼容性，特别是在使用新一代内植物（即钢板、髓内钉和螺钉）时。

在基础培训课程结束后的几周内，由于缺乏对课程中学到的基本概念的反思，以及对使用可塑模型进行实践活动中获得技能的落实，失败的发生率有所增加。虽然非常有用，但可塑模型与临床实践有很大的不同，在临床实践中，手术方式、软组织状况和严格的使用原则等因素起着决定性的作用。

偶尔会出现这样的情况：不只是在一种特定的类型，而是在几种类型上的失败，例如违反了接骨原则、内植物的选择，以及手术团队或患者的相关

因素，这使得分类变得困难。如今，我们可以在互联网上看到令人难以置信的 X 线片结果，这些结果可能是"假手术"，也可能是由非常缺乏经验的外科医生做的，例如图 9.1-1 中所示的那些。

通过对特殊案例的分析，笔者很难相信，在一家实行髓内钉手术的医院里，一名患者带着一枚股骨髓内钉以髓外固定的方式离开了手术室。编辑们认为这个例子是"假的"手术。我们报道里 2 例完整的肱骨干骨折，其中一部分髓内钉位于骨髓外（AO/OTA 12B1）（图 9.1-2），在病例 2 中，翻修手术包括拔出髓内钉并用髓外钢板再次治疗（图 9.1-3）。

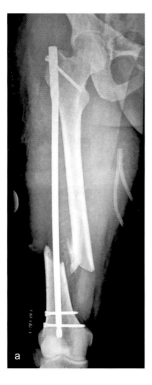
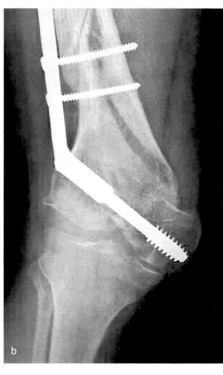

图 9.1-1　股骨远端骨折的 X 线片：是真实的还是修改的？

a. 在网上找到的"髓外"固定股骨髓内钉的 X线片。

b. X 线片显示使用动力髋螺钉（DHS）治疗的股骨远端骨折导致膝关节轴线外翻畸形。内髁似乎是使用了同种异体股骨近端移植物。这是"假手术"还是难以分类的手术？

病例介绍

肱骨干骨折用髓内钉治疗，髓内钉的近端在骨外（图 9.1-2）。由于肱骨不是承重骨，20°~30° 的错位是可以接受的，不会明显丧失功能。这个病例的另一个技术错误是近端锁定螺钉过长。这些失败很可能是由于外科医生缺乏经验造成的。

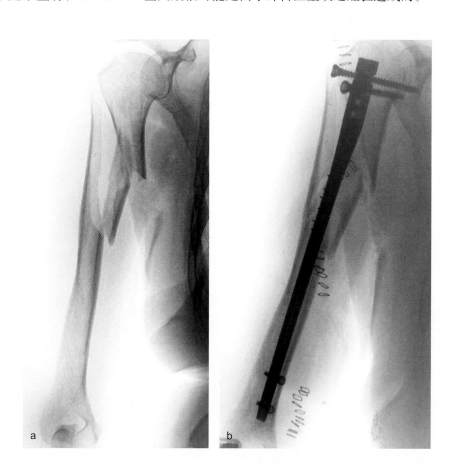

图 9.1-2　肱骨干骨折的 X 线片。

病例介绍

一名 80 岁的女性肱骨干骨折，用髓内钉治疗，其近端完全在骨髓外 (AO/OTA 12B) (图 9.1-3)。锁定螺钉松动，患者感到疼痛和无力。

采用长 PHILOS 钢板进行翻修，以获得绝对稳定性和良好的轴位愈合。第二次手术后 3 个月，骨愈合。患者没有疼痛，患肢仅丧失 30% 的功能。

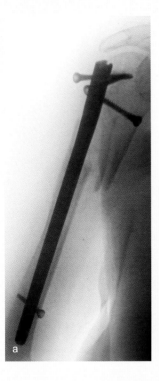 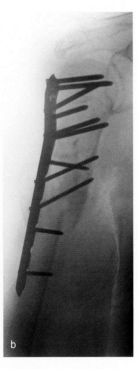

图 9.1-3　用髓内钉治疗肱骨干骨折，髓内钉的近端完全在骨髓外 (a)。翻修手术是用一个长的 PHILOS 板进行的 (b)。

失败原因分析与反思

我们试图寻找犯下错误的合理理由，但我们没有发现病例 1 和病例 2 的任何正当理由，在病例 1 和病例 2 中，错误或并发症是技术不良导致的结果，并且没有应用可能的解决方案。

由于大多数错误可以由犯错误的当事外科医生或另一个更有经验、更有技术的外科医生来纠正，因此允许医源性错误和持续存在似乎是不合理的，要么是因为对预后的无知和犹豫不决，要么是期待自然和时间创造奇迹，认为患者即使没有外科医生也能痊愈。仅仅问一个外科医生能够或应该做什么是不够的，还应该提出解决方案，以便她 (他) 以及其他人今后可以学习并获得成功。外科医生通常是导致失败等一系列事件中的

最后一个角色。因此，失误的专家认为，需要更仔细的检查和纠正的是过程，而不是参与过程的个人 (Gawande，2002:47–74)。

在某些案例中，当第一次分析手术的结果时，似乎是最不合理的失败。我们总是试图理解为什么手术是以一种特殊的方式进行的，因为有时选择的解决方案，即使不同于正常情况，也可能是特定情况下唯一可行的解决方案。

在其他情况下，我们面临着多因素造成的失败，其中外科医生和手术团队的经验不足、技术计划和缺陷都起了作用。除此之外，我们必须考虑患者的依从性水平以及骨的生物学和多孔性的状态。当失败是多因素导致时，对问题的分析和可能的解决方案通常都非常有限。

病例介绍

82 岁男性从站立位高度跌倒，出现简单的股骨转子间骨折伴内翻移位（AO/OTA 31A1）。在治疗骨折的最初尝试中，术者使用了角度钢板，骨折内固定失败。为了解决这一治疗失败，选择了动力髋螺钉（DHS），这是一个很好的决定。

失败原因分析与反思

图 9.1-4 显示了用 DHS 进行的简单股骨转子间骨折的翻修手术，但是外科医生犯下了一连串错误：骨折没有复位，钢板上滑动螺钉套筒错误的进钉点，外科医生似乎没有意识到 DHS 特有的滑动螺钉的存在。这种错误的累积只能归因于对技术的完全无知。

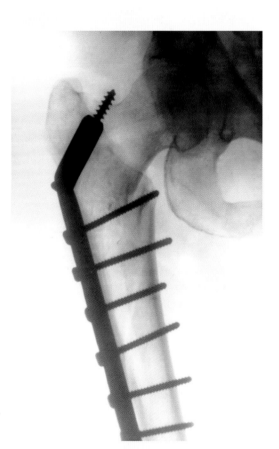

图 9.1-4　术者试图对简单的股骨转子间骨折进行翻修手术，图片显示滑动螺钉的错误进入点、缺乏复位并且骨折遗留内翻畸形。

病例介绍

股骨转子间骨折，包括大结节和小结节。

失败原因分析与反思

翻修手术是由一个训练不足的团队以一种老式的方式进行的，使用了一种旧的髓外内植物，一种角度钢板（现在不再用于治疗急性股骨近端骨折）（图 9.1-5），这在技术上要求很高。本例可能没有术前计划，也没有任何术中 X 线检查。事实上，钢板的刀片放置在远离股骨颈的位置，将内植物固定在远离其设计使用的骨区域，并在未复位的情况下完成手术，这表明术者完全不知道正确治疗该骨折所涉及的步骤和技术要点。

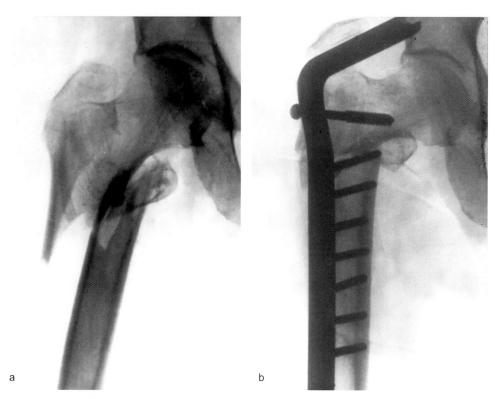

a   b

图 9.1-5 术者尝试用角度钢板对股骨转子间骨折进行内固定。

病例介绍

这种桡骨干骨折的治疗失败将导致严重的后果。术者使用比钢板上的孔小的螺钉，并且钢板的形状不符合桡骨的解剖弧度。术后即刻的前臂微小运动导致骨折不稳定，螺钉头穿过板中的孔，像纽扣穿过扣眼，导致整个内固定装置散开（图 9.1-6）。

失败原因分析与反思

本例失败的责任在于手术团队，因为这只可能归咎于术者、助手和手术室人员对内植物及其使用方法的完全无知。

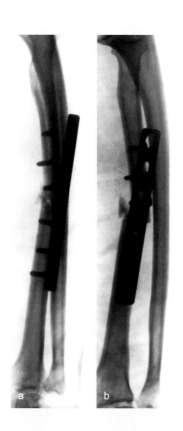

图 9.1-6 用 3.5 mm 螺钉固定的 4.5 mm 钉孔动态加压钢板治疗的桡骨骨干骨折。

病例 5

病例介绍

伴关节面爆裂的髌骨粉碎性骨折，张力带钢丝已成为髌骨骨折内固定的首选方法（图 9.1-7）。

失败原因分析与反思

该例失败是由于术者没有遵循关节表面解剖复位的原则，而是只关注张力带。张力带特别适用于简单的髌骨横向骨折，但不适用于粉碎性髌骨骨折，因为仅用克氏针和环扎带很难保持几个骨折碎片的稳固。本例中术者决定使用的空心螺钉也无助于维持髌骨骨折的关节面复位。

问题不是骨折愈合过程，而是中期可能出现的髌股骨关节炎。

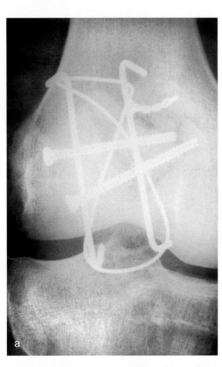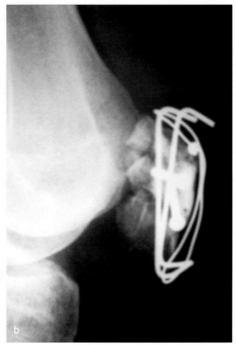

图 9.1-7　使用张力带固定而未能复位的髌骨骨折。

病例介绍

男性患者，从约 2 m 的高度跌落，脚着地，导致胫骨简单干骺端关节内 Pilon 骨折（图 9.1-8a-b）。骨折采用切开复位微创内固定治疗，目的是恢复踝关节，这是令人满意的手术治疗过程（图 9.1-8c-d）。

失败原因分析与反思

对该病例的分析表明，术者没有使用骨松质螺钉进行关节处骨块固定，这可能是由于缺乏对骨松质螺钉螺纹螺距的了解。术者也没有使用任何其他内植物将关节处骨块固定到骨干上。术后即刻 X 线片显示关节面与胫骨轴线相适应，但由于缺乏稳定，重量压在柔软且不稳定的骨痂上，即未成熟或纤维状骨痂上，导致骨折在胫骨轴线内翻位畸形愈合，如术后 9 个月的对照 X 线片所示（图 9.1-8e-f）。在骨干和干骺端区域出现的刺激性肥大骨痂反映出骨折的不稳定性，尽管该手术使用长手术切口进行了直接复位。

骨折固定所需的最小稳定性应通过最少的内植物来实现，但这并不等同于应用最少的内植物，如果内植物不能提供正确固定骨折部位所需的稳定性。

这名术者更像一名木匠，而不像一位合格的技术人员，他应该了解材料，更应该了解内固定的原理。

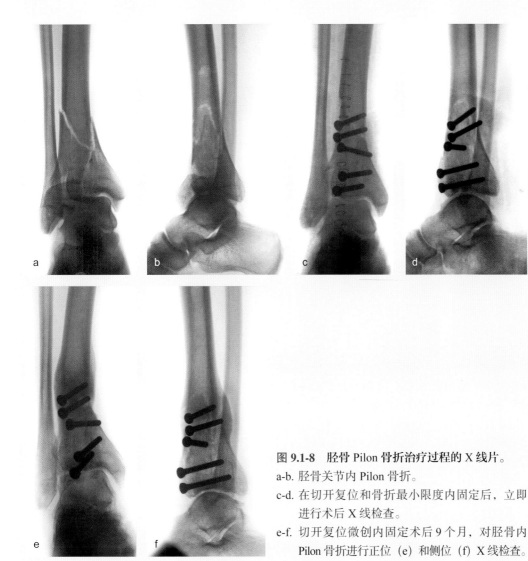

图 9.1-8 胫骨 Pilon 骨折治疗过程的 X 线片。

a-b. 胫骨关节内 Pilon 骨折。

c-d. 在切开复位和骨折最小限度内固定后，立即进行术后 X 线检查。

e-f. 切开复位微创内固定术后 9 个月，对胫骨内 Pilon 骨折进行正位（e）和侧位（f）X 线检查。

病例介绍

这是一个由 AO 创伤拉丁美洲公司提供的没有临床背景信息的 X 线片。令人费解的是，尺骨的近侧半被固定到桡骨的远侧半，留下远侧尺骨碎片和近侧桡骨碎片未连接，并且分别处在新形成的骨的两侧（图 9.1-9）。

作者认为这是一个严重的开放性损伤，他们必须假设术者有特殊的理由进行这个令人震惊的手术。结果表明，患者不能进行旋前 / 旋后运动，并且只能以尺骨插入前臂肌中为代价来弯曲肘部。

失败原因分析与反思

作者不知道是否存在任何严重的软组织问题迫使术者做出这一手术决定。如果没有，他们不能被分类成某一失败的类型，而只能被理解成术者缺乏解剖学与上肢的功能和生理基础知识。

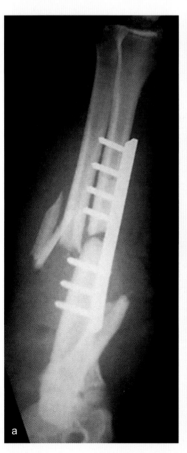 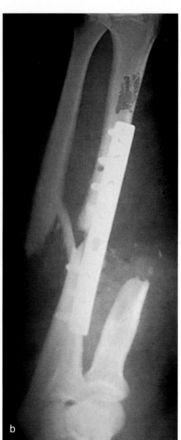

图 9.1-9　尺骨近端固定到桡骨远端的内固定。这可能是"完美的"前臂关节融合术，也可能是不可分类的疯狂内固定术。

病例
9

病例介绍

84 岁老年妇女，患有严重共病和认知功能障碍，因股骨转子间骨折接受了动力髋螺钉治疗（DHS），并被转移到疗养院。随后她因不慎摔倒，导致严重畸形、右腿疼痛、无法行走，被重新送入急诊科。

X 线片（图 9.1-10）显示了一个灾难性的情况：骨折复位丢失，内植物完全松动。患者呈现出的严重内固定失败表明是多因素导致的。

我们必须非常清楚，不能对患有严重合并症和认知障碍的老年患者做出任何类型的功能上的承诺，比如患者在没有辅助设备或没有得到任何保护的情况下行走。

DHS 的完全分离以及钢板和所有螺钉从骨皮质的移位不仅表明患者患有严重的骨质疏松症，而且术中钻孔和固定螺钉也有缺陷，这可能是因

为使用了直径大于 4.5 mm 的皮质螺钉固定所需的钻头。

我们还必须考虑到，疗养院的工作人员本可以为防止这位虚弱的患者再次跌倒做更多的预防措施。

"灾难不是简单地发生，而是不断加重。"

失败原因分析与反思

这个不幸的病例总结了失败的多病因因素。内植物的生物力学因素和内植物本身的选择应与骨折的解剖及生物力学特征相关，患者的心理因素和生物学因素也起了重要作用。此外，手术和技术缺陷以及缺乏对新发跌倒的控制和预防可能是决定性因素。

所有这些病例都表明，失败通常会对患者产生不良后果，因此应予以预防。然而，失败也给外科医生上了一课，这有助于他们的提高（图 9.1-11）。

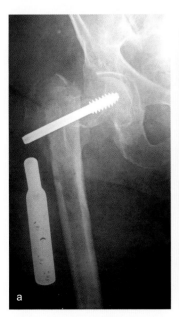
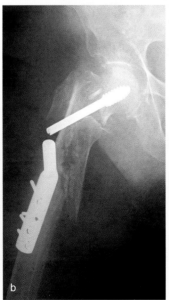

图 9.1-10　动力髋螺钉失败。

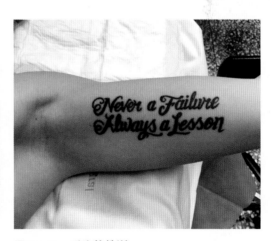

图 9.1-11　吸取的教训。

参考文献

[1] **Cooper JB, Newbower RS, Long CD, et al.** Preventable anesthesia mishaps: a study of human factors. 1978. *Qual Saf Health Care.* 2002 Sep;11(3):277–282.

[2] **Gawande A.** Education of a Knife. In: Gawande A, ed. *Complications: A Surgeon's Notes on an Imperfect Science.* New York: Metropolitan Books; 2002:11–34.

[3] **Gawande A.** When Doctors Make Mistakes. In: Gawande A, ed. *Complications: A Surgeon's Notes on an Imperfect Science.* New York: Metropolitan Books; 2002:47–74.

[4] **Orozco Delclós R.** Errores injustificables. In: Orozco Delclós R, ed. *Errores en la Osteosíntesis.* Barcelona: Masson; 1993:190–191.

附　录
Appendix

AO 创伤骨科治疗关键点
从失败中学习
Learning From Failures in Orthopedic Trauma
Key Points for Success

专业术语
Glossary

　　术语表提供了作者在书中使用的术语的定义。我们希望术语表能帮助读者理解文本，并对参加研究生考试的外科医生有用。

abduction 外展	在冠状面上远离中线的运动。
absolute stability 绝对稳定	在生理负重下，骨折断面间没有移位的骨折固定，骨折愈合为直接愈合。
aiming device 瞄准器	一种引导克氏针或钻头钻入正确方向的装置。
allograft 同种异体移植物	骨或其他组织从同种的一个个体移植到另一个个体。
anatomical position 解剖位置	身体的标准体位：站立时面向观察者，手掌朝前。
anatomical reduction 解剖复位	将骨精确恢复到骨折前的解剖形态。
antibiotic 抗生素	可以抑制微生物生长、破坏微生物的任何生物衍生药物或天然物质。
arthrodesis 关节融合术	将关节融合作为预期目的的一种外科手术。
articular fracture 关节骨折	整个关节与骨干分开。
articular fracture，multifragmentary 关节内多块压缩性骨折	关节内骨折，且为多块骨折。
articular fracture，partial 部分关节内骨折	骨折累及部分关节，其余部分仍与骨干相连。有多种形态。
augmentation 增强 / 增加物	在股骨和肱骨近端的严重骨质疏松性骨折中通过内植物引入 Traumacen V+ 水泥（55% 的陶瓷成分，45% 的 PMMA）进行增强的外科手术。
augmentation plate 增强钢板	参见波形钢板（wave plate）。
autograft 自体移植	在同一个体，组织从一个部位移植到另一部位。
bicortical screw 双皮质螺钉	同时穿透并把持住同侧和对侧皮质的螺钉。
biological internal fixation 生物内固定	一种从生物学角度考虑的外科手术暴露、骨折复位和固定的技术，该技术有助于保护骨折部位的血液供应，从而获得最好的骨折愈合和软组织恢复的效果。

bone graft 骨移植物	从一个部位取出移植到另一个部位的骨组织。骨移植物用于刺激骨愈合（骨诱导），并在骨缺损部位恢复骨的连续性。参见同种异体移植（allograft）、自体移植（autograft）。
bone healing 骨骼愈合	参见骨愈合（healing）。
bone resorption 骨吸收	破骨细胞去除骨组织。无论是在正常的生长发育中，还是在骨折愈合中，这都是骨骼重塑的组成部分。当骨组织感染坏死或内植物周围的骨组织存在过度活动时都会激活破骨细胞和巨细胞，出现病理性骨吸收。
bone substitute 骨替代物	一种非骨性生物或无机材料，可用于替代移植骨或增强移植骨量，以填充骨缺损。
bridging plate 桥接钢板	当骨折部位粉碎时，桥接钢板跨越骨折部位，只与主要骨折块贴附接触，并保持轴向、旋转以及长度的稳定。它既不固定，也不干扰中间碎骨片的血液供应。
buttress 支撑	以和轴线成 90° 角的方向提供支撑力，承担轴向应力，防止发生变形的结构。
calcar 股骨距	拉丁语，股骨颈内侧皮质，靠近小转子，在负重时股骨颈内产生的压应力主要由股骨距传递。
callus 骨痂	在骨修复部位形成的不成熟骨组织和软骨组织，可桥接骨折（参见愈合过程）。
cancellous bone 骨松质	海绵状骨，多见于骨的近端和远端，以及小骨的内部，例如腕骨和跗骨。
combination hole 联合孔	锁定加压钢板（LCP）的孔，由两部分组成：无螺纹动力加压部分（DCU，形状类似于动力加压钢板上的孔）和带有螺纹部分，用于拧入锁定螺钉（LHS）。
compartment syndrome 骨筋膜室综合征	封闭的骨筋膜室压力升高，导致局部组织缺血。是真正的外科急症。
complex regional pain syndrome 复杂性局部疼痛综合征（CRPS）	在创伤后因另一事件刺激或在制动期出现的神经性疼痛，伴有局部血管扩张和多汗的表现，其诊断标准较为宽泛，且没有特异性的检查。复杂性局部疼痛综合征分为两型（Ⅰ型和Ⅱ型），具有相同的体征和症状，区别在于Ⅱ型与周围神经损伤有关。复杂性局部疼痛综合征也被称为骨折病、痛性营养不良、反射性交感神经营养不良和 Sudeck 骨萎缩。
compression 加压	彼此间加压以提高或获得稳定性的操作。
compression，interfragmentary 骨折块间加压	用拉力螺钉或钢板将骨折块之间加压，以获得绝对稳定。
compression screw 加压螺钉	参见拉力螺钉（log screw）。
conventional plate 传统钢板	不带有锁定孔的钢板。
conventional screw 传统螺钉	头部外表面光滑（即没有螺纹）的螺钉，用于骨折或钢板的固定。
coronal plane 冠状面	从一侧到另一侧穿过身体的垂直平面，以便将身体从冠状分成前半部和后半部。也称为额状面。
corrosion 腐蚀	由于金属离子释放，逐渐导致金属毁坏的电化学过程。
cortical bone 骨皮质	构成长骨骨干管状部分的致密骨组织，以及覆盖干骺端骨松质表面的致密薄层骨组织。
corticotomy 皮质剥脱术	一种特殊的截骨术，通过手术将骨皮质剥离，但不损伤骨髓成分和骨膜。
critical strain level 临界疲劳程度	组织破坏或失去正常生理功能的疲劳程度。
debridement 清创术	从伤口区域或其他病理区域进行外科手术，切除异物和所有无血供的受污染或感染的组织。

deep infection 深部感染　　涉及筋膜、肌肉、骨骼、内植物的细菌或真菌感染，并伴有相关的炎症反应。

deformation，elastic 弹性形变　　材料长度或形状的暂时变化，当变形应力消除后，该材料将恢复其原始状态。

deformation，plastic 塑性形变　　材料长度或形状发生永久性变化，强度较大，以至于在变形应力消除时不能恢复原来的形状。

deformity 畸形　　身体任何部位的任何异常形状。

delayed union 延迟愈合　　骨折愈合没有在预期的愈合时间内发生。参见骨折不愈合（nonunion）。

diaphysis 骨干　　长骨两侧干骺端之间的圆柱形或管状骨组织。

diastasis screw（下胫腓）位置螺钉　　一种位置螺钉，放置在腓骨和胫骨之间，用以维持下胫腓联合正常的解剖关系。螺钉必须把持住胫骨和腓骨，且不能加压。参见位置螺钉（position screw）。

dislocation 脱位　　指关节面移位，关节失去正常的对应关系。有时被错误地用于描述骨折移位。

displacement 移位　　骨折块离开了正常的解剖位置。

distal 远端　　远离身体中心，更外周的。

dorsal 背侧　　在解剖位置上属于身体的后面或背面的部分。足背是个例外。即使它在解剖位置上朝前，也称为背侧。

ductility 延展性　　材料对形变的耐受程度。材料的韧性决定了内植物（如钢板）在预弯时不会折断的程度。

dynamic compression plate 动力加压钢板（DCP）　　有斜切椭圆形孔的钢板，偏心拧入的螺钉可以在骨折断端之间加压。

dynamic compression unit 动力加压单元（DCU）　　LCP 联合孔没有螺纹的部分，其形状类似于动力加压钢板（DCP）的螺钉孔。

dynamic locking 动态锁定　　当将交锁螺钉锁入髓内钉的椭圆形锁定孔后，它可以控制旋转和对位对线，同时在承重过程中允许骨折端有一定程度的加压。参见动力化（dynamization）。

dynamization 动力化　　将固定装置的受力机制进行转变，使骨折断端承受应力，促进成骨。

early total care 早期全面处理（ETC）　　多发伤患者在受伤后 24 小时内对所有损伤（包括主要的长骨骨折）进行综合全面的治疗和护理。

epiphysis 骨骺　　长骨的末端，承担关节的部分。骨骺由关节面和骺板之间的软骨成分发育而成。参见干骺端（metaphsis）。

external fixation 外固定　　固定针、克氏针和螺钉固定在骨上，伸出皮肤的部分用连接杆或其他器械连接以稳定骨折。

extraarticular fracture 关节外骨折　　骨折不涉及关节面，而位于长骨的末端，甚至可能在关节囊内。

far cortex 对侧骨皮质　　远离术者侧的皮质，有时也称为对侧皮质。参见近侧骨皮质（near cortex）。

fasciocutaneous flaps 筋膜皮瓣　　基于穿动脉的软组织皮瓣，包括皮肤、皮下组织和深筋膜。

fasciotomy 筋膜切开术　　外科手术切开肌筋膜间室的室壁，常用于筋膜间室减压。参见骨筋膜室综合征（compartment syndrome）。

fatigue failure 疲劳失效　　任何材料如果经受周期性应力，可能会产生微观裂痕，并最终会导致材料在低于其强度的应力作用下毁损。这一应力通常也低于其原材料的强度。

fibrocartilage 纤维软骨　　由软骨和纤维组织构成。它是半月板和腕部三角纤维软骨的正常组成部分。纤维软骨在关节软骨损伤后形成用以修复关节的软骨。

fixed-angle device 角度固定装置	内植物由相互成角的两部分或更多部分以固定角度牢固连接而成，可以抵抗各部分之间的成角应力，用以防止骨折的成角移位，这种装置可以是单件内植物（例如 95° 角钢板），也可以通过两件内植物组合而成（例如锁定加压钢板和锁定螺钉）。
fracture disease 骨折病	一种以异常程度的疼痛、软组织肿胀、斑片状骨缺损和关节强直为特征的疾病。参见复杂性局部疼痛综合征（complex regional pain syndrome）。
fracture fixation 骨折固定	在骨折骨上应用机械装置以使骨折在可控制的位置愈合，并（通常）促进早期的功能康复。骨科医生决定复位程度和固定类型，进而影响骨愈合的方式。
fracture treatment，goal 骨折治疗的目标	根据 Müller 等的观点，骨折治疗的目标是在活动方面和承重能力方面恢复肢体的最佳功能，同时避免发生并发症。
fragility fracture 脆性骨折	在正常的日常活动中或从站立位高度或以下摔倒后，因骨质疏松症或骨骼因骨质疏松症而变弱引起的骨折。
guide wire 导针	植入骨内的导针，通过导针可以准确置入空心钻、扩孔钻或内植物。
Haversian system 哈弗斯系统	骨皮质是由许多直径约 0.1 mm 的小管系统（骨单位）组成，这些小管内包含有血管，当骨的血供发生改变后这些小管也会重塑形。持续的骨单位重塑形使哈弗斯系统自然更新。这一过程也是骨的动力学特性和代谢特性的一部分，同时也参与骨对外界机械环境改变的适应作用。
healing 骨愈合	使骨折恢复到受伤前状态的生物过程。当骨骼恢复到正常的刚度和强度时，就可以认为骨骼已完成愈合。
healing，contact 接触愈合	骨折直接愈合的形式之一，发生在具有绝对稳定性的两骨折块之间，骨折块之间没有活动，骨折修复为直接内部重塑形。
healing，direct 直接愈合	以绝对稳定的内固定固定骨折后可观察到骨折直接愈合。它的特点是没有骨痂。骨折部位没有骨吸收。骨形成是通过骨内部重塑的形式成骨，而没有中间修复组织。直接骨折愈合以前称为一期愈合。
healing，gap 间隙愈合	骨折直接愈合的形式之一，具有绝对稳定性，但在骨折断端之间仍然存在很小的缝隙。
healing，indirect 间接愈合	通过相对稳定固定治疗或未进行治疗的情况下，以在骨折部位形成骨痂的形式愈合。
hook plate 钩钢板	预弯成钩形的钢板，使其可以固定骨折碎片，并可以通过对板施加张力使骨折块复位。钩形钢板可以是用于特定解剖部位特殊设计的，也可以通过切割和弯曲传统钢板在现场临时制成。
impacted fracture 嵌插骨折	骨折断端彼此嵌入形成一整体结构的骨折。这是临床和影像学相结合的综合诊断。
injury severity score 创伤严重程度评分（ISS）	一种解剖学评分量表，旨在为多系统损伤患者的创伤程度和严重程度赋予数值。计算最多三个系统（例如，头外伤、肌肉骨骼外伤、腹部创伤）的评分，每个系统得分在 0~5 分。然后将每个系统的得分取平方值后相加在一起得出 ISS（最高分 =3 × 5^2=75）。参见多发创伤（polytrauma）。
interlocking screw 交锁螺钉	也称为（交锁）螺栓。它将髓内钉与骨骼连接，以保持长度和对位对线良好。
internal fixator/infix 内植物	放置在皮下并桥接骨折区域的装置（类似外固定架），可提供角度锁定的髓外夹板，从而获得相对的稳定（例如 LCP 和 LISS）。
intertrochanteric fracture 股骨转子间骨折	骨折线在大转子和小转子之间的股骨近端骨折。

ischemia 缺血	血液供应减少导致组织缺氧。
lag screw 拉力螺钉	螺钉通过滑动孔经近侧骨块穿过骨折线，借助螺纹孔把持对侧骨块，当螺钉拧紧时，骨块间产生加压。
LC-DCP 有限接触动力加压钢板	参见有限接触钢板（limited-contact plate）
LCP 锁定加压钢板	参见锁定板（locking plate）和内部固定器（internal fixator）。
less invasive stabilization system 微创固定系统（LISS）	参见锁定板（locking plate）和内部固定器（internal fixator）。
limited-contact plate 有限接触钢板	一种旨在限制与骨面接触的接骨板，可最大程度地保持骨膜的血液供应。最常见的是有限接触动力加压钢板（LC-DCP）。
locking attachment plate 锁定连接板（LAP）	与 LCP 系统重叠的接骨板，用于大骨折块。适用于假体周围和髓内内植物周围的骨折。穿过接骨板侧臂植入的螺钉可以避开髓内植物，在骨皮质中获得坚强固定，是钢缆的替代选择。
locking compression plate 锁定加压钢板（LCP）	参见锁定板（locking plate）和内部固定器（internal fixator）。
locking head screw 锁定头螺钉（LHS）	头部带螺纹的螺钉，可与接骨板上带螺纹的螺孔机械连接，从而形成角度固定的成角固定装置。
locking plate 锁定钢板	带有锁定螺孔的钢板，可以和锁定螺钉（LHS）机械连接。侵入性较小的微创稳定系统（LISS）和锁定加压钢板（LCP）具有结合孔，可以使用传统螺钉或锁定螺钉。
malunion 畸形愈合	骨折在非解剖位置上的愈合。
Masquelet technique Masquelet 技术	一种通过稳定骨折，然后用丙烯酸水泥填充骨缺损来处理急性骨缺损的方法。6~8 周后，在骨水泥和周围组织之间形成血管生物膜。然后进行第二阶段的手术，取出骨水泥，保留生物膜，自体骨移植物替代骨水泥，生物膜产生的生长因子促进移植物的结合和骨折愈合。
metaphysis 干骺端	成年人中，位于长骨关节面和骨干之间的部分。干骺端的骨皮质薄，其内为骨松质。
minimally invasive osteosynthesis 微创接骨术（MIO）	使用较小的皮肤切口固定骨折，保护深处软组织。例如，经皮克氏针固定，外固定器和闭合髓内钉固定，以及微创钢板接骨术（MIPO）。
minimally invasive plate osteosynthesis 微创钢板接骨术（MIPO）	无需直接暴露骨折部位，经皮小切口在皮下或肌肉下插入钢板，复位并固定骨折的技术。
minimally invasive surgery 微创手术（MIS）	经皮小切口进行的手术操作。例如，腹腔镜下的腹部手术、关节镜手术、闭合复位髓内钉手术。
monocortical screw 单皮质螺钉	只钻透并把持近侧骨皮质的螺钉。
multifragmentary fracture 多块骨折	具有两条或更多骨折线的骨折，有三块或更多骨折块。解剖复位后，近端和远端碎片不会直接接触。该术语在 AO/OTA 骨折和脱位分类中用作骨折类型。
negative-pressure wound therapy 负压伤口治疗（NPWT）	参见真空辅助伤口闭合（vacuum-assisted wound closure）。
near cortex 近侧骨皮质	术者同侧的骨皮质，植入内固定的一侧。
nonunion 骨折不愈合	骨折处仍可移动并且已停止愈合。如果不进行手术干预，骨折将无法愈合。骨折不愈合通常是由于机械或生物学条件不足而引起的。参见骨折愈合（union）、假关节（pseudarthrosis）和延迟结合（delayed union）。

osteoarthritis 骨性关节炎	滑膜关节的退化性疾病，其特征是关节软骨缺失、软骨下骨硬化、骨囊性变和骨赘形成。现在，它通常被称为退变性关节疾病（DJD）。
osteomyelitis 骨髓炎	骨骼和髓腔内的急性或慢性炎症，通常是感染的结果。
osteopenia 骨质减少	骨密度下降至低于青年人平均值 1~2.5 个标准差水平（即，T 评分为 −1~−2.5）。参见骨质疏松症。
osteoporosis 骨质疏松症	骨密度下降至青年人平均值 2.5 个标准差（即，T 得分小于 −2.5）。参见骨质减少、脆性骨折和病理性骨折。
osteosynthesis 接骨术	Albin Lambotte 创造的一个术语，用于描述骨折经过内固定或外固定的手术治疗后发生愈合。synthesis 源自希腊语，有接合或融合的意思。
osteotaxis 骨轴	参见外固定（external fixation）。
osteotomy 截骨术	骨的外科分割手术。
pathological fracture 病理性骨折	病理状态下的骨在生理应力下发生的骨折。
perioperative 围手术期	围手术期包括立即进行的术前评估、麻醉和手术后的前 24 小时。
periosteal 骨膜的	等同于骨膜。
periosteum 骨膜	覆盖骨外表面的纤维血管膜。深部细胞层（形成层）具有成骨潜能。
periprosthetic fracture 假体周围骨折	与关节假体组件（最常见的是关节置换术的髓内物）紧密相关的骨折。
pertrochanteric fracture 股骨转子周围骨折	涉及大转子的股骨近端骨折。
"personality" of the fracture 骨折的"特性"	EA. Nichol 1965 年创造的一个专业术语，专指能够决定治疗效果的骨折特点。有三个关键因素：患者、软组织和骨折本身。
plate screw 钢板螺钉	拧紧使钢板和骨之间产生压力的螺钉。
poller screw 阻挡螺钉	在改变髓内钉方向时起到支点作用的螺钉。
polytrauma 多发创伤	身体一个或多个系统或空腔脏器发生多处损伤的综合征，继而引发全身反应，并导致未受伤的器官和生命系统出现功能障碍或衰竭。也可以定义为创伤严重程度评分（ISS）≥ 15 分。
position screw 位置螺钉	将位置螺钉拧入相邻的两块骨或骨折块之间，维持其正常的相对解剖关系，彼此之间不加压。当骨折复位后，自近侧骨皮质钻一导向孔或螺纹孔，钻透对侧骨皮质。拧入全螺纹螺钉，保证螺钉的头部与对侧骨皮质之间没有加压。治疗 C 型踝关节骨折中使用的下胫腓螺钉就是位置螺钉的一种。参见位置螺钉（diastasis screw）。
prebending (precontouring premolding) of a plate 预弯钢板	术前或术中按照骨的形态对钢板进行弯曲。
preload 预负荷	在骨块之间加压将它们固定在一起，直至施加超过压力的张力为止。
preshaped plate 预塑形钢板	一种在制造过程中经过设计和成形以适合特定解剖部位的钢板，因此通常术中不需要对钢板进行塑形。
protection (plate) 保护性钢板	一种钢板或其他内植物，用于减少拉力螺钉的负荷，从而防止过载。以前被称为中和钢板。
pseudarthrosis 假关节	当骨折不愈合，骨折断端之间长期存在活动时，断端出现硬化，周围软组织分化形成一种分泌滑液的关节连接。参见骨折延迟愈合（delayed union）和骨折愈合（union）。

reconstruction plate 重建钢板	带有切迹的钢板，不但可以像传统钢板一样预弯，而且可以在平面上进行预弯。用于固定不规则形状骨（例如骨盆或肱骨远端）的骨折。
reduction 复位	使移位的骨折恢复对位对线。
reduction，direct 直接复位	直视下手动或使用工具对骨折进行复位。
reduction，indirect 间接复位	不暴露骨折部位，在远离骨折的部位施加牵引力或其他应力对骨折块产生矫正的作用力，使骨折块复位。
refracture 再骨折	骨折已经形成骨性连接，在承受正常骨骼所能承受的负荷时再次发生骨折。再骨折的骨折线可能与原始骨折线一致，也可以发生在原始骨折愈合和重塑形的区域内的任何位置。
relative stability 相对稳定性	参见稳定性。
remodeling（of bone）骨的重塑形	外部骨骼形状（外部重塑）或内部骨骼结构（内部重塑或 Haversian 系统重塑）的转变过程。
rigidity 刚度	参见 stiffness 刚度。
sagittal plane 矢状面	贯通身体前后的垂直平面，矢状面将身体分成左半部分和右半部分。
sarcopenia 肌肉减少症	由于衰老而导致的骨骼肌质量和力量的丧失。
scintigraphy 闪烁显像法	注射含有放射性同位素物质后，能够反映细胞水平上生物过程的三维图像。
screw 螺钉	利用螺旋几何形状将旋转运动转换为直线纵向运动的工具。
second look 二次探查	在初次处理伤口后 24~72 小时，对伤口或损伤区域进行外科探查。
segmental 节段	如果长骨的骨干发生两处骨折，在两个骨折线之间形成单独的节段，则称节段性骨折。
self-drilling screw 自钻螺钉	一种带有锋利点状尖端的钻头螺钉，尖端带有切割刃，在拧入螺钉的时候可以形成自己的导向孔。
shear 剪切力	剪切力是一种使得身体的一个部分在另一部分上产生滑动倾向的力，与张力相反，张力是倾向于使身体伸长或缩短的力。
simple fracture 简单骨折	只有一条骨折线和两个骨折块的骨折。
single-photon emission computed tomography 单光子发射计算机断层扫描（SPE-CT）	一种核医学成像技术，使用伽马射线与检测器生成断层图和 3D 信息。
splinting 夹板固定	夹板由硬质材料制成，用于固定骨折部位，以减少骨折部位的活动。它可以用作外固定（石膏、功能性支架、外固定架）或内固定（钢板、髓内钉、内固定器）。
stability，absolute 绝对稳定	在生理负荷下，骨折断端之间没有任何移位的骨折固定。骨折愈合为直接愈合。
stability，relative 相对稳定	骨折固定允许骨折断端按照负荷的大小成比例地微动。这种情况下骨折将以形成骨痂的方式间接愈合。
stable fixation 稳定固定	骨折的固定允许邻近的关节早期活动，并提供骨折愈合的机械环境。
stiffness 刚度	材料抵抗变形的能力。通过施加的应力和所产生的弹性变形之间的关系来测量。材料的固有强度由其弹性模量表达。
strain 应变	对材料施加应力后，材料长度的变化。正常应变是长度改变（延长或缩短）与原始长度的比率。通常以百分比表示。

strain theory by Perren Perren 应变学说	骨折断端之间的间隙很小，活动导致的长度改变相对就较大（即高应变）。如果超出了组织的承受能力，骨折就不会愈合。如果骨折断端间存在较大的间隙，活动导致的长度改变就相对较小（即低应变）。如果未超过临界应变水平，组织功能正常，骨折就会以形成骨痂的方式间接愈合。
strain tolerance 应变耐受性	组织由于施加的外力而发生变形，并继续履行其正常生理功能。最大应变耐受是组织仍可以履行其正常生理功能的最大变形量。当变形力导致组织破裂时，任何组织都无法正常运行。这是临界应变水平。
strength 强度	指材料抵抗施加的应力而不变形的能力。材料的强度可以表示为极限抗拉强度、极限抗弯强度或极限抗扭强度。强度决定了内植物所能承受的应力水平。
stress concentration 应力集中	内植物或骨上有缺损，在横截面、孔道等处发生变化，会造成应力叠加积累。参见应力分散（stress distribution）。
stress distribution 应力分散	弯曲应力可以被长钢板分散，使得单位面积应力相对较低，这会降低内植物疲劳损坏的风险。
stress protection 应力保护	使用钢板来减少施加在螺钉上的最大载荷，参见保护性钢板 [protection（plate）]。在较早的文章中，该术语可用于这样的概念，即刚性内植物（例如钢板）牢固地应用于骨骼，可以保护下面的骨骼免受压力，从而引起骨骼吸收。现在，可以将这种观察到的现象理解为是由于紧贴钢板的下层皮质对血管的影响所致，参见应力遮挡（stress shielding）。
stress riser 应力集中部位	可以导致应力集中的缺陷（例如，钢板上的空螺钉孔或骨中的空钻孔），参见应力集中。
stress shielding 应力遮挡	通过分担负荷的内植物来降低其生理压力，使其失去功能性刺激，根据沃尔夫定律（1872），骨密度会降低。
Sudeck's atrophy Sudeck 骨萎缩	参见复杂性局部疼痛综合征（complex regional pain syndrome）。
syndesmosis screw 韧带联合螺钉	参见螺钉（diastasis screw）和位置螺钉（position screw）。
tap 攻丝	在预先钻好的孔内切割出螺纹的过程。也指用于切割螺纹的工具。
tension band 张力带	内植物根据原则放置在骨折的张力侧，将张力转变为对侧骨皮质的压力。钢丝、钢缆和缝合线经常被用作张力带固定。钢板和外固定架如果放置合适，也可以具有张力带的功能。
thread（ed）hole 螺纹孔	先钻一个导向孔，并用攻丝切出与螺钉吻合的螺纹。这就是螺纹孔。
toggling 晃动	螺钉与钢板或与髓内钉之间的轻微活动。内植物可以设计成允许轻微晃动（如髓内钉）。对安装的准确度不能达到精确合适。在钢板固定松动时，钢板和螺钉之间可能会发生晃动。
torque 扭矩	由旋转力产生的力矩。例如，拧入并拧紧螺钉时需要使用扭矩。力矩等于力臂（单位米）与扭力（单位牛顿）的乘积（扭矩单位为牛顿·米）。
traction table 牵引手术台	手术台及其附件可以安全、准确地放置患者，并通过肢体施加拉力或压力以复位骨折，同时允许手术操作和透视。也称为骨折手术台。
translation 平移	骨折块相对于另一个骨折块的位移，通常与骨的长轴成直角或在骨折平面内。
union 愈合	愈合严格意义上是成为"一体"。骨愈合并恢复了正常的硬度和强度。临床诊断标准包括骨折部位没有活动或压痛，并且在压迫骨折部位时没有疼痛。影像学标准为骨折部位已经存在骨小梁连接证据。

vacuum-assisted wound closure 真空辅助伤口闭合技术	开放性伤口用不通透的黏附敷料密封，并在敷料下方施加负压吸引以去除所有渗出物并促进肉芽组织的形成。
valgus 外翻	在解剖位置上，偏离中线。
varus 内翻	在解剖位置上，偏向中线。
wave plate 波形钢板	钢板的中心部分预弯使其抬离骨面，跨度有数个螺孔的距离，钢板和骨面之间存在间隙，从而保护了钢板下骨组织的生物学特性，为板下植骨提供空间，并提高了骨折稳定性。这种钢板可用于骨折不愈合的治疗。
working length 工作长度	跨过骨折部位，将内植物（通常是髓内钉或桥接板）与骨骼连在一起，最近的两点之间的距离。

AO/OTA 骨折与脱位分型 *

AO/OTA Fracture and Dislocation Classification

肱骨

骨：肱骨 1

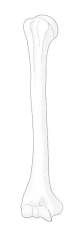

11

骨折位置：肱骨近端 11

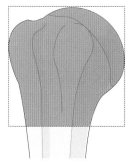

分型

肱骨近端关节外单处， 2 部分骨折 11A	肱骨近端关节外 2 个骨块， 3 部分骨折 11B	肱骨近端关节内骨折或 4 部分骨折 11C
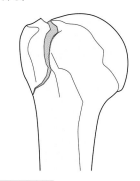	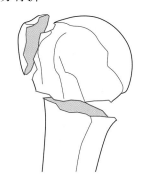	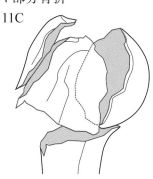

---

* 本内容由原著翻译。——译者注

11A

分型： 肱骨近端关节外单处，2 部分骨折 11A

分组： 肱骨近端关节外单处，2 部分结节骨折 11A1

亚组：

大结节骨折
11A1.1

小结节骨折
11A1.2

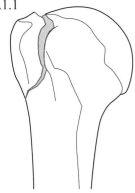 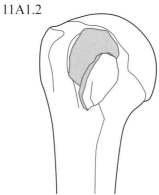

分组： 肱骨近端关节外单处，2 部分外科颈骨折 11A2

亚组：

简单骨折
11A2.1

楔形骨折
11A2.2

粉碎性骨折
11A2.3

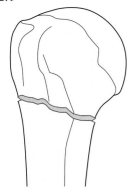 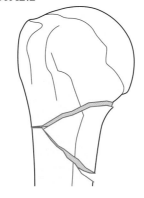 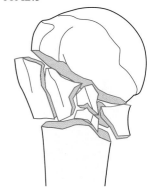

分组： 肱骨近端关节外单处，2 部分关节外垂直骨折 11A3

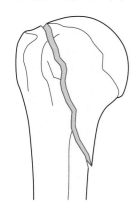

11B

分型： 肱骨近端关节外 2 处，3 部分骨折 11B

分组： 肱骨近端关节外 2 处，3 部分骨折 外科颈骨折 11B1

亚组：

合并大结节骨折
11B1.1*

合并小结节骨折
11B1.2*

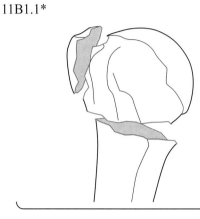
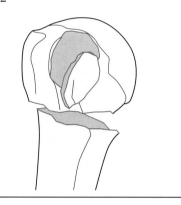

*：u 楔形骨块完整
    v 楔形骨块粉碎

11C

分型： 肱骨近端关节内或 4 部分骨折 11C

分组： 肱骨近端关节内或 4 部分骨折 解剖颈骨折 11C1

亚组：

外翻嵌插骨折
11C1.1*

单纯解剖颈骨折
11C1.3

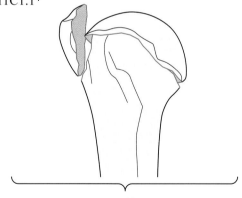
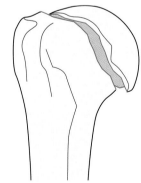

*：n 大结节
    o 小结节
    p 大小结节

分组： 肱骨近端关节内或 4 部分骨折，解剖颈合并干骺端骨折

亚组：

干骺端粉碎性骨折 关节面完整 11C3.1	干骺端粉碎性骨折 关节面骨折 11C3.2*	干骺端粉碎性骨折合并肱 骨干外展的关节面骨折 11C3.3*

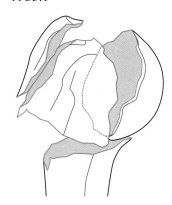 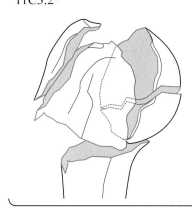 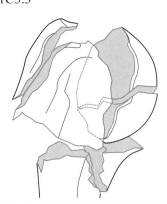

*：x 关节面简单骨折
　　y 关节面粉碎性骨折

12

骨折位置： 肱骨干骨折 12

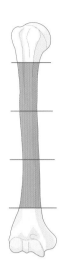

分型：

肱骨干简单骨折
12A

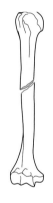

肱骨干楔形骨折
12B

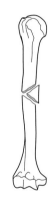

肱骨干复杂骨折
12C

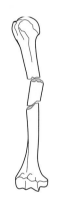

12A

分型： 肱骨干简单骨折 12A

分组：

肱骨干简单螺旋形骨折
12A1*

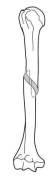

肱骨干简单斜行（≥ 30°）骨折
12A2*

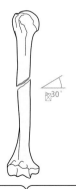

肱骨干简单横行骨折（<30°）
12A3*

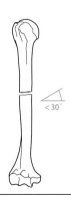

*: a 近端 1/3
b 中间 1/3
c 远端 1/3

12B

肱骨干楔形骨折　12B

分组:

肱骨干楔形骨折（楔形骨块完整）
12B2*

肱骨干楔形骨折（楔形骨块粉碎）
12B3*

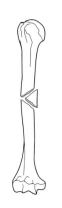

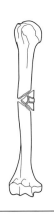

*: a 近端 1/3
　 b 中间 1/3
　 c 远端 1/3

12C

分型: 肱骨干复杂骨折　12C

分组:

肱骨干复杂骨折，中间骨块完整
12C2*

肱骨干复杂骨折，中间骨块粉碎
12C3*

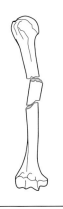

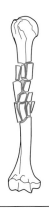

*: i 近端骨干 – 干骺端
　 j 单纯骨干
　 k 远端骨干 – 干骺端

13
骨折部位：肱骨远端 13

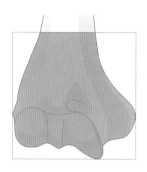

分型：

肱骨远端关节外骨折
13A

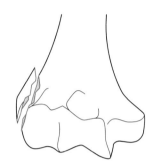

肱骨远端部分关节内骨折
13B

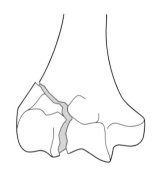

肱骨远端完全关节内骨折
13C

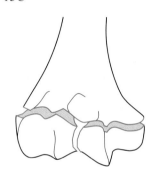

13A

分型: 肱骨远端关节外骨折 13A

分组: 肱骨远端关节外撕脱骨折 13A1

亚组:

外髁骨折
13A1.1

内髁骨折
13A1.2

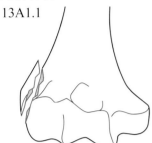
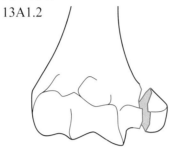

分组: 肱骨远端关节外简单骨折 13A2

亚组:

螺旋骨折
13A2.1

斜行骨折
13A2.2

横行骨折
13A2.3

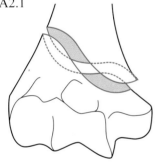
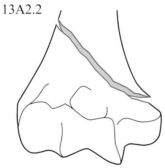
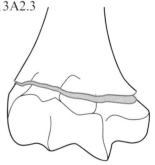

分组: 肱骨远端关节外楔形或粉碎性骨折 13A3

亚组:

楔形骨块完整
13A3.1*

楔形骨块粉碎
13A3.2*

粉碎性骨折
13A3.3

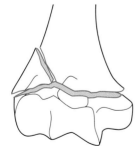
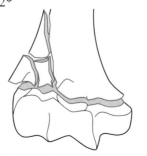
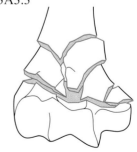

*: f 外侧
h 内侧

13B

分型： 肱骨远端部分关节内骨折 13B

分组： 肱骨远端外侧部分关节内骨折 13B1

亚组：

经滑车简单骨折	肱骨小头骨折	经滑车粉碎性骨折
13B1.1	13B1.2*	13B1.3

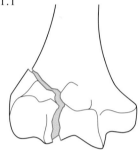
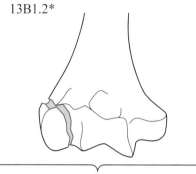
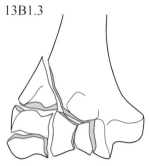

*：q 经肱骨小头骨折
r 骨折经肱骨小头与滑车之间

分组： 肱骨远端内侧部分关节内骨折 13B2

亚组：

经滑车的简单滑车骨折	经内侧关节面的简单滑车骨折	经滑车粉碎性骨折
13B2.1	13B2.2	13B2.3

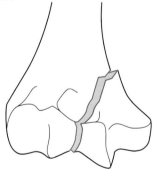
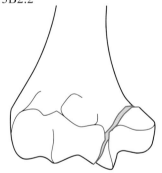
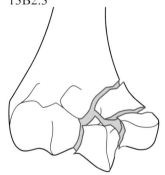

分组： 肱骨远端部分关节内额 / 冠状面骨折

亚组：

肱骨小头骨折	滑车骨折	肱骨小头和滑车骨折
13B3.1	13B3.2	13B3.3

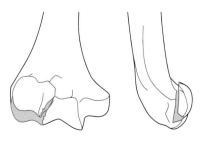
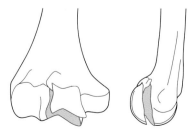
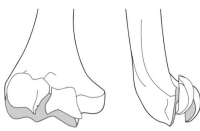

13C

分型： 肱骨远端完全关节内骨折　13C
分组： 肱骨远端完全骨折，关节内简单骨折，干骺端简单骨折　13C1

亚组：

髁上骨折
13C1.1

经髁或髁间线以下骨折
13C1.3

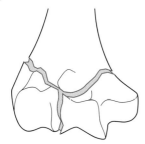

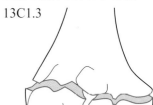

分组： 肱骨远端完全骨折，关节内简单骨折，干骺端楔形或粉碎性骨折　13C2

亚组：

楔形骨块完整
13C2.1*

楔形骨块粉碎
13C2.2*

粉碎性骨折
13C2.3

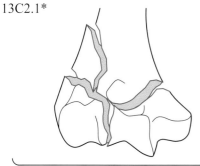

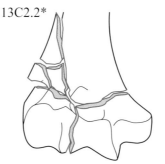

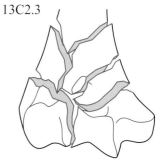

*：f 外侧
　　h 内侧
　　u 楔形骨块完整

分组： 肱骨远端完全骨折，关节内粉碎性骨折，干骺端楔形或粉碎性骨折　13C3

亚组：

干骺端简单骨折
13C3.1*

干骺端楔形骨折
13C3.2*

干骺端粉碎性骨折
13C3.3*

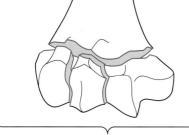

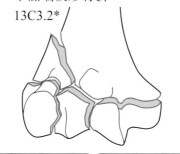

*：s 髁上
　　t 髁下

*：f 外侧
　　h 内侧
　　l 粉碎
　　u 楔形骨块完整

Qualifications are optional and applied to the fracture code where the asterisk is located as a lower-case letter within rounded brackets. More than one qualification can be applied for a given fracture classification, separated by a comma. For a more detailed explanation, see the compendium introduction.

尺桡骨

骨： 桡骨 2R / 尺骨 2U

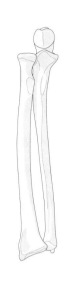

2R1/2U1

骨折部位： 尺桡骨近端骨折 2R1/2U1

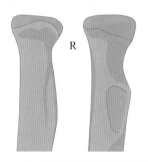
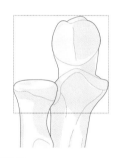
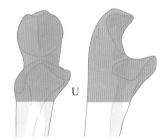

→ 为方便区别桡骨和尺骨骨折，予分别编码。

→ 将两根骨作为一个单位来确定位置。

分型：

桡骨近端关节外骨折
2R1A

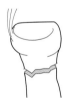

桡骨近端部分关节内骨折
2R1B

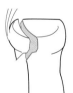

桡骨近端完全关节内骨折
2R1C

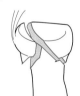

尺骨近端关节外骨折
2U1A

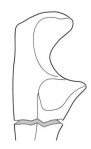

尺骨近端部分关节内骨折
2U1B

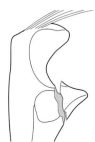

尺骨近端完全关节内骨折
2U1C

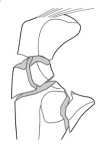

2R1A/2U1A

分型： 桡骨近端关节外骨折 2R1A

分组：

肱二头肌止点撕脱骨折
2R1A1

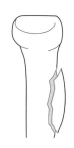

桡骨颈骨折
2R1A2

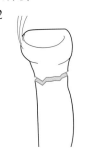

桡骨颈粉碎性骨折
2R1A3

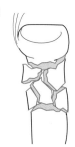

分型： 尺骨近端关节外骨折 2U1A

分组：

肱三头肌止点撕脱骨折
2U1A1

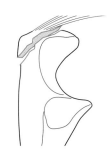

干骺端简单骨折
2U1A2

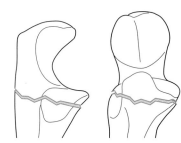

干骺端粉碎性骨折
2U1A3

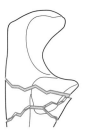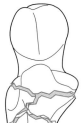

2R1B/2U1B

分型： 桡骨近端部分关节内骨折 2R1B

分组：

桡骨近端部分关节内简单骨折
2R1B1

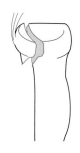

桡骨近端部分关节内粉碎性骨折
2R1B3

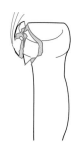

分型：尺骨近端部分关节内骨折 2U1B

分组：

尺骨近端部分关节内
鹰嘴骨折
2U1B1*

尺骨近端部分关节内
冠状突骨折
2U1B2*

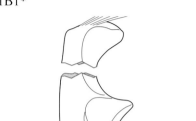 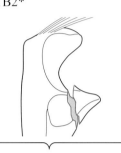

*：d 简单
    e 粉碎

*：n 涉及关节面
    o 尖部撕脱
    p < 50%
    q ≥ 50%

2R1C/2U1C

分型：桡骨近端完全关节内骨折 2R1C*

分组：

桡骨近端完全关节内
简单骨折
2R1C1

桡骨近端完全关节内
粉碎性骨折
2R1C3

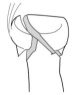 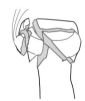

分型：尺骨近端完全关节内骨折 2U1C
分组：

尺骨近端完全关节内，粉碎性骨折 2R1C3
尺骨近端完全关节内，鹰嘴和冠状突骨折
2U1C3*

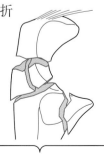

*：d 简单骨折
    r 鹰嘴粉碎性骨折
    s 涉及冠状突的粉碎性骨折

2R2/2U2

骨折位置: 尺桡骨
骨干骨折 2R2/2U2

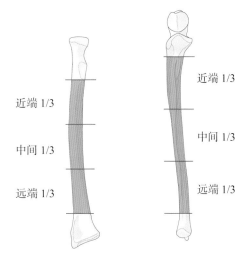

近端 1/3
中间 1/3
远端 1/3

近端 1/3
中间 1/3
远端 1/3

分型:

桡骨干简单骨折
2R2A

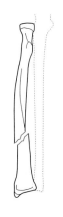

桡骨干楔形骨折
2R2B

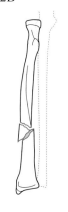

桡骨干粉碎性骨折
2R2C

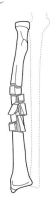

尺骨干简单骨折
2U2A

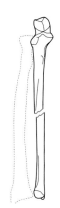

尺骨干楔形骨折
2U2B

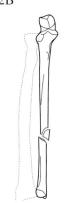

尺骨干粉碎性骨折
2U2C

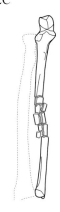

2R2A/2U2A

分型： 尺 / 桡骨干简单骨折 2R2A/2U2A

分组：

桡骨干简单螺旋形骨折
2R2A1*

桡骨干简单斜行骨折 ≥ 30°
2R2A2*

桡骨干简单横行骨折 <30°
2R2A3*

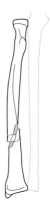
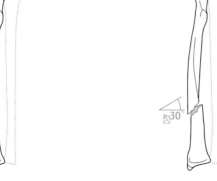
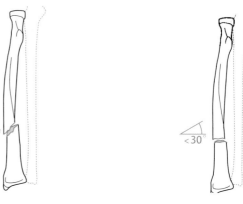

尺骨干简单螺旋形骨折
2U2A1*

尺骨干简单斜行骨折 ≥ 30°
2U2A2*

尺骨干简单横行骨折 <30°
2U2A3*

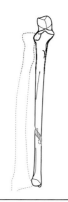
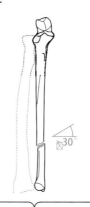
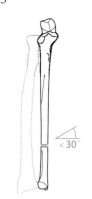

*：a 近端 1/3
b 中间 1/3
c 远端 1/3

2R2B/2U2B

分型：尺桡骨干楔形骨折 2R2B/2U2B

分组：

桡骨干楔形骨折（楔形骨块完整）
2R2B2*

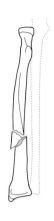

桡骨干楔形骨折（楔形骨块粉碎）
2R2B3*

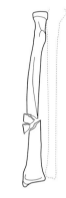

尺骨干楔形骨折（楔形骨块完整）
2U2B2*

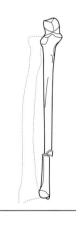

尺骨干楔形骨折（楔形骨块粉碎）
2U2B3*

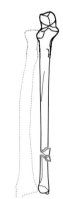

*: a 近端 1/3
b 中间 1/3
c 远端 1/3

2R2C/2U2C

分型： 尺桡骨干粉碎性骨折 2R2C/2U2C

分组：

桡骨干多段（中间骨块完整）骨折
2R2C2*

桡骨干多段（中间骨块粉碎）骨折
2R2C3*

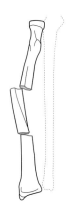
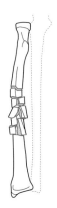

尺骨干多段（中间骨块完整）骨折
2U2C2*

尺骨干多段（中间骨块粉碎）骨折
2U2C3*

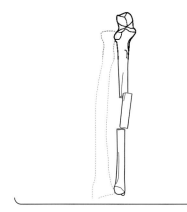
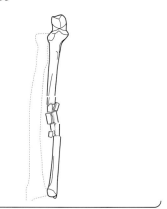

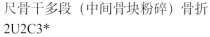

*：i 近端干骺端
j 单纯骨干
k 远端干骺端

→ 孟氏骨折和盖氏骨折可编码如下：

骨折类型的编码为桡骨或尺骨骨折，限定词 g 代表 Galeazzi，m 代表 Monteggia，伴随桡尺关节骨折脱位。更多关于该型骨折的信息，请参考附录。

2R3/2U3

骨折位置： 尺桡骨远端骨折 2R3/2U3

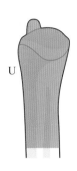
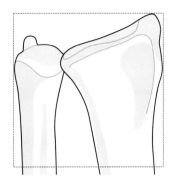
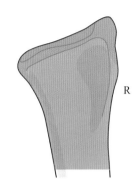

U
R

分型：

桡骨远端关节外骨折
2R3A

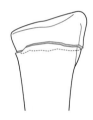

桡骨远端部分关节内骨折
2R3B

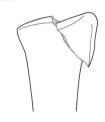

桡骨远端完全关节内骨折
2R3C

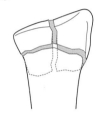

尺骨远端关节外骨折
2U3A

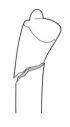

尺骨远端部分关节内骨折
2U3B

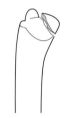

尺骨远端完全关节内骨折
2U3C

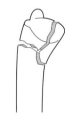

2R3A

分型： 桡骨远端关节外骨折 2R3A

分组：
桡骨远端关节外，
桡骨茎突撕脱骨折
2R3A1

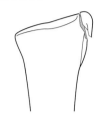

分组： 桡骨远端关节外简单骨折 2R3A2

亚组：

横行无移位 / 倾斜骨折 （可能短缩） 2R3A2.1	背侧位移 / 倾斜骨折 （Colles 骨折） 2R3A2.2	掌侧位移 / 倾斜骨折 （Smith 骨折） 2R3A2.3
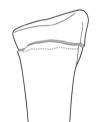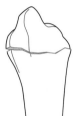	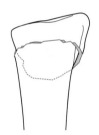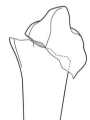	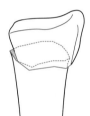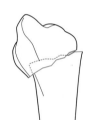

分组： 桡骨远端关节外楔形或粉碎性骨折 2R3A3

亚组：

楔形骨折 （骨块完整） 2R3A3.1	楔形骨折 （骨块粉碎） 2R3A3.2	粉碎性骨折 2R3A3.3
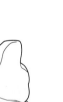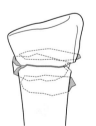	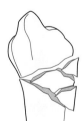	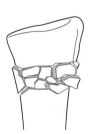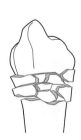

2U3A

分型：尺骨远端关节外骨折　2U3A

分组：尺骨远端关节外，尺骨茎突骨折　2U3A1

亚组：

尺骨茎突尖端骨折
2U3A1.1

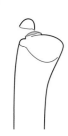

尺骨茎突基底骨折
2U3A1.2

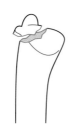

分组：尺骨远端关节外简单骨折　2U3A2

亚组：

螺旋形骨折
2U3A2.1

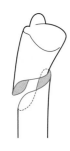

斜行骨折（≥ 30°）
2U3A2.2

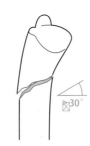

横行骨折（＜30°）
2U3A2.3

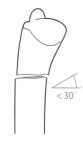

分组：尺骨远端关节外粉碎性骨折　2U3A3

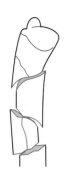

2R3B

分型： 桡骨远端部分关节内骨折 2R3B

分组： 桡骨远端部分关节内矢状面骨折 2R3B1

亚组：

涉及舟骨窝
2R3B1.1

涉及月骨窝
2R3B1.3

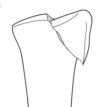

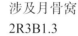
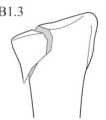

分组： 桡骨远端部分关节内背侧缘骨折（Barton 骨折）2R3B2

亚组：

简单骨折
2R3B2.1

粉碎性骨折
2R3B2.2

合并背侧脱位
2R3B2.3

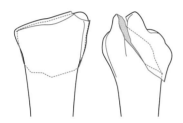
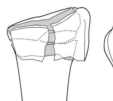
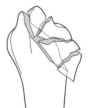
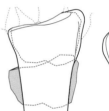
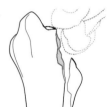

分组： 桡骨远端部分关节内掌侧缘骨折（反 Barton，Goyrand-Smith's II 骨折）2R3B3

亚组：

简单骨折
2R3B3.1

粉碎性骨折
2R3B3.3

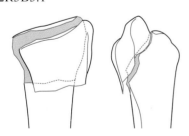
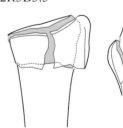

2R3C

分型： 桡骨远端完全关节内骨折 2R3C

分组： 桡骨远端关节内简单骨折和干骺端简单骨折 2R3C1

亚组：

背、内侧关节内骨折
2R3C1.1*

矢状面关节内骨折
2R3C1.2*

前方 / 冠状面关节内骨折
2R3C1.3*

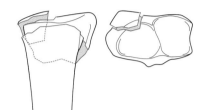 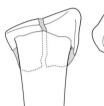 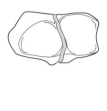 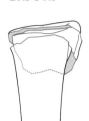 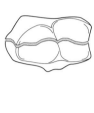

*：t 下尺桡关节稳定
u 下尺桡关节不稳定

分组： 桡骨远端关节内简单骨折和干骺端粉碎性骨折 2R3C2

亚组：

矢状面关节内骨折
2R3C2.1*

前方 / 冠状面骨折
2R3C2.2*

骨折线延伸至骨干
2R3C2.3*

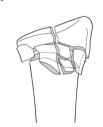 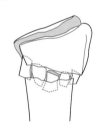 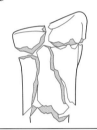

*：t 下尺桡关节稳定
u 下尺桡关节不稳定

分组： 桡骨远端关节内粉碎性骨折和干骺端简单或粉碎性骨折 2R3C3

亚组：

干骺端简单骨折
2R3C3.1*

干骺端粉碎性骨折
2R3C3.2*

骨折线延伸至骨干
2R3C3.3*

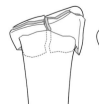 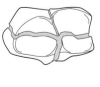 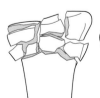 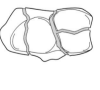 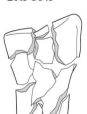 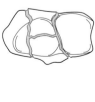

*：t 下尺桡关节稳定
u 下尺桡关节不稳定

股骨

骨：股骨 3

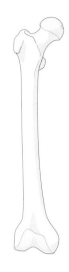

31

骨折位置：股骨近端 31

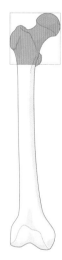

分型：

股骨转子间骨折 31A	股骨颈骨折 31B	股骨头骨折 31C
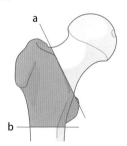	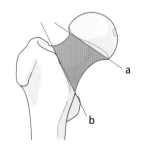	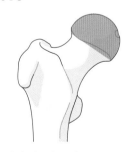
位于转子间线（a）至小转子下缘（b）的骨折	位于股骨头关节软骨远端基线（a）至远端转子间线（b）之间的骨折，即头下骨折或股骨颈骨折	覆盖有关节软骨的近端骨折

31A

分型： 股骨近端，转子间骨折 31A
分组： 股骨近端，转子间简单骨折 31A1

亚组：

单一转子骨折
31A1.1*

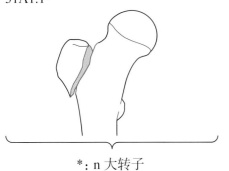

两部分骨折
31A1.2

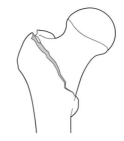

外侧壁完整（＞20.5 mm）骨折
31A1.3

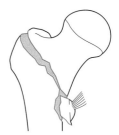

*：n 大转子
o 小转子

分组： 股骨近端，转子间粉碎性骨折，外侧不完整（≤ 20.5 mm）31A2

亚组：

合并 1 个中间骨块
31A2.2

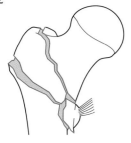

合并 2 个或更多中间骨块
31A2.3

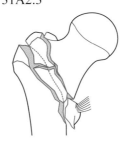

→ 有关计算外侧壁厚度的详细资料，请参阅附录。

分组： 股骨近端，反转子间骨折 31A3

亚组：

简单斜行骨折
31A3.1

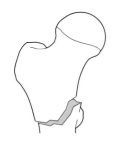

简单横行骨折
31A3.2

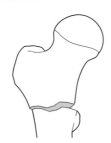

楔形或粉碎性骨折
31A3.3

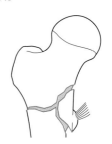

31B

分型： 股骨近端，股骨颈骨折 31B

分组： 股骨近端，股骨颈头下型骨折 31B1

亚组：

外翻嵌插骨折
31B1.1

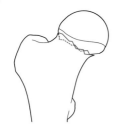

无移位骨折
31B1.2

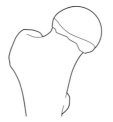

移位骨折
31B1.3

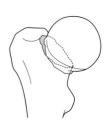

分组： 股骨近端，股骨颈经颈型骨折 31B2

亚组：

简单骨折
31B2.1*

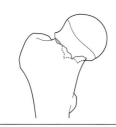

粉碎性骨折
31B2.2*

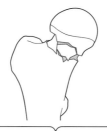

剪切骨折
31B2.3*

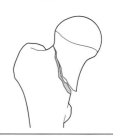

*: p Pauwels 1 型（<30°）

q Pauwels 2 型（30°~70°）

r Pauwels 3 型（>70°）

分组： 股骨近端，股骨颈基底骨折 31B3

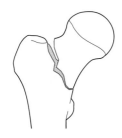

31C

分型： 股骨近端，股骨头骨折 31C

分组： 股骨近端，股骨头劈裂骨折 31C1

亚组：

圆韧带撕脱骨折 31C1.1	小凹韧带止点下劈裂骨折 31C1.2	小凹韧带止点上劈裂骨折 31C1.3

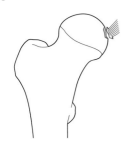
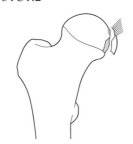
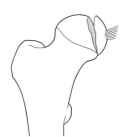

分组： 股骨近端，股骨头压缩骨折 31C2

亚组：

软骨损伤 31C2.1	股骨头压缩骨折 31C2.2	劈裂压缩骨折 31C2.3

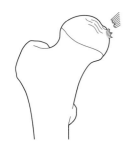
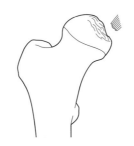
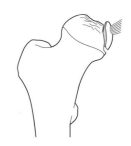

32
骨折位置：股骨干

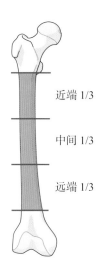

近端 1/3

中间 1/3

远端 1/3

分型：

股骨干简单骨折	股骨干楔形骨折	股骨干多节段骨折
32A	32B	32C

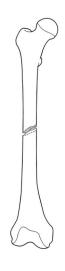 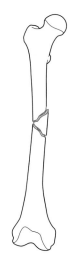 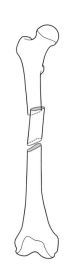

32A

分型： 股骨干简单骨折 32A

分组：

| 股骨干简单螺旋形骨折
32A1* | 股骨干简单斜行骨折（≥ 30°）
32A2* | 股骨干简单横行骨折（<30°）
32A3* |

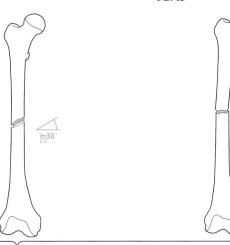

*：a 近端 1/3
　　b 中间 1/3
　　c 远端 1/3

32B

分型： 股骨干楔形骨折 32B

分组：

股骨干楔形骨折（骨块完整）　　　　　股骨干楔形骨折（骨块粉碎）
32B2*　　　　　　　　　　　　　　　32B3*

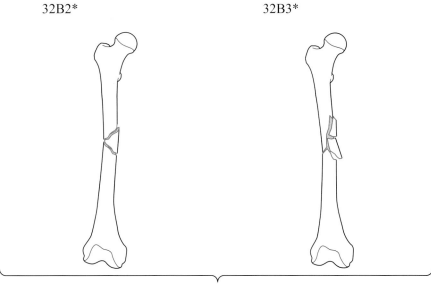

*：a 近端 1/3
　　b 中间 1/3
　　c 远端 1/3

32C

分型： 股骨干多节段骨折 32C

分组：

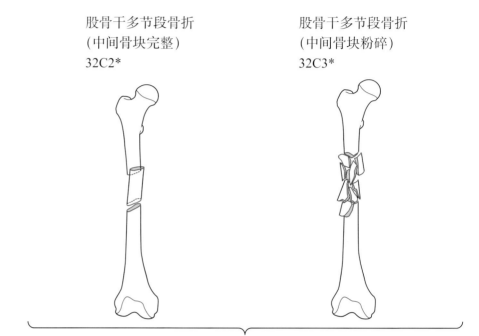

股骨干多节段骨折
（中间骨块完整）
32C2*

股骨干多节段骨折
（中间骨块粉碎）
32C3*

*：i 近端干骺端
j 单纯骨干
k 远端干骺端

33

骨折位置：股骨远端骨折 33

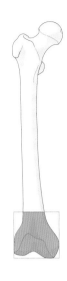

分型：

股骨远端关节外骨折
33A

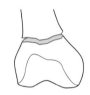

股骨远端部分关节内骨折
33B

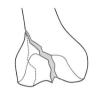

股骨远端完全关节内骨折
33C

33A

分型：股骨远端关节外骨折 33A

分组：股骨远端关节外撕脱骨折 33A1

亚组：

外侧髁骨折
33A1.1

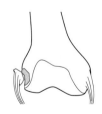

内侧髁骨折
33A1.2

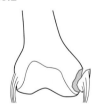

分组：股骨远端关节外简单骨折 33A2

亚组：

螺旋形骨折
33A2.1

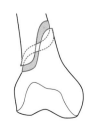

斜行骨折
33A2.2

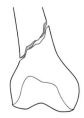

横行骨折
33A2.3

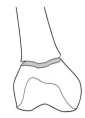

分组: 股骨远端关节外楔形或粉碎性骨折 33A3

亚组:

楔形骨块完整
33A3.1*

楔形骨块粉碎
33A3.2*

粉碎性骨折
33A3.3

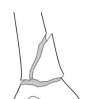
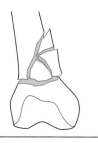
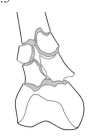

*: f 外侧
h 内侧

33B

分型: 股骨远端部分关节内骨折 33B

分组: 股骨远端部分关节内,外侧髁矢状面骨折 33B1

亚组:

涉及髁间窝的简单骨折
33B1.1

涉及负重关节面的简单骨折
33B1.2

粉碎性骨折
33B1.3

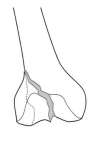
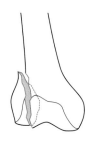
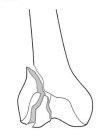

分组: 股骨远端部分关节内,外侧髁矢状面骨折 33B2

亚组:

涉及髁间窝的简单骨折
33B2.1

涉及负重关节面的简单·骨折
33B2.2

粉碎性骨折
33B2.3

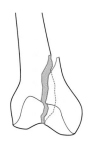
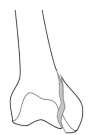
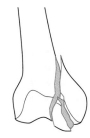

分组：股骨远端部分关节内，前方 / 冠状面骨折 33B3

亚组：

前外侧剥脱骨折
33B3.1

后方单髁骨折
33B3.2*

后侧双髁骨折（双侧 Hoffa）
33B3.3

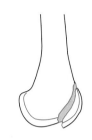
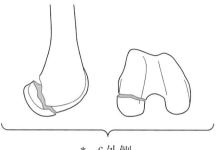
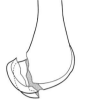

*：f 外侧
　 h 内侧

33C

分型：股骨远端完全关节内骨折 33C

分组：关节内简单骨折，干骺端简单骨折 33C1

亚组：

髁上
33C1.1

经髁或以远
33C1.3

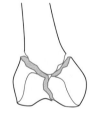
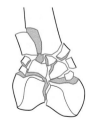

分组：关节内简单骨折，干骺端楔形或粉碎性骨折 33C2

亚组：

干骺端楔形骨块完整
33C2.1*

干骺端楔形骨块粉碎
33C2.2*

干骺端粉碎
33C2.3

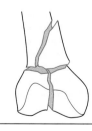
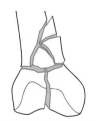

*：f 外侧
　 h 内侧

分组： 关节粉碎性骨折，干骺端简单、楔形或粉碎性骨折　33C3

亚组：

干骺端简单骨折
33C3.1

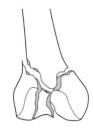

干骺端楔形骨折
33C3.2*

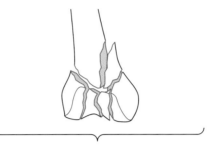

干骺端粉碎性骨折
33C3.3

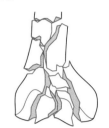

*：f 外侧
　　h 内侧
　　s 完整
　　l 粉碎

胫骨
骨: 胫骨

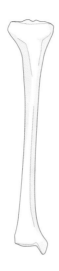

41
骨折位置: 胫骨近端 41

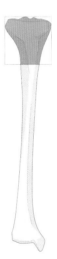

分型:

胫骨近端关节外骨折 41A	胫骨近端部分关节内骨折 41B	胫骨近端完全关节内骨折 41C

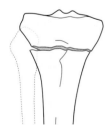
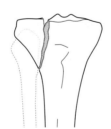
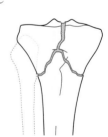

→ 为了便于区分胫骨和腓骨骨折,予分别编码。腓骨需要使用"F"来表示。

41A

分型: 胫骨近端关节外骨折 41A
分组: 胫骨近端关节外撕脱 41A1

亚组:

关节囊止点撕脱
41A1.1*

胫骨结节撕脱
41A1.2

髁间嵴(交叉韧带止点)撕脱
41A1.3*

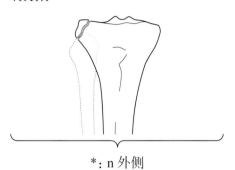

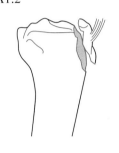

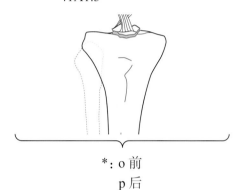

    *: n 外侧
      h 内侧

    *: o 前
      p 后

分组: 胫骨近端关节外简单骨折 41A2

亚组:

螺旋形骨折
41A2.1

斜行骨折
41A2.2

横行骨折
41A2.3

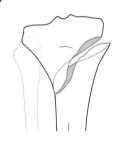

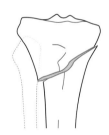

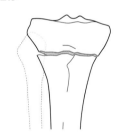

分组: 胫骨近端关节外楔形或粉碎性骨折 41A3

亚组:

楔形骨块完整
41A3.1*

楔形骨块粉碎
41A3.2*

粉碎性骨折
41A3.3

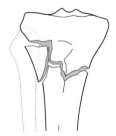

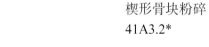

       *: f 外侧
         h 内侧

41B

分型: 胫骨近端部分关节内骨折 41B
分组: 胫骨近端部分关节内劈裂骨折 41B1

亚组:

		涉及髁间嵴及单侧平台
外侧平台骨折	内侧平台骨折	的斜行骨折
41B1.1	41B1.2	41B1.3*

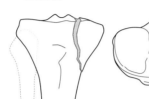
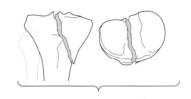

*: f 外侧
　h 内侧

分组: 胫骨近端部分关节内压缩骨折 41B2

亚组:

外侧平台骨折　　　　　　　　内侧平台骨折
41B2.1*　　　　　　　　　　41B2.2

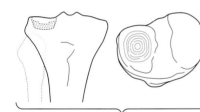
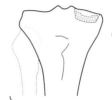

*: t 前外侧　　　　　　　　　*: v 前内
　u 后外侧　　　　　　　　　　w 后内
　x 中央　　　　　　　　　　　x 中央

分组: 胫骨近端部分关节内劈裂塌陷骨折 41B3

亚组:

外侧平台骨折　　　　内侧平台骨折　　　　涉及髁间嵴及单侧平台
41B3.1*　　　　　　41B3.2*　　　　　　41B3.3*

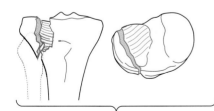
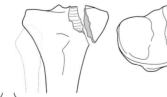
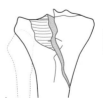
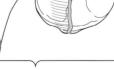

*: t 前外侧　　　　*: v 前内　　　　*: f 外侧
　u 后外侧　　　　　w 后内　　　　　h 内侧
　x 中央　　　　　　x 中央

41C

分型： 胫骨近端完全关节内骨折 41C

分组： 关节内简单骨折，干骺端简单骨折 41C1

亚组：

骨折线未涉及髁间嵴
41C1.1

骨折线涉及髁间嵴
41C1.2

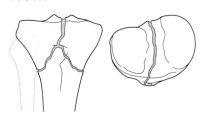 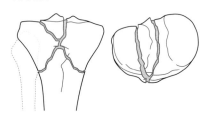

分组： 关节内简单骨折，干骺端楔形或粉碎性骨折 41C2

亚组：

干骺端楔形骨块完整
41C2.1*

干骺端楔形骨块粉碎
41C2.2*

干骺端粉碎
41C2.3

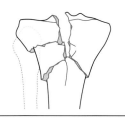 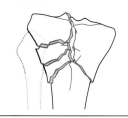 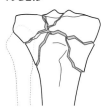

*：f 外侧
　　h 内侧

分组： 胫骨近端关节面粉碎，干骺端楔形或粉碎性骨折 41C3

亚组：

外侧平台粉碎性骨折
41C3.1*

内侧平台粉碎性骨折
41C3.2*

双侧平台粉碎性骨折
41C3.3*

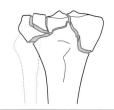 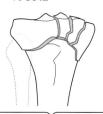 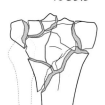

*：d 干骺端简单
　　e 干骺端粉碎
　　s 干骺端外展
　　t 前外侧
　　u 后外侧
　　v 前内侧
　　w 后内侧
　　x 中央

42
骨折位置： 胫骨干骨折 42

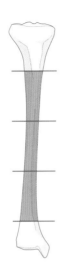

分型：

胫骨干简单骨折 42A	胫骨干楔形骨折 42B	胫骨干多节段骨折 42C

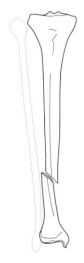
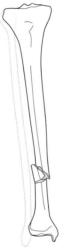
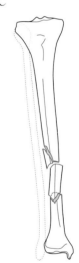

42A

分型：胫骨干简单骨折 42A

分组：

胫骨干简单螺旋形骨折
42A1*

胫骨干简单斜行骨折（≥ 30°）
42A2*

胫骨干简单横行骨折（<30°）
42A3*

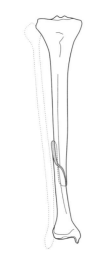

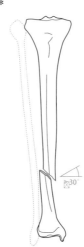

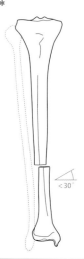

*: a 近端 1/3
　　b 中间 1/3
　　c 远端 1/3

42B

分型：胫骨干楔形骨折 42B

分组：

胫骨干楔形骨折
（楔形骨块完整）
42B2*

胫骨干楔形骨折
（楔形骨块粉碎）
42B3*

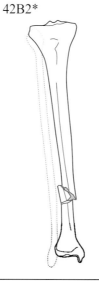

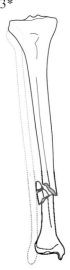

*: a 近端 1/3
　　b 中间 1/3
　　c 远端 1/3

42C

分型: 胫骨干多节段骨折 42C

分组:

胫骨干多节段骨折
(中间骨块完整)
42C2

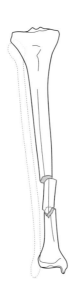

胫骨干多节段骨折
(中间骨块粉碎)
42C3*

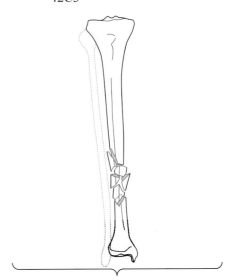

*: i 近端干骺端
j 单纯骨干
k 远端干骺端

43
骨折位置： 胫骨远端骨折 43

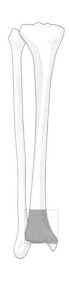

分型：

胫骨远端关节外骨折
43A

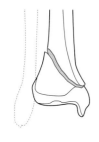

胫骨远端部分关节内骨折
43B

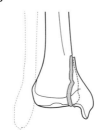

胫骨远端完全关节内骨折
43C

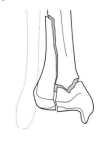

43A
分型： 胫骨远端关节外骨折 43A
分组： 胫骨近端关节外简单骨折 43A1

亚组：

螺旋形骨折
43A1.1

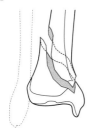

斜行骨折
43A1.2

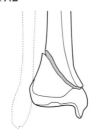

横行骨折
43A1.3

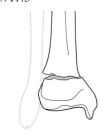

分组：胫骨远端关节外楔形骨折 43A2

亚组：

后外侧压缩骨折
43A2.1

前内侧楔形骨折
43A2.2

骨折向骨干延伸
43A2.3

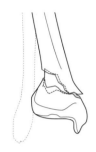 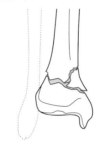 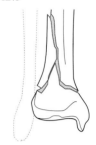

分组：胫骨远端关节外粉碎性骨折 43A3

亚组：

3 个中间骨块
43A3.1

多于 3 个中间骨块
43A3.2

骨折向骨干延伸
43A3.3

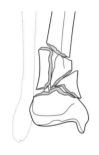 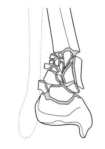 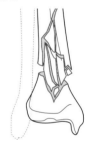

43B

分型：胫骨远端部分关节内骨折 43B
分组：胫骨远端部分关节劈裂骨折 43B1

亚组：

前方 / 冠状面骨折
43B1.1*

矢状面骨折
43B1.2*

干骺端粉碎
43B1.3

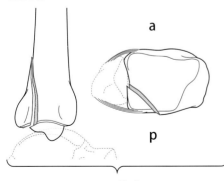 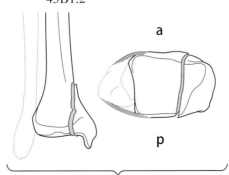 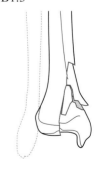

*：o 前方
　　y 后方

*：f 外侧
　　z 涉及内侧髁的内
　　　侧关节面骨折

分组： 胫骨远端部分关节劈裂压缩骨折 43B2

亚组：

前方 / 冠状面骨折
43B2.1*

矢状面骨折
43B2.2*

中央区域骨折
43B2.3

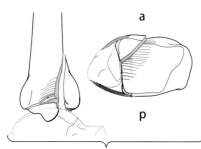

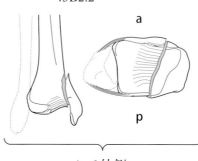

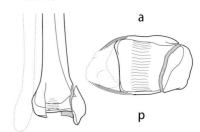

*：o 前方
　　y 后方

*：f 外侧
　　h 内侧

分组： 胫骨远端部分关节内压缩骨折 43B3

亚组：

前方 / 冠状面骨折
43B3.1*

矢状面骨折
43B3.2*

粉碎性干骺端骨折
43B3.3

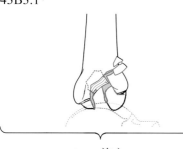

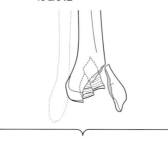

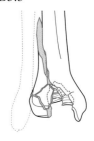

*：o 前方
　　y 后方

*：f 外侧
　　h 内侧

43C

分型： 胫骨远端完全关节内骨折 43C

分组： 关节内简单骨折，干骺端简单骨折 43C1

亚组：

无压缩
43C1.1*

合并骺压缩
43C1.2

骨折向骨干延伸
43C1.3

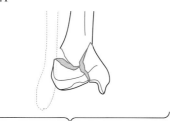

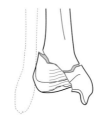

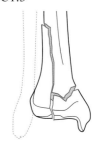

*：q 前方 / 冠状面
　　r 矢状面

分组： 关节内简单骨折，干骺端粉碎性骨折 43C2

亚组：

压缩不对称	压缩对称	骨折向骨干延伸
43C2.1*	43C2.2	43C2.3

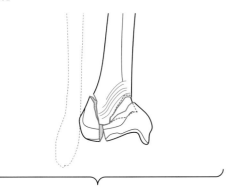 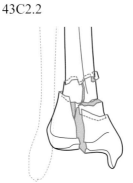 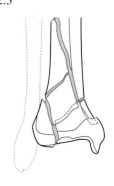

*：q 前方 / 冠状面
　　　r 矢状面

分组： 关节内粉碎性骨折，干骺端粉碎性骨折 43C3

亚组：

骨骺骨折	骨骺 – 干骺端骨折	骨骺 – 干骺端 – 骨干骨折
43C3.1	43C3.2	43C3.3

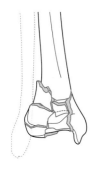 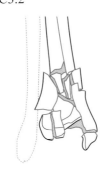 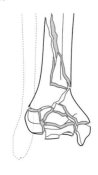

腓骨
骨：腓骨 4F

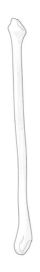

4F1
骨折位置：腓骨近端骨折 4F1

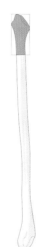

分型：

腓骨近端简单骨折	腓骨近端多节段骨折
4F1A*	4F1B*

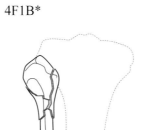

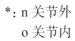

*：n 关节外
o 关节内

→ 为了便于区分胫骨和腓骨骨折，予分别编码。腓骨用 "F" 表示。

4F2

骨折位置: 腓骨干骨折 4F2

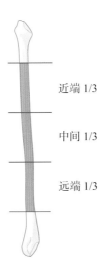

近端 1/3

中间 1/3

远端 1/3

分型:

腓骨干简单骨折
4F2A*

腓骨干楔形或多节段骨折
4F2B*

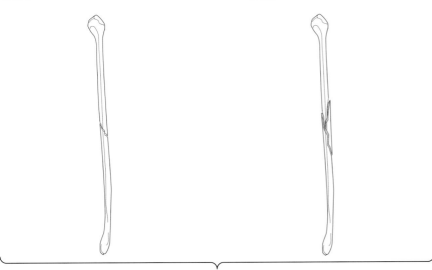

*: a 近端 1/3
b 中间 1/3
c 远端 1/3

4F3

骨折位置： 腓骨远端骨折（不包括外踝 44）4F3

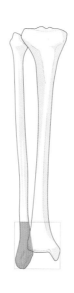

分型：

腓骨远端简单骨折
4F3A

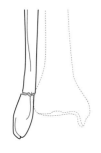

腓骨远端楔形或粉碎性骨折
4F3B

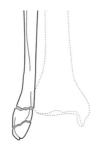

→ 腓骨骨折代码仅用于腓骨远端骨折，而并非踝骨折的一部分（44）。如需进一步了解，请参阅附录。

通用分型改良

分型的改良是描述骨折型态、移位、相关损伤或位置的术语，可推广到大多数骨折。它们为骨科医师提供可选的细节。

通用分型改良可添加至骨折编码后方的方括号内，例如"1"。

多个改良分型可以包含在同一组方括号中，并由逗号分隔，例如：肱骨近端骨折脱位伴移位、前脱位、软骨损伤、骨质缺损 =11A1.2（2,5a,8e,9）。

例如：肱骨、近端节段、关节或4部分骨折、合并多片干骺端骨折和关节骨折合并前脱位 =11C3.2（5a）。

通用分型改良表格

1		骨折无移位
2		骨折移位
3		压缩骨折
	3a	关节内骨折
	3b	干骺端骨折
4		无压缩骨折
5		脱位
	5a	前（掌侧、足底）
	5b	后（背侧）
	5c	内侧（尺侧）
	5d	外侧（桡侧）
	5e	下方（与髋部同样是闭孔）
	5f	多方向骨折
6		半脱位、韧带的不稳定
	6a	前（掌侧、足底）
	6b	后（背侧）
	6c	内侧（尺侧）
	6d	外侧（桡侧）
	6e	下方（与髋部同样是闭孔）
	6f	多方向骨折
7		延伸至骨干
8		关节软骨损伤
	8a	ICRS 0级　正常
	8b	ICRS 1级　表面压缩（A）和（或）表面骨折（B）
	8c	ICRS 2级　异常病变延伸至软骨深度的50%
	8d	ICRS 3级　严重异常，缺损延伸至软骨深度的50%以上（A）；至钙化层（B）；下至软骨下骨但未穿过（C）；包括水疱（D）
	8e	ICRS 4级　软骨下骨严重异常软骨丢失
9		骨质量差
10		再植
11		与骨折相关的截肢
12		与非关节置换的内固定相关
13		螺旋形骨折
14		弯曲形骨折

本评分系统经国际软骨修复协会许可使用[38]

开放性骨折的 Gustilo-Anderson 分型
Gustilo-Anderson Classification of Open Fractures

开放性骨折的 Gustilo-Anderson 分型

分级	伤口大小	污染程度	软组织损伤	骨折损伤情况
I	<1 cm	清洁	轻微	简单，轻度粉碎
II	1~10 cm	中度	合并部分肌肉中度损伤	中度粉碎
IIIA	>10 cm	重度	合并挤压伤	中度，软组织可以覆盖
IIIB	>10 cm	重度	软组织严重缺损	需要重建手术
IIIC	>10 cm	重度	合并需要修复的血管损伤	需要重建手术

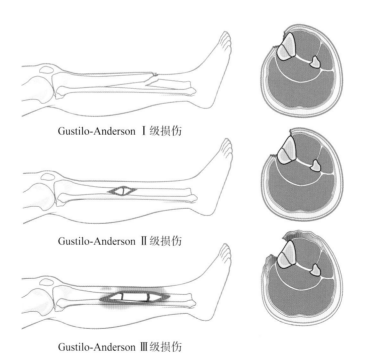

Gustilo-Anderson I 级损伤

Gustilo-Anderson II 级损伤

Gustilo-Anderson III 级损伤

参考文献

[1] **Gustilo RB, Anderson JT.** Prevention of infection in the treatment of one thousand and twenty-five open fractures of long bones: retrospective and prospective analyses. *J Bone Joint Surg Am.* 1976 Jun;58(4):453–458.